日本の高価値医療シリーズ
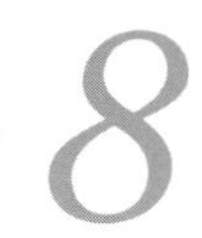

循環器救急・集中治療の高価値医療

―自己学習に役立つ30症例

澤村　匡史

恩賜財団済生会　済生会熊本病院
集中治療室　室長

刊行のことば

カイ書林刊
「日本の高価値医療　High-value Care in Japan」
単行本シリーズ　刊行に当たって

医師の役割はひとりひとりの患者にとって価値の高い医療を患者と話し合いながら賢く選択していくことです．米国の医療経済学者によると，米国の国民医療費の総額のうち約3分の1は「低価値医療 Low-value Care」と言われます．すべての国の医療には Low-value Care があります．米国に引き続き，カナダや英国，スイスなどでは，低価値なケアの内容をリストアップして，医師と患者の双方に対して，その適応を「再考」するように促す活動を開始しました．一方，わが国では，「ジェネラリスト教育コンソーシアム」が中心となって，Choosing Wisely Japan 活動が結成され，ムック版シリーズ（当日の face to face の議論と依頼論文で構成する本と雑誌の中間の体裁）でその内容が紹介され，大きな反響を得ました（カイ書林，2014 年）．またその第 9 回「ジェネラリスト教育コンソーシアム」では，日本であまり行われていない「高価値医療 High-value Care」と，日本でよく行われている「低価値医療 Low-value Care」を取り上げ，その低価値リストのなかで「避けるべき·止めるべき」優先順を決定し，ムック版を 2016 年 4 月に刊行しました（カイ書林，2015 年）．

このような活動の上に立ち，世界の医学界の趨勢を展望して，このたび私たちは，「日本の高価値医療　High-value Care in Japan」単行本シリーズを刊行します．

この単行本シリーズでは，

・高価値なケア High-value Care をもっとやってみよう．

・不十分なケア Low-value Care は改善しよう．

の２つを柱に，教育的な症例や事例を挙げて日常診療の指標を提供します．

高価値なケアには，「こうすれば患者ケアは成功し，患者の満足度も高まる」という最新のエビデンスを提供します．

低価値なケアには，「このような医療介入では，患者に起こる有害リスクが大きくなり，ケアにむだが生じ，患者満足度も上がらない」という注意点を提供します．そしてベストプラクティスのための科学的エビデンスと臨床基本技能のアドバイスを，指導医と研修医の対話形式で，平易に解説します．また論稿のポイントを世界に発信するために各論稿の末尾に英語で要旨を記載します．

本シリーズは，沖縄からスタートします．そして，全国の家庭医，病院総合医の多くのジェネラリストの諸先生，施設のご協力を得て，わが国にこれまでに見なかった新しい出版活動を展開していきたいと思います．

2016 年 7 月 7 日　那覇にて

群星沖縄臨床研修センター　徳田 安春
沖縄県立南部医療センター・こども医療センター　仲里 信彦
稲福内科医院　稲福 徹也
沖縄県立宮古病院　本永 英治
沖縄県立中部病院　本村 和久

刊行のことば

Books Series on High-value Care in Japan
Kai-Shorin Publishing Ltd.

The role of physicians is to wisely choose, high-value care for each patient by talking with them.
According to medical economists in the United States, one third of the total U.S. expenditures on health care can be recognized as low-value care. There is, indeed, such low-value care in all countries.
Following the lead of the United States, medical professionals in Canada, the U.K, and Switzerland have been compiling a list of such low-value care practices. Their aim is to start a campaign so that both physicians and patients can reconsider the significance of such low-value care.
On the other hand, in Japan, the Japanese consortium for General Medicine Teachers has started the Choosing Wisely Japan campaign. It published a book in 2014 in the hope that its message will call forth an echo which will resound throughout the medical community. Recently, in the 9th Japanese Consortium for General Medicine Teachers, we discussed high-value care, which we don't see enough of, and low-value care services which we see too much. Furthermore, we decided that the priority of low-value care should be avoided or stopped completely. The 9th Japanese Consortium published "High-value Care in Japan" in 2016.
With the results of these activities and perspectives of the global medical world, we are beginning to publish a series of books on "High-value care in Japan" .
This book series will provide clinical criteria of generalist practice by means of educational cases with two main contents ; one is "Let's increase high-value care!" . Another is "Let's improve low-value care!" . We will give the newest evidence of highvalue care that can promote success in patient care and raise patient satisfaction. We will also point out areas in low-value care where such medical intervention brings a harmful influence to the patients by increasing risks and often result in useless care so that the patient's satisfaction diminishes.
In these books readers can easily understand both scientific advice and basic clinical skills for best practice by reading tutorials done by mentors and residents. We also describe highlights in English at the end of all articles so that we can transfer high-value care in Japan to the rest of the world. Starting in Okinawa, we hope this book series will help us to bring about an innovation in publication with the cooperation of professional generalists of family medicine and hospitalist medicine in Japan.

Naha, Okinawa, July 7, 2016

Muribushi Okinawa Clinical Training Center Yasuharu Tokuda, MD, MPH
Nanbu Medical Center / Nanbu Child Medical Center Nobuhiko Nakazato, MD
Inafuku Medical Clinic Tetsuya Inafuku, MD
Okinawa Miyako Hospital Eiji Motonaga, MD
Okinawa Chubu Hospital Kazuhisa Motomura, MD

医療の価値　～筆者のことば～

医療の質を，

$$\text{医療の価値} = \frac{\text{医療の質}}{\text{コスト}} = \frac{\text{過程} + \text{結果} - \text{期待度}}{\text{コスト}}$$

$$= \frac{\text{過程} + \text{結果}}{\text{医療施設のコスト} + \text{患者のコスト}} - \frac{\text{期待度}}{\text{医療施設のコスト} + \text{患者のコスト}}$$

とした人がいた．この式の第１項は本書でも扱った費用効果分析にも通じる功利主義的な要素であり，第２項に含まれる期待度は患者側と医療者側との相互作用で形成される感情的な要素である．しかし，医療では治療困難な場合もあり，死が避けられない場合もある．そのような場合でも医療が果たす役割があり，個々の患者にあった医療が提供できるはずである．そこで，期待度を「ニーズ」と置き換えることにする．

$$\text{医療の価値} = \frac{\text{過程} + \text{結果}}{\text{医療施設のコスト} + \text{患者のコスト}} - \frac{\text{ニーズ}}{\text{医療施設のコスト} + \text{患者のコスト}} \cdots ①$$

である．

また，価値と感情に関連する概念に「信頼」がある．この信頼ということについて，Maister らは著書「The TRUSTED ADVISOR」[1)] の中で，

$$\text{信頼 Trust} = \frac{\text{信憑性 Credibility} + \text{信頼性 Reliability} + \text{親密さ Intimacy}}{\text{利己性 Self Orientation}} \cdots ②$$

とした．信憑性 Credibility は専門性や経験値の高さ，実績によって評価される．信頼性 Reliability は信頼に値するかどうかという性質や特性を意味し，正確性，一貫性，安定性，相手の選好に一致するかどうかなどによって作られ，これらの相互作用の回数にも左右される．信頼 Trust と信頼性 Reliability の違いは，前者が主観的な信用の度合いや感情であるのに対し，後者は客観的な指標や評価を意味する．信頼性は式①の過程＋結果と強く結びついている．Intimacy は親密さ，共感すること，感情的な近さなどを指し，患者側が医療者側に抱く，もしくは医療者側が患者側に抱かせる感情に対応する．Self-orientation 利己性は自分自身に興味を持つことで，利己主義，自己意識，優位に立って見せたいという欲求，相手を助けるという欲求を上回る勝利への欲望，正しいと思われることを望む願望などで，医療者側の態度である．これは，医療者が診療を行う動機に関わることであり，臨床倫理とも関係することである．もちろん分子が大きいほど信頼は大

きく，分母である利己性が大きいほど信頼は小さくなる．式①と②は，過程＋効果と信頼性，医療の正確性や安定性などで共通する要素を持つが，②は①には表れない医療者の質も表現している．

本書では，循環器救急・集中治療の過程，結果について正確性や安定性を高める議論を第Ⅰ章と第Ⅱ章で取り上げた．第Ⅰ章は疾患の基本的な診療を挙げ，第Ⅱ章は比較的頻度が少ないが知っておくべき疾患，それらから学ぶ重要な概念について述べた．第Ⅲ章では，医療の価値と関連して費用効果分析や医師－患者関係，終末期のニーズを含めた臨床倫理について議論している．そして，本書のcase はすべて実際の症例を modify したものである．一部の症例で，写真に別症例を用いたものがあるが，それ以外，臨床経過などは実際の症例から作製した．本書を読む方の診療の一助となれば幸いである．

最後に，本書が企画されてから実に 6 年余の年月が過ぎた．この間，本務に加えて学会活動，COVID-19 の流行があり，なかなか筆が進まなかったが，カイ書林の皆様のおかげでなんとか上梓することができた．根気強く待って頂いた関係の皆様に心から御礼を申し上げたい．

2023 年 9 月

1) Copyright © 2000, 2021 by David H. Maister, Charles H. Green, and Robert M. Galford. The Trusted Advisor, 20th Anniversary Edition (p.304). Free Press. Kindle 版 .

contents

第Ⅰ章 循環器救急・集中治療を基本から学ぶ

第Ⅱ章 循環器救急・集中治療を深く学ぶ

contents

著者略歴

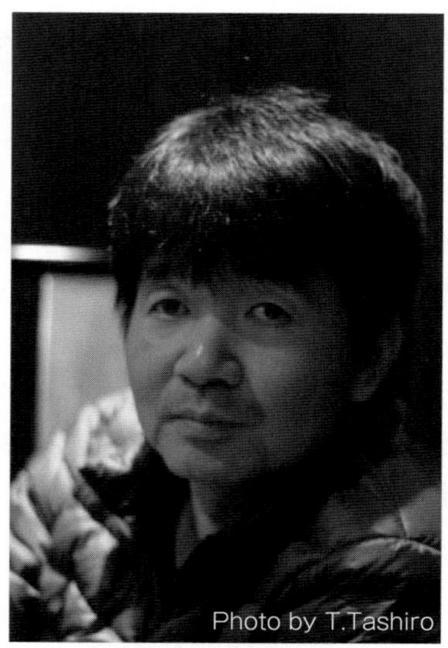

澤村匡史

1992　琉球大学医学部医学科卒業
1992　沖縄県立中部病院ハワイ大学卒後臨床研修プログラム
1996　沖縄県立八重山病院　内科
1997　医療法人敬愛会　中頭病院　内科・循環器科
1999　恩賜財団済生会　済生会熊本病院　循環器内科
2001　　同　医長
2012　公益法人日本地域医療振興協会
　　　東京ベイ浦安市川医療センター　集中治療部長
2014　社会医療法人黎明会　宇城総合病院　循環器科
2015　恩賜財団済生会　済生会熊本病院　検体検査管理室長
2016　　同　集中治療室　医長
2017　　同　集中治療室　室長代行
2019　　同　集中治療室　室長

- 日本内科学会総合内科専門医
- 日本循環器学会循環器専門医
- 日本集中治療医学会集中治療専門医，評議員，循環器集中治療委員会委員，臨床倫理委員会アドバイザー
- NPO 法人熊本 ACLS 協会 副理事長

第Ⅰ章

循環器救急・集中治療を基本から学ぶ

1 検査前確率を推定する — 心電図変化に乏しい急性冠症候群 1 —
2 臨床症状と検査結果をあわせて診断する — ヘパリン誘発性血小板減少症の診断 —
3 高感度トロポニンの解釈を学ぶ — 心電図変化に乏しい急性冠症候群 2 —
4 心不全の存在を示唆する身体所見をとる — 典型的な慢性心不全増悪の身体所見 —
5 バイタルサインや臨床所見から病態を考えて治療にあたる — Flash Pulmonary Edema：いわゆる電撃性肺水腫 —
6 診療ガイドラインのフローチャートに沿って，治療の基本を学ぶ — 急性左心不全急性期治療の基本 —
7 心不全の治療の柱を理解する — 心筋梗塞の既往のある患者の呼吸困難 —
8 心原性失神を示唆する所見を理解する — 短時間に繰り返す一過性意識消失 —
9 不適切な抗菌薬療法の罪を知る —「尿路感染症」と「風邪」に抗菌薬が使用され感染性心内膜炎の診断が遅れた例 —
10 非心臓手術の術前評価を学ぶ — 非心臓手術の周術期リスク評価 —
11 心外膜炎のマネジメントを学ぶ — 胸痛～心外膜炎 —
12 急性下壁心筋梗塞をみたら — 右室梗塞 —
13 蘇生後ケアを学ぶ — 蘇生に成功した心停止 —

1 検査前確率を推定する

— 心電図変化に乏しい急性冠症候群 1 —

Learning Objectives

□ 検査前確率を意識した病歴聴取，身体所見がとれる．
- ■ 鑑別すべき疾患に特徴的な所見，除外するのに有用な所見を述べることができる．

□ 感度，特異度を考慮して検査を出し判断することができる．
- ■ 重要な検査の感度・特異度を知っている．
- ■ 感度・特異度に影響する要素を知っている．

Challenge Case

患者：70 歳，男性
現病歴：就寝中であったが，午前 4 時頃胸痛で目覚めた．
既往歴：高血圧で内服治療中，高脂血症と糖尿病があり食事療法中（内服なし）．
身体所見：意識清明 血圧 190/100 mmHg, 脈拍 70 回 / 分 , 呼吸数 18 回 / 分 , 体温 36.5℃ ,
経静脈怒張なし，呼吸音清で左右差なし，心音整で雑音聴取せず，腹部に異常所見なし，下腿浮腫なし．

Tutorial

指導医 M：今日のカンファレンスでは，早朝胸痛を主訴に救急外来を受診されたこの症例を考えてみましょう．

■ 救急外来受診時

総合診療医 G：胸痛なので，まず命に関わる疾患から鑑別していきます．

M：いいですね．いわゆる Killer disease ですね．この患者さんはいかがでしょうか．

G：意識状態，バイタルサインは直ちに介入する必要はなさそうです．まず心電図を撮ります．それと胸部 X 線写真を撮ります．静脈ラインを確保しながら血液検査もオーダーします.

M：どんな疾患を鑑別に挙げていますか.

G：急性冠症候群，大動脈解離，気胸，急性肺血栓塞栓症の鑑別が必要と思います.

M：鑑別のためにはどういうことが必要でしょうか.

G：先ほど挙げた検査に加えて，心筋マーカーの上昇があるかどうかをみたいです.

M：それでは各検査の結果をみましょう．心電図を提示します（Box 1）．血液検査での心筋マーカーですが，心筋トロポニン T の定性試験は陰性でした．クレアチンホスホキナーゼ (CPK) は 102 IU/L で正常範囲でした.

G：心電図では ST 変化ははっきりしません．心筋マーカーも陰性なので急性冠症候群は否定的です．大動脈解離や気胸，肺血栓塞栓症の可能性が否定できれば，入院する必要はなさそうです.

M：大動脈解離や気胸，肺血栓塞栓症が否定されれば帰宅するということで良いですか.

G：はい，ただ高血圧や脂質異常症，糖尿病があるので念のために循環器科の外来を受診してもらいます.

Box 1　症例 1 救急外来受診時

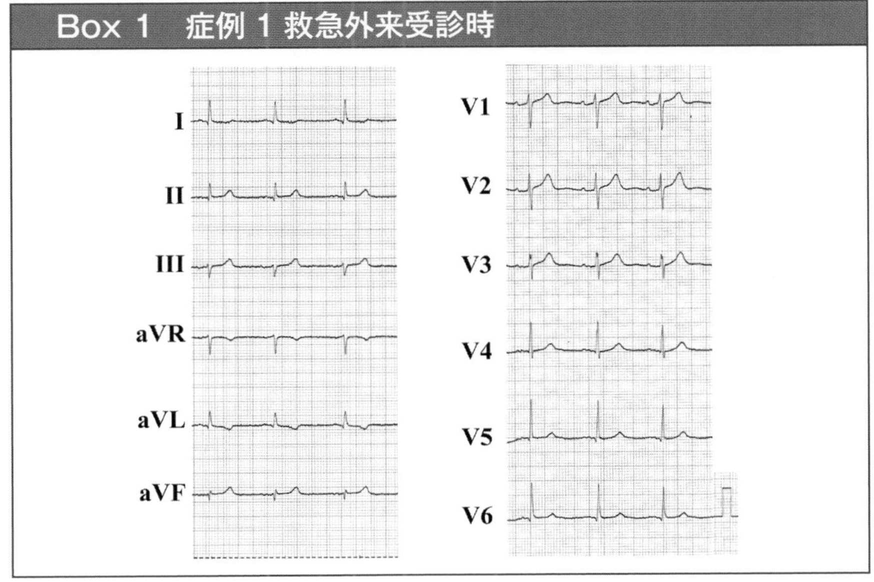

■ 循環器科外来受診時

M：患者はいったん帰宅しましたが早朝の受診だったので，その日の循環器科の外来診療が開始されるのを待って受診しました．そのときの心電図を見てください（**Box 2**）．

G：あれ，何か違います．V5,6 誘導の ST が上昇しています．I, aVL 誘導も少し ST 上昇があって T 波が陰性になっています．

M：そうですね，それに V4,5,6 誘導の R 波の高さが低くなっています．

G：これは，心筋梗塞ですか．

M：そうです．患者は救急外来から帰宅した後も断続的に胸痛を繰り返していて，循環器科外来を受診したときには胸痛が持続していました．最後に痛み出してから 12 時間以内だったので，緊急冠動脈造影と冠動脈形成術を施行されました．救急外来からいったん帰宅させたのは，大変危険なことだったといえます．

G：心電図変化もトロポニンも CPK 上昇もない心筋梗塞ですか．

M：救急外来での心電図は実はわずかに変化していますが，仮にそれに気づかなくても急性冠症候群を否定せずにむしろ疑うことはできたはずです．

G：どういうことですか．

Box 2　症例 1. 循環器科外来受診時

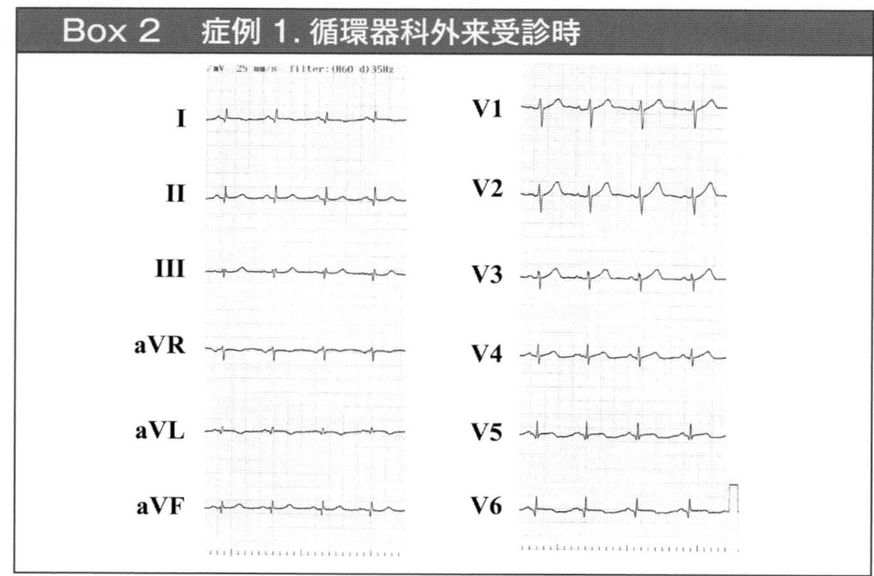

■ 感度と特異度

M：まず，検査の性能について考えましょう．感度，特異度というのは知っていますね．

G：はい，真に病気の人のうち検査陽性の人の割合が感度，真に病気ではない人のうち検査陰性の人の割合が特異度と習いました（**Box 3**）.

M：心電図変化に乏しいことと，トロポニンの定性試験が陰性であることをもって虚血性心臓発作の可能性を否定しましたが，トロポニンの感度は発症からの時間で変わります．発症早期，特に 4 時間以内では高感度トロポニン定量試験でも上昇を認めないことがあります．

G：すると，発症時刻と採血の時刻にも注意が必要ということですね．

M：この患者は，午前 4:00 頃の発症で 4:30 頃に受診しています．その間胸痛は増悪と寛解を繰り返していたようですから，心筋から漏れ出すトロポニンの量も多くなかったのかもしれません．虚血の程度も感度に影響します．他に検査に影響することとして，腎機能障害があるとトロポニン濃度が上昇していることがあります．

M：それから，もう一つ重要なことがあります．例えば感度 97%，特異度 97% の検査で「陰性」と出た患者が，実はその病気である確率は何パーセントでしょうか．

G：・・・3% でしょうか．

Box 3　感度と特異度

	検査 (+)	検査 (-)	
疾患 (+)	a	b	a+b
疾患 (-)	c	d	c+d
	a+c	b+d	a+b+c+d

真に疾患を有する者；a+b
感度；sensitivity=a/a+b, 真に疾患を有する者のうち，検査が陽性になる割合
真に疾患を有しない者；c+d
特異度；specificity=d/c+d, 真に疾患を有しない者のうち，検査が陰性になる割合

例えば，感度 97% とは，真に疾患を有する者の 97% で検査陽性になる．逆に 3% で陰性（偽陰性）ということでもある．
特異度 97% とは，真に疾患がない者の 97% で検査陰性になる．逆に 3% で間違って陽性に出る（偽陽性）ということでもある．

■ 有病率の情報

M：いいえ．残念ながら，この情報だけではその病気である確率は分かりません．検査の性能とは別に，有病率の情報が必要です．有病率とは，ある集団に占めるその病気である人の割合です．例えば，1万人の集団で有病率80%といえば，この集団の8,000人がその病気ですし，有病率1%といえば，100人だけがその病気ということです．**Box 4** と **Box 5** をみてください．それぞれで検査が陽性のときと陰性のとき，病気である確率がどのくらいあるかを計算して比べてみましょう．

Box 4　患者が有病率 80% の集団に属する場合 n=1 万人

	検査 (+)	検査 (-)	
疾患 (+)	7,760	240	8,000
疾患 (-)	60	1,940	2,000
	7,820	2,180	10,000

真に疾患を有する者；8,000 人.
感度;97% なので 8,000x0.97=7,760 人で検査が陽性になる．残り 240 人は偽陰性.
真に疾患を有しない者；2,000 人.
特異度;97% なので，2,000x0.97=1,940 人で検査が陰性になる．残り 60 人は偽陽性.

検査陽性の人は 7,760+60=7,820 人．このうち真に疾患を有するのは 7,760 人であるから，**検査陽性の人が真に疾患を有する確率は 7,760/7,820=99.2%**
検査陰性の人は 240+1,940=2,180 人．このうち実は疾患がある者は 240 人であるから，**検査陰性の人が実は疾患がある確率は 1,940/2,180=11.0%**

Box 5 患者が有病率 1% の集団に属する場合 n=1 万人

	検査 (+)	検査 (-)	
疾患 (+)	97	3	100
疾患 (-)	297	9,603	9,900
	394	9,606	10,000

真に疾患を有する者；10,000x1%=100 人.
感度；97% なので 100x0.97=97 人で検査が陽性になる．残り 3 人は偽陰性.
真に疾患を有しない者；9,900 人.
特異度;97% なので 9,900x0.97=9,603 人で検査が陰性になる．残り 297 人は偽陽性.

検査陽性の人は 97+297=394 人．このうち真に疾患を有するのは 97 人であるから，**検査陽性の人が真に疾患を有する確率は 97/394=24.6%**
検査陰性の人は 3+9603=9606 人．このうち実は疾患がある者は 3 人であるから，**検査陰性の人が実は疾患がある確率は 9,603/9,606=0.03%**

G：有病率が 80% の集団だと，感度 97%，特異度 97% の検査が陽性のとき病気である確率は 99.2% で，検査が陰性のとき病気である確率は 11% です．有病率が 1% の集団で同じ検査が陽性だと病気である確率は 24.6%，陰性のときは 0.03% ですね．

M：トロポニン T 定性試験より感度が高い高感度トロポニン I 定量試験を使って調べた報告では，カットオフ値を 26.2pg/mL とすると急性心筋梗塞発症から 2 時間未満の感度は 54.2% だったとしています[1]．トロポニン T 定性試験では，発症 2 時間未満の感度はこの値よりもかなり低くなるはずです．仮に感度 30% として，有病率が 80% の場合を計算すると，検査陰性でも急性心筋梗塞である確率は約 74.3% もあります（**Box 6**）．

G：有病率が検査結果の解釈に大きく影響するのは分かりました．これと診断とのつながりはどう考えるのですか．

Box 6 患者が有病率 80% の集団に属する場合 n=1 万人検査の感度が 30% の場合

	検査 (+)	検査 (-)	
疾患 (+)	2,400	5,600	8,000
疾患 (-)	60	1,940	2,000
	2,460	7,450	10,000

真に疾患を有する者；8,000 人．
感度;30% なので 8,000x0.30=2,400 人で検査が陽性になる．残り 5,600 人は偽陰性．
真に疾患を有しない者；2,000 人．
特異度;97% なので，2,000x0.97=1,940 人で検査が陰性になる．残り 60 人は偽陽性．

検査陽性の人は 2,400+60=2,460 人．このうち真に疾患を有するのは 2,400 人であるから，**検査陽性の人が真に疾患を有する確率は 2,400/2,460=97.5%**
検査陰性の人は 5,600+1,940=7,540 人．このうち実は疾患がある者は 5,600 人であるから，**検査陰性の人が実は疾患がある確率は 5,600/7,540=74.3%**

■ 検査前確率を見積もる

M：病歴を聴取して身体所見をとるのは，「こういう病歴と身体所見の患者の集団がいたら，ある疾患についてどのくらいの有病率があるだろうか」ということを考えることです．この作業は「検査前確率を見積もる」と言い換えることができます（Glossary 1）．あらためて，この症例の病歴をもう少しきちんとみてみます．

70歳男性，高血圧で内服中，高脂血症と糖尿病は食事療法中．午前4:00頃胸痛で覚醒．胸の「圧迫される感じ」で冷や汗あり．放散痛はない．臥位になると胸痛が増強する．救急受診時刻4：32．ニトログリセリン舌下で胸痛は軽快するが，しばらくすると再発する．持続時間は数分以上．病院の駐車場から歩いてきたが，歩くと症状が出るので休みながら受診した．

どうでしょう．この患者が虚血性心臓発作である検査前確率はどの程度あると見積もりますか．そして，心筋トロポニンT定性試験が陰性であることで，虚血性心臓発作を否定できるでしょうか．

High-value Care & Low-value Care

■ 高価値な医療：

・病歴と身体所見から検査前確率を見積もり，診断に寄与する検査を行い解釈するのが高価値な医療．

■ 低価値な医療：

・病歴と身体所見を参考にせず検査を行い，異常値の有無のみで診断を行おうとするのは低価値な医療．

Glossary

■ 1）病歴・身体所見と検査前確率

例えば，胸痛を主訴に受診した患者Aと患者Bを考える．主訴のみの情報であれば両者の虚血性心臓発作である検査前確率は同じである．これに，Aは「70歳男性，糖尿病と高血圧あり」，Bは「30代女性，検診で異常を指摘されたことはない」という情報が加われば，Aの検査前確率は上がり，Bの検査前確率は下がる．その後も病歴を聴取するとAは「以前から労作で胸痛を自覚していた．締め付けられるような痛み.」といい，Bは「労作では誘発されないチクチクした感じ」という情報が加わる．さらにAは「安静時にも胸痛を自覚するようになった．胸痛と同時に喉が絞められる感じと両肩の重い感じもある.」Bは「昨日の昼くらいからの症状で家事をしているときには自覚しない.」等々の情報を加えていくと，患者Aは虚血性心臓発作らしさが強まり，Bは逆に弱まって検査前確率がかなり異なってくる(**Box 7**)．これに身体所見，例えば患者Aは聴診で血管雑音が聴取されたり触診で末梢動脈の触知不良で動脈硬化が疑われたりすれば，さらに検査前確率を上昇させることになるであろう．

Box 7 検査前確率を考える．例えば，

患者 A; 主訴胸痛	患者 B; 主訴胸痛
＋	＋
70代男性，糖尿病，高血圧あり	30代女性，検診異常なし
＋	＋
以前より労作で胸痛あり.「締め付ける感じ.」	これまで胸痛自覚なし．労作で誘発されないチクチクする感じ.
＋	＋
安静時にも胸痛を自覚するようになった．同時に喉を締める感じ，両肩の重い感じも出る.	昨日からの症状．何かしているときは自覚しない．放散痛なし.
＋	＋
持続時間は10分程度. 長いと20分くらい.	持続は・・・気にすると，「いつもある感じ」

・・・という人達の集団を各々考えます．
虚血性心臓発作である人の割合は各々どのくらいだと思いますか．

■ 2）医師の診断確信度 physician's index of suspicion[2)]

病歴や身体所見等から検査前確率を見積もるのに，データを集めて分析をするというのが科学的でより正確かもしれない．診断スコアなどはその例である．

しかし，スコアがない場合でも，医師が病歴と身体所見等から検査前確率を見積もってもよく，これを医師の診断確信度と呼ぶ．多くの場合，この医師の診断確信度によって検査前確率としている．

Short Lecture

胸痛の鑑別診断に必要な病歴聴取と所見

■ 1. 症状の OPQRST

Onset; 発症様式．どのように始まったか．突然，○○をしているときになど．

Provocation/Palliative factor；増悪因子 / 寛解因子．労作で増悪するか．圧痛はないか．体動で増悪するか．

Quality；性状．締め付けられる，圧迫されるなどの表現．

Region/Radiation/Related symptom；部位 / 放散痛 / 関連症状．痛みの場所，肩や腕，喉への放散，冷や汗の有無など

Severity；強さ．10 段階（最も強いときを 10 として）で評価．

Time/Temporal characteristics；時間的特徴，痛みの変動パターン，持続時間．一瞬の痛みなのか，持続するのは“分”単位なのか“時間”単位なのか．

■ 2. 心筋梗塞らしい病歴とらしくない病歴の特徴（Box 8，9）[3)]

文献[3)]より著者訳（**Box 8**）．体位･体動で増悪したり寛解したりするのは“らしくない”病歴とされるが，本症例のように臥位では静脈還流量が増えて心筋の収縮力が増し，結果的に狭心症が誘発されたり胸痛が増悪したりすることがある．

Box 8 心筋梗塞らしい病歴

病歴上の特徴	Likelihood Ratio(95%CI)
右腕もしくは右肩への放散	4.7(1.9-12)
両肩両腕への放散	4.1(2.5-6.5)
労作で増強	2.4(1.5-3.8)
左腕への放散	2.3(1.7-3.1)
発汗，冷や汗	2.0(1.9-2.2)
悪心，嘔吐	1.9(1.7-2.3)
以前の狭心症より悪い，心筋梗塞の時と同じ	1.8(1.6-2.0)
「圧迫感」「締め付けられる」	1.3(1.2-1.5)

C.J.Swap, et.al JAMA.2005;294:2623 より著者訳

Box 9 心筋梗塞らしくない病歴

病歴上の特徴	Likelihood Ratio(95%CI)
呼吸で増悪する	0.2(0.1-0.3)
体位，体動で増悪したり寛解する	0.3(0.2-0.5)
鋭い（sharp）痛み	0.3(0.2-0.4)
触診で再現できる（圧痛）	0.3(0.2-0.4)
乳房の下	0.8(0.7-0.9)
労作で増悪しない	0.8(0.6-0.9)

C.J.Swap, et.al JAMA.2005;294:2623 より著者訳

Recommendations

□ 鑑別診断を挙げて，各々について検査前確率を上げたり逆に下げたりする病歴と身体所見をとる．
□ 検査前確率と検査の感度・特異度から診断に影響して診療を変えると考えられる検査を出し，その結果を解釈する．
□ 特に Killer disease の否定には，感度が高い検査を用いなければいけない．
□ 検査の感度･特異度に影響する因子を知っておく（発症からの時間，腎機能，肝機能等々）

References

1) 笠原裕樹, 北沢望, 平野幸歩, et al. 高感度トロポニンIの臨床的有用性評価. 医学検査. 2017; 66: 656-62.
2) 森實敏夫. わかりやすい医学統計学. 東京: メディカルトリビューン, 2004, p 10-17.
（統計学の教科書ですが，本章で述べたような診断や検査について統計学的に説明しています.）
3) Swap CJ, Nagurney JT. Value and limitations of chest pain history in the evaluation of patients with suspected acute coronary syndromes. JAMA. 2005; 294(20): 2623-9.

2 臨床症状と検査結果をあわせて診断する

— ヘパリン誘発性血小板減少症の診断 —

Learning Objectives

□ ヘパリン誘発性血小板減少症 Heparin Induced Thrombocytepenia (HIT) の診断を通して，臨床症状と検査結果をあわせて診断することの意義を知る．

- ■ 検査前確率の違いで検査結果の解釈が変わることを説明できる．
- ■ HIT 診断のための 4T's，HEP Score について述べることができる．
- ■ HIT の治療について述べることができる．

Challenge Case

患者：78 歳，男性

現病歴： 発熱と呼吸困難を主訴に前医受診．胸部 X 線で肺うっ血を認め，心電図で II,III,aVF の ST 上昇を認めたため急性冠症候群・心不全の診断で緊急冠動脈造影を施行された．結果，冠動脈には閉塞や有意な狭窄はなく，心収縮能は広範な低下を認めたことから，急性心筋炎による心不全の診断で当院へ紹介，搬送された．

既往歴：高血圧

身体所見：身長 156cm, 体重 63kg, 血圧 80/ mmHg, 脈拍 120 回 / 分 , 呼吸数 28 回 / 分 , 体温 38.2℃ , 出血傾向なし，耳介と四肢末端に一部壊死を伴う紅斑を認める（**Box 1**）.

血液検査所見：（第 12 病日）血小板 1 万 4 千 /mm^3，FDP 29.2μg/mL, フィブリノーゲン 263mg/dL, PT-INR 2.20.

Box 1 Challenge Case の耳介・足趾

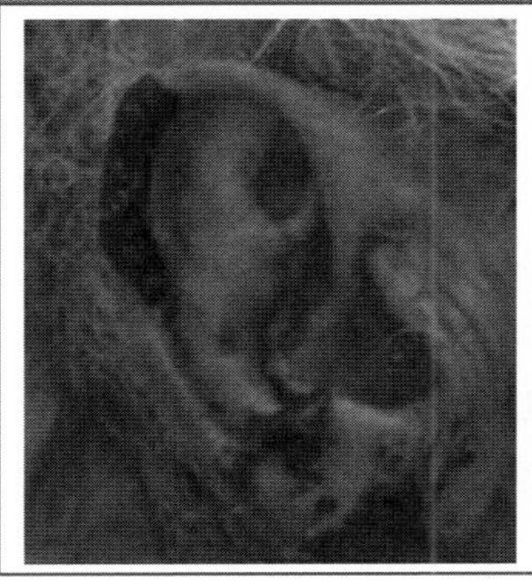

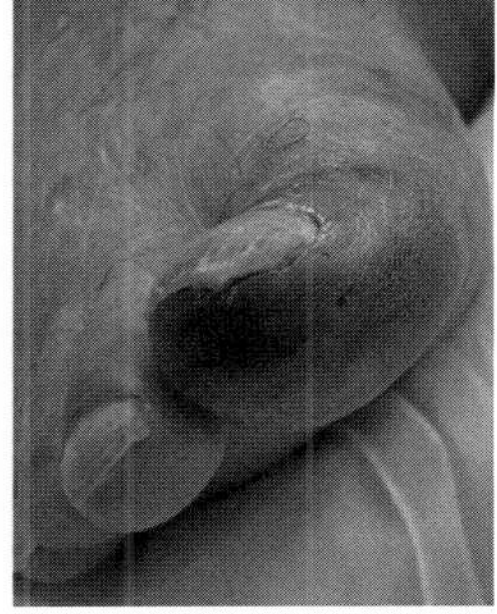

Challenge Case の右耳介と右母趾．血栓によると思われる紅斑と壊死を認めた．これは両四肢末端，耳介，口唇等にも認められた．

Tutorial

指導医 M：急性心筋炎による心原性ショックで入院しているのですね.

総合診療医 G：はい．入院後，心機能はさらに悪化しました．心原性ショックに対して，大動脈内バルーンパンピング (Intra-Aortic Balloon Pumping, IABP) が開始され，これに伴いヘパリンの持続点滴も開始されています．当院入院後 4 日でいったん IABP を抜去しましたが，心不全増悪したために IABP を再挿入しました. IABP 再挿入後, 最初のヘパリン開始後8日目になりますが, 血小板数が 10 万 /mm^3 を下回り，IABP の影響や播種性血管内凝固症候群 (Disseminated Intravascular Coagulation syndrome，DIC)，薬剤性血小板減少症などを鑑別に挙げています.

M：IABP を挿入された患者はほとんどの場合血小板が減少しますが，臨床的に問題になることは多くないと思います．確かに DIC や薬剤性血小板減少症も鑑別に挙がりますね．他に考えられる病態はありませんか.

■ ヘパリン誘発性血小板減少症（Heparin Induced Thrombocytopenia, HIT）

G：ヘパリン誘発性血小板減少症（Heparin Induced Thrombocytopenia, HIT）というのを聞いたことがあります.

M：よく知っていますね．HIT には，免疫を介さない HIT type 1 と，免疫を介する HIT type 2 があります．HIT type 1 は自然軽快するので，ヘパリンを継続しても問題ありません．ここで問題にしている HIT は HIT type 2 のことです (以下, HIT という場合は HIT type 2 を指す)．診断はどうするのでしょうか.

G：HIT 抗体を検査するのではないでしょうか.

M：そうですね．しかし, HIT 抗体が陽性であれば HIT と診断して良いでしょうか.

G：それだけではいけないのですか.

■ HIT type 2 の病態

M：まず，HIT の病態について勉強しましょう（**Box 2**, **Short Lecture** 参照).

G：・・・HIT では，血栓症が問題になるのですね.

M：そうです．この症例では血栓症は認めていませんか.

G：はい，四肢の末梢，指先や耳介に微小な血栓によると思われる紅斑様の皮疹が多発し，一部は壊死しています（**Box 1**）.

M：HIT の可能性がありますね．他の病態も鑑別に入れながら，HIT 抗体も調べてみましょう．しかし，HIT 抗体が陽性だから即 HIT ということではありません．HIT 抗体は，心臓カテーテル検査でヘパリンを使用した場合には 10% で陽性になるともいわれていますが，臨床的に HIT を発症することはほとんどありません [1]．また，機械的補助循環を使用した場合には 35% で HIT 抗体陽性となり，そのうち 70% では血小板凝集を起こさないともいわれています [2]．つまり，偽陽性が多いということですね．こういう場合には，臨床情報から HIT らしさを推定する 4T's と呼ばれるスコア（**Box 3a**）[3] や HEP Score（**Box 3b**）[4] を用いて検査前確率をおおまかに推定して，HIT 抗体の結果を解釈します．

Short Lecture

ヘパリン誘発性血小板減少症 (Heparin Induced Thrombocytopenia, HIT)

■ 1.HIT の病態 (Box 2)

血小板から放出される血小板第 4 因子（Platelet Factor 4, PF4）とヘパリンとの結合体が産生され B 細胞に提示される①．B 細胞は，ヘパリン -PF4 複合体に対する IgG 抗体，いわゆる HIT 抗体を産生し②，HIT 抗体はヘパリン -PF4-IgG 複合体を形成する③．ヘパリン -PF4-IgG 複合体は血小板 Fc 受容体

Box 2 HIT の病態

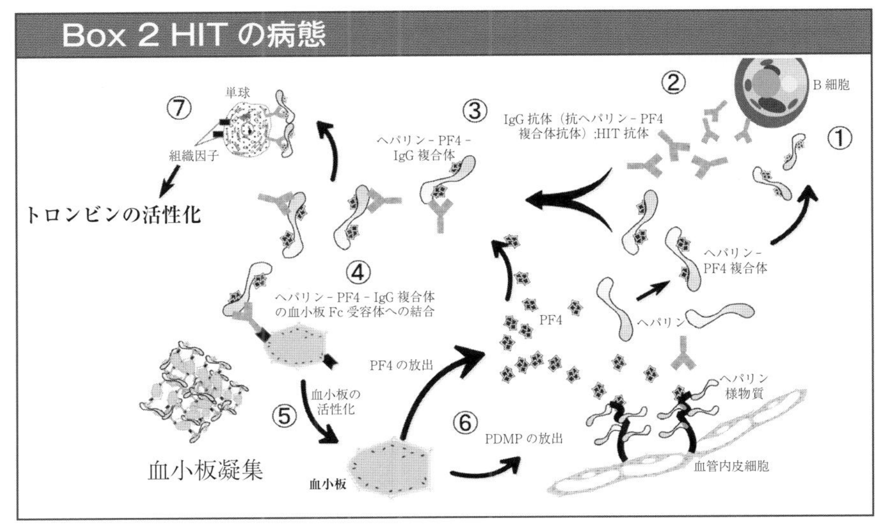

に結合し④，これが血小板凝集とさらなる血小板の活性化を惹起する⑤．活性化された血小板は，PF4をさらに放出するとともに，血小板由来マイクロパーティクル（Platelet-derived Microparticle; PDMP）の放出も促す⑥．PDMPは凝固活性を促進することが知られている．また，ヘパリン-PF4-IgG複合体が単球に結合することで組織因子が出現し，これはトロンビンの活性を促す⑦．血小板凝集と凝固活性が促進されることで，全身の血栓症を生じる．四肢壊死を起こしたり，肺血栓塞栓症を起こしたりする．死亡率は10～20%程度といわれる．

■ 2.HITの診断

HITの診断は，臨床症状から検査前確率を見積もって，検査結果と組み合わせて解釈する良い例である．血小板数・減少割合(Thrombocytopenia)，血小板減少のタイミング(Timing)，血栓症の有無(Thrombosis)，血小板減少の他の原因(oTher cause for thrombocytopenia)の4つのT（4T's）が有名である（**Box 3a**）．ほかに，Cukerらが提唱したHIT Expert Probability (HEP) Scoreがある（**Box 3b**）．HITの確定診断は，健常人の血小板に患者血漿とヘパリンを添加して，

Box 3a　HITの4T's, 文献3)より筆者訳

4T's	2 points	1 point	0 point
血小板減少症 Thrombocytopenia	Pltの減少が>50%，かつPlt最少値>=2万	Pltの減少が30-50%(or手術の結果として>50%の減少）またはPlt最少値1万～1.9万	Pltの減少が<30%，またはPlt最少値<1万
血小板減少のタイミング Timing of Plt decrease	ヘパリン暴露後5～10日の明らかな発症，または30日以内のヘパリン暴露後，1日以内に減少．	免疫反応がありそうであるが，病歴上はっきりしない．ヘパリン暴露が疑われる10日以降か，1～3ヵ月前のヘパリン暴露で1日以内に減少．	血小板減少が4日未満の間に起こった，最近のヘパリン暴露がない．
血栓症やその跡 Thrombosis or other sequelae	新しい血栓症（確定された），皮膚壊死，未分画ヘパリンbolus後の急性全身反応	進行性または繰り返す血栓症；非壊死だが紅斑様皮疹；血栓症が疑われるが未確定	なし
血小板減少を来す他の原因 oTher causes for thrombocytopenia	なし	可能性あり	確定できる

≦3points：HITは否定的，4-5points：HITの可能性あり，6-8points：HITらしい

Box 3b HIT Expert Probability Score (HEP Score), 文献 4) より筆者訳

臨床所見	スコア
1. 血小板減少の程度（ヘパリン曝露後の血小板数最高値から最低値への減少を測定）	
a.<30%	-1
b.30% ～ 50%	1
c.>50%	3
2. 血小板減少の時期	
通常発症型 HIT を疑う患者	
a. ヘパリン曝露後 4 日までに減少し始める	-2
b. ヘパリン曝露後 4 日目以降に減少し始める	2
c. ヘパリン曝露後 5 ～ 10 日に減少し始める	3
d. ヘパリン曝露後 11 ～ 14 日に減少し始める	2
e. ヘパリン曝露後 >14 日に減少し始める	-1
100 日以内にヘパリンの曝露歴があり，急速進行型 HIT を疑う患者	
f. ヘパリン再曝露後 <48 時間に減少し始める	2
g. ヘパリン再曝露後 >48 時間に減少し始める	-1
3. 血小板数最低値	
a.<=20 x 10^9/L^{-1}	-2
b.>20x10^9/L^{-1}	2
4. 血栓症（一つ選択）	
通常発症型 HIT を疑う患者	
a. ヘパリン曝露後 4 日以後の新規静脈血栓症または動脈血栓症	3
b. すでに存在していた静脈血栓症または動脈血栓症がヘパリン投与中に進行する場合	2
急速進行型 HIT を疑う患者	
c. ヘパリン曝露後の新規静脈血栓症または動脈血栓症	3
d. すでに存在していた静脈血栓症または動脈血栓症がヘパリン投与中に進行する場合	2
5. 皮膚壊死	
a. ヘパリン皮下注部位の皮膚壊死	3
6. 急性全身反応	
a. ヘパリンボーラス静注後の急性全身反応	2
7. 出血	
a. 出血，点状出血または広範な皮下出血	-1
8. 血小板減少を呈する他の原因（該当するものすべてを選択）	
a. 慢性血小板減少症の存在	-1
b. 血小板減少を来すことが分かっている非ヘパリン薬	-2
c. 重症感染症	-2
d. 重症 DIC（フィブリノーゲン <100mg/dL かつ D-ダイマー >5.0μg/mL で定義）	-2
e. 動脈内デバイスの留置（例，IABP, VAD, ECMO）	-2
f. 96 時間以内の人工心肺の使用	-1
g. 他に明らかな原因がない	3

カット・オフ値を 5 点とした場合，感度 0.86(95%CI 0.42-0.99)，特異度 0.88(95%CI 0.74-0.96) と報告された.

血小板凝集が起こるかをみる血小板凝集検査や，血小板凝集の代わりに健常人血小板に取り込ませた14Cセロトニンの放出をみる，14Cセロトニン放出試験がある．しかし，これらの試験は一般の施設で行うのは難しいので，通常は4T's やHEP scoreでHITらしさを見積もり，HIT抗体の有無と併せて診断する．ただし，自己免疫性HIT症候群（aHIT）(Gloaaray, **Box 5**)の存在が提唱されており，疾患概念の変化とともに診断方法も変化するかもしれない．

■ 3.HITの治療

HITの治療は，まずヘパリンを中止することである．このとき，末梢静脈確保のためのヘパリンロック，動脈ライン閉塞予防のためのヘパリン加生食，抗血栓目的でヘパリンコーティングされたカテーテルなど，体内に入る全てのヘパリンが除去されなければならない．抗凝固療法が必要と判断されれば，本邦で唯一HITに対する治療薬として認められている抗トロンビン薬のアルガトロバンを使用する．アルガトロバンはaHITにも有用であると考えられるが，APTT値が信頼できなくなるともいわれており，直接経口抗凝固薬(Direct Oral Anticoagulants, DOAC)の有効性が注目されている[5)]．また，血小板数が十分回復するまで（10万/mm^{3}以上）は，ワーファリンがかえって血栓傾向を高めるとされており[5, 6)]，禁忌であることも重要である[5, 6)]．

■ 臨床情報によって検査結果の解釈が変わる

G：前に教えていただいた，臨床情報によって検査結果の解釈が変わるということですね．それではまず4T's スコアに従って症例を検討します．症例では血小板数は50%以上低下しており，最も少ないときで1.4万/mm^{3}まで低下，ヘパリン暴露から8日程度で血小板減少と，血栓症が疑われる皮疹・一部壊死あり，少なくとも合計5～6ポイントあります．HIT以外の理由で血小板が減少した可能性はありますが，血小板減少の原因についてDICやIABPの影響が否定できると考えれば合計6～7ポイントになります．HITの可能性あり～HITらしい臨床像ということになります．次に，HEP Scoreも検討します．

血小板減少は最高値で17万/mm^{3}から1.4万/mm^{3}まで低下しましたから，>50%で3点，減少時期はヘパリン曝露後8日目あたりですから3点，血小板数の最低値は2万/mm^{3}以下なので－2点，血栓症が4日以降に新たに出現していますから3点，ヘパリンの皮下注射は行っておらず，全身反応や出血は認めていません．フィブリノーゲンが263mg/dLと100mg/dL以上あるので重症DICの定義からは除外されます．しかし，IABPを使用しているので－2点です．合計で・・・5点です．

M：HEP Scoreでは5点をカットオフ値にすると，HIT診断の感度86%，特異度88%とされています[4]．これらのことから症例は，HIT抗体が陽性であれば血小板凝集試験をすることなくHITの可能性がかなり高くなるといえます．では，治療についてはどう考えますか．

G：検査前確率が高いですし治療が遅れると致死的なので，HIT抗体の結果が出るのを待たずにヘパリンは中止した方がよいと思います．代替薬にはなにを用いたら良いでしょうか．

M：代替の抗凝固療法が必要な場合，アルガトロバン (**Glossary 1**) を使用すると良いでしょう．血小板が十分上昇するまでは，ワーファリンが禁忌になることも憶えておいてください．

（Challenge Caseは後にHIT抗体陽性であることが分かった．経過を**Box 4**に示す．）

Box 4 Challenge Case の経過

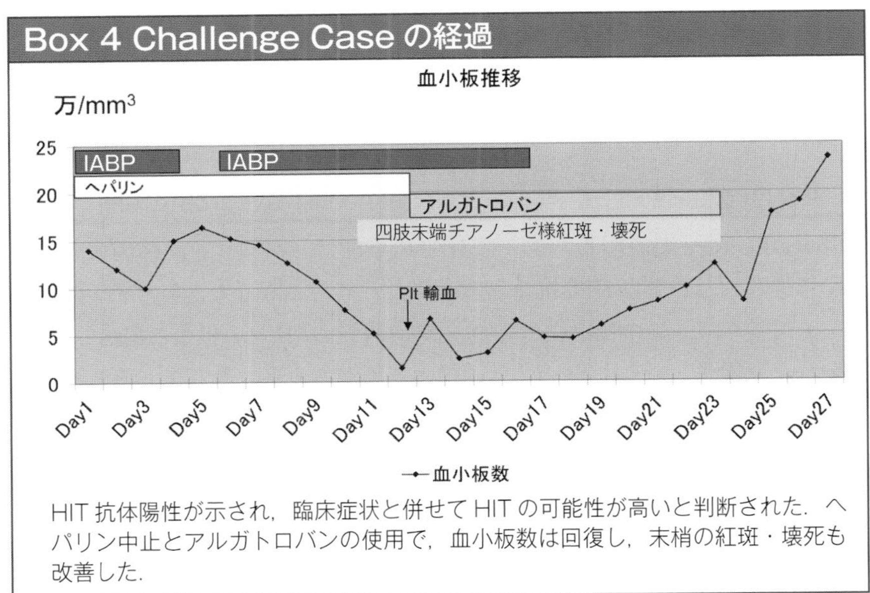

HIT抗体陽性が示され，臨床症状と併せてHITの可能性が高いと判断された．ヘパリン中止とアルガトロバンの使用で，血小板数は回復し，末梢の紅斑・壊死も改善した．

High-value Care & Low-value Care

■ 高価値な医療：

- 血小板減少症の鑑別に，頻度は低いがHITを含めることを忘れない．
- 臨床症状からHITを疑い，臨床的スコアを用いて検査前確率を見積もり，HIT抗体検査の結果と併せて診断するのが高価値な医療．

■ 低価値な医療：

- HIT抗体検出のみをもって，HITと診断するのは低価値な医療．
- HITを疑っているのに，血小板が十分上昇していないうちに抗凝固療法にワーファリンを用いるのは低価値な医療．

Glossary

■ 1）アルガトロバン

トロンビンに対する選択的，直接的阻害薬．トロンビンによるフィブリン形成，血小板凝集を抑制する．HITに対して本邦で保険適応を受けている唯一の薬．　HITの血栓症に用いる場合には，0.7μg/kg/minより点滴静注を開始し，活性化部分トロンボプラスチン時間(APTT)をコントロールの1.5～3倍となるように投与量を調整する．

■ 2）自己免疫性HIT症候群 (Autoimmune HIT syndrome, aHIT)

Short Lectureで説明したようにHITの病態は，ヘパリンが体内に入ることで感作された患者にHIT抗体ができることで起こると考えられている．しかし，近年ヘパリンの使用歴がない，あるいはヘパリン中止後に発症したり，持続したり増悪したりするHITと同様の病態があるといわれており，自己免疫性HIT症候群と呼ばれている(**Box 5**)[5]．

Box 5 自己免疫性 HIT 症候群 (Autoimmune Heparin-Induced Thrombocytopenia syndromes, aHIT), 文献 5) より筆者訳

臨床分類	説明
遅発性 HIT	ヘパリンの中止後に発症，または悪化する HIT
持続性 HIT	HIT がヘパリン中止後 1 週間を超えて持続
自然発生 HIT	ヘパリンに曝露された既往がない HIT
Flush ヘパリン HIT	ヘパリンフラッシュで誘発された HIT
フォンダパリヌクス関連 HIT	フォンダパリヌクスで誘発されたと思われる HIT
DIC に合併した重症 HIT（例血小板数 <20x 10^9/L）	HIT 合併 DIC とは，以下のいずれかひとつ以上を合併した HIT
	相対的 / 絶対的フィブリノーゲン減少症，INR 上昇（他の理由が説明できない）
	Normoblastemia（末梢血中に有核赤血球が証明される）

DIC: disseminated intravascular coagulation; INR: International Normalized Ratio.

Recommendations

□ HIT は頻度が低いが，循環器領域での血小板減少症の鑑別に重要である．

□ HIT の診断は臨床症状から検査前確率を見積もり，HIT 抗体の結果と併せて診断する．

□ HIT の可能性が高いと判断される場合は，HIT 抗体の結果を待つことなく全てのヘパリンを中止し，アルガトロバン等の抗凝固薬の投与を考慮する．

□ 血小板が十分回復するまでは，ワーファリンは禁忌であることと，aHIT の概念も知っておくことが重要である．

References

1) Foo SY, Everett BM, Yeh RW, et al. Prevalence of heparin-induced thrombocytopenia in patients undergoing cardiac catheterization. American Heart Journal. 2006; 152(2):290.e1-.e7.

2) Schenk S, El-Banayosy A, Prohaska W, et al. Heparin-induced thrombocytopenia in patients receiving mechanical circulatory support. The Journal of Thoracic and Cardiovascular Surgery. 2006; 131(6): 1373-81. e4.

3) Selleng K, Warkentin TE, Greinacher A. Heparin-induced thrombocytopenia in intensive care patients. Critical Care Medicine. 2007; 35(4): 1165-76.

4) Cuker A, Arepally G, Crowther MA, et al. The HIT Expert Probability (HEP) Score: a novel pre-test probability model for heparin-induced thrombocytopenia based on broad expert opinion. J Thromb Haemost. 2010; 8(12): 2642-50.

5) Greinacher A, Selleng K, Warkentin TE. Autoimmune heparin-induced thrombocytopenia. Journal of Thrombosis and Haemostasis. 2017; 2099-114.

6) 宮田茂樹．ヘパリン起因性血小板減少症における最新の知見．血栓止血誌．2012; 362-74.

3 高感度トロポニンの解釈を学ぶ

— 心電図変化に乏しい急性冠症候群 2 —

Learning Objectives

□ 虚血性心臓発作の除外には落とし穴があることを理解する.

■ 胸痛があるときとないときの心電図でST変化がないことのみでは，虚血性心臓発作を否定しない.

■ 高感度トロポニンを含む心筋マーカーは，虚血性心臓発作の発症早期では異常値をとらないことがあることを知っている.

□ NSTEACSの0h/1h, 0h/2hアルゴリズムの概念を知っている.

■ 高感度トロポニンは，基準値以下の低値でも時間変化を考慮して解釈する.

Challenge Case

患者：35歳　男性

現病歴：2日前に胸痛で受診した．この時には，虚血性心臓発作の可能性は低いと判断されて帰宅した．本日午前1:00頃，就眠中に強い胸痛を自覚して起床．救急車を要請して受診した．救急外来到着時刻午前1:35，到着時の胸痛10段階で5程度の強さ（以後，疼痛を10段階で5/10等と表記）．喫煙30本/日×10年以上.

既往歴：高血圧，心電図異常

身体所見：身長173cm, 体重104kg, 血圧118/80 mmHg, 脈拍62回/分, 呼吸数15回/分, 体温36.5℃, 頸静脈怒張なし，心音整，心雑音認めず．肺野の聴診でも異常は認めなかった．浮腫なし.

受診時血液検査,（　）内は施設の基準値.

Na 138 (138-145)mEq/L，K 3.49 (3.6-4,8)mEq/L，Cl 104 (101-108)mEq/L，血中尿素窒素 20.0 (8-20)mg/dL，クレアチニン 1.06 (0.65-1.07)mg/dL，CK 230 (59-248)IU/L，CK-MB 5 (5以下)ng/mL，AST30 (13-30) IU/L，ALT58 (10-42) IU/L，LD211 (124-222) IU/L，高感度トロポニンI 16 (男性<34, 女性<19)ng/L，白血球数 9.0(3.3-8.6) × 10^3/μL

Tutorial

■ 循環器外来受診時

指導医 M：心電図はすぐにとれたのですか？

総合診療医 G：はい，胸痛はおさまりつつあったのですが，まだ残っていて，5/10 くらいでした．心電図の ST 変化はなかったのですが，ニトログリセリンを舌下後 2，3 分で完全に胸痛が消失しています．

M：そうですか．ところで以前，心電図異常で循環器内科の外来を受診しているのですね．

G：はい，2 年前ですから 33 歳の頃ですが，このときには冠動脈 CT を撮っていて，有意な狭窄は認めなかったそうです．

M：詳しく教えてください．

■ 心電図と CT 所見

G：そのときのカルテ記載によると，毎年職場の検診を受けていて，高血圧を指摘されていたのですが，精査・治療はしていませんでした．脂質異常症や糖尿病は指摘されていないようです．安静・労作に関係なく正中胸部，胸骨裏あたりの圧迫感を自覚していたそうで，持続は 5 分程度，ひどいときは呼吸が苦しく感じたようです．検診で心電図異常を指摘されたのを機に，循環器外来を受診しています．このとき指摘された心電図異常は，III 誘導と aVF 誘導の Q 波だったようです（**Box 1a**）．心エコーで左心室の収縮に異常はなく，陳旧性心筋梗塞を疑う所見はなかったようです．ただし，左室肥大があって高血圧の影響と考えられています．虚血性心臓発作の可能性を考えて冠動脈 CT を撮影されましたが，冠動脈に有意な狭窄はないとされています（**Box 1b**）．二次性高血圧の検査もされていますが，異常はなかったようです．冠攣縮性狭心症の可能性もあるということで，降圧薬としてカルシウム拮抗薬を処方されています．以後，かかりつけ医を定期受診しています．

■ 2 日前心電図と今回心電図

M：そのときの心電図と 2 日前の心電図，それと今回の心電図で比較してみましたか．

G：はい，ST 変化はありませんでした（**Box 2**）．

M：心筋マーカーはどうでしたか．

G：はい，2日前の血液検査では高感度トロポニンIが8ng/L，今回も受診して間もなく採血していて16ng/Lで正常範囲です．若い方で，2年前とはいえ冠動脈CTで有意狭窄はなかった方です．以上のことから，虚血性心臓発作の可能性は低いと思います．

M：2日前に救急受診したときは，どのような症状でしたか．

G：最近は，仕事で荷物の積み下ろしをしているときなど，労作時に胸部圧迫感を自覚することが多かったようです．2日前もやはり荷物の積み下ろしをしていて胸部圧迫感を自覚したようです．ただ，持続時間は2，3分だったということで，この時には胸痛があるときの心電図はとれませんでした．

Box 1　2年前の心電図と冠動脈CT

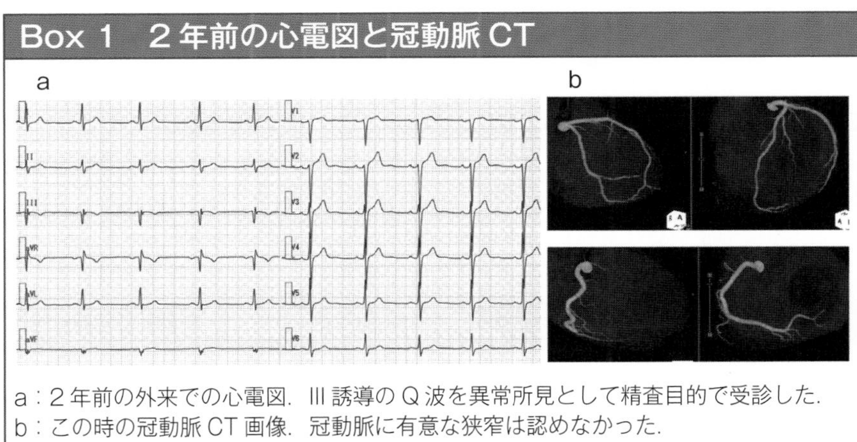

a：2年前の外来での心電図．III誘導のQ波を異常所見として精査目的で受診した．
b：この時の冠動脈CT画像．冠動脈に有意な狭窄は認めなかった．

Box 2　2日前と今回受診時の心電図

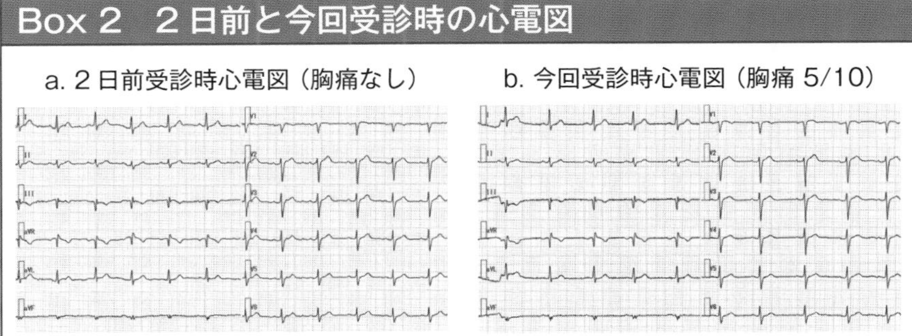

a：2日前に救急受診した際の心電図．この時に胸痛はなく，有意なST変化はない．
b：今回受診時の心電図．胸痛を5/10程度認めていたが，2日前の心電図と比べて有意な変化はない．

M：若年者といってもリスクファクターがあって，症状は虚血性心臓発作に特徴的です．HEART スコア（**Glossary 1**, 2）[1] は，病歴が２点，リスクファクターは喫煙，高血圧，肥満の３つですから２点なので，心電図変化とトロポニンは０点でも合計４点で中リスクです．それに，症状が出現してから 30 分程度で受診していますね．受診後間もなく採血したのであれば，心筋虚血があったとしてもこの時期には心筋マーカーは上昇しないことがあります．すぐに帰宅させるべきではありませんね．

G：それでは，時間が経ってから心筋マーカーを再度提出して，上昇するか確認します．

M：心電図モニターの装着を忘れないでください．症状があれば，すぐにコールするように患者に伝えてください．

■ 約１時間後，受診２時間後の心電図所見

G：M 先生，あの後も患者は２回ほど 4/10 ～ 10/10 の胸痛を訴えました．すぐに心電図をとっています．また，ニトログリセリンを舌下して，症状が治まったところでもう一度心電図をとって ST 変化がないかをみていますが，変化ありませんでした（**Box 3**）．

Box 3　受診１時間後，２時間後の心電図所見

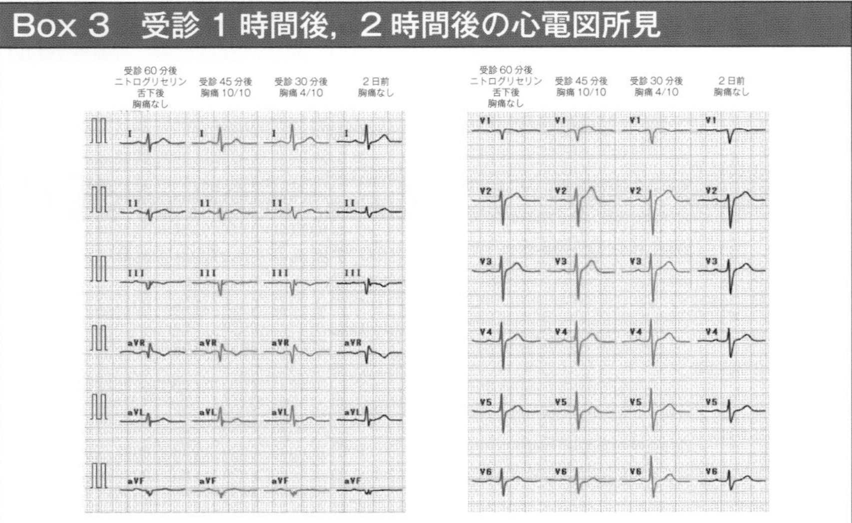

２日前，および今回受診時の心電図を胸痛の有無，時間経過で比較．虚血を示唆する明らかな ST 変化は認めなかった．

M：心筋マーカーはどうですか．

G：ちょうど先ほど結果が出たところです．受診時の採血から1時間ほど経過したところでの採血です．高感度トロポニンは17ng/Lで受診時とほとんど変わりません．やはり，虚血性心臓発作ではないと思います．検査結果を待っている間に，胸部X線，胸部CTもとりましたが，気胸や大動脈解離を疑う所見はありませんでした．

M：高感度トロポニンは受診時点，つまり発症から30分と，受診後1時間，つまり発症から1時間30分の2回ですね．まだ感度は低いと思います．高感度トロポニンは感度を考えて解釈するべきです．虚血性心臓発作の場合は，見逃して帰宅させると突然死などの重大な結果につながりかねませんから，スクリーニングとして用いるのであれば十分に感度が高いといえる時間に測った結果を採用するべきです．ESCのアルゴリズムでも発症から3時間以上経過してからの高感度トロポニンが推奨されていますし（**Short Lecture** 参照）[2]，16～17ng/Lという値も低値とはいえません．心電図モニターを装着して，もう少し経過観察しましょう．

■ 再度胸痛を訴えたときの心電図所見

G：M先生，また強い胸痛を訴えたので心電図をとると，今度は胸部誘導のST上昇が顕著です（午前3:33，**Box 4a**）．

Box 4

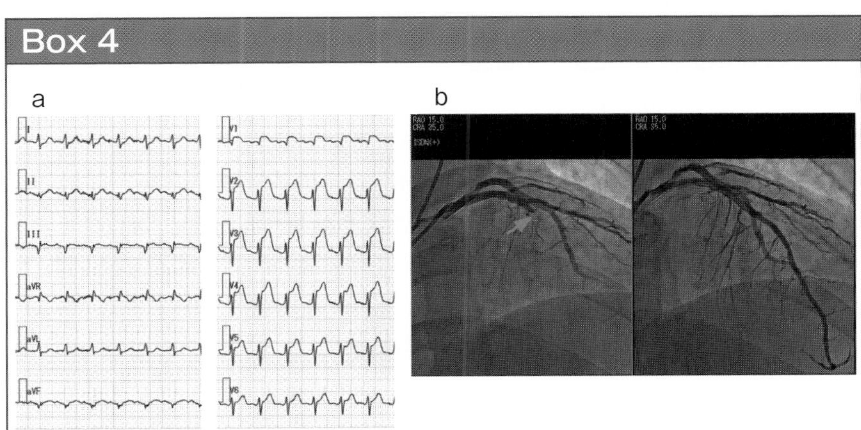

a：ST上昇を伴う胸痛が出現．緊急冠動脈造影検査を施行することになった．
b. 左：緊急冠動脈造影の結果左冠動脈中間部に完全閉塞を認めた（青矢印）．
b. 右：冠動脈ステント留置術後．

M：ST 上昇型急性冠症候群ですね．すぐに循環器科の先生をコールしてください．

High-value Care & Low-value Care

■ 高価値な医療：

- 胸痛患者の診断では，病歴，危険因子が虚血性心臓発作に特徴的であれば，時間をかけて観察し，胸痛が出現すれば繰り返し心電図をとるのが高価値な医療．
- 見逃すと重大な結果につながる疾患では，除外するには感度の高い検査を採用するのが高価値な医療．
- 検査の特性を理解して，発症からの時間を考慮するのが高価値な医療．

■ 低価値な医療：

- 胸痛患者で発症からの時間を考慮せず，心電図変化の有無と心筋マーカーが基準値以下であることのみをもって虚血性心臓発作を除外するのは，低価値な医療．

Glossary

■ 1）HEART score（Box 5）

胸痛を主訴に救急外来を受診して心電図で ST 上昇を認めない患者で，Major Adverse Cardiac Event(MACE) のリスクを評価するためのスコア[1)]．病歴 History，心電図変化 ECG，年齢 Age，危険因子 Risk factors，トロポニン Troponin を各３段階でスコア化する．MACE は急性心筋梗塞，経皮的カテーテルインターベンションの施行，大動脈 - 冠動脈バイパス手術の施行，死亡である．

- **病歴；**非常に疑わしい Highly suspicious は，正中または左胸部で，圧迫感や絞扼感，労作で増悪，嘔気や嘔吐，冷や汗を伴う，ニトログリセリンで寛解する．あまり疑わしくない Slightly suspicious は，指でさせるなど限局性の痛み，鋭い痛み．その中間がある程度疑わしい Moderately suspicious.
- **心電図変化；**有意な ST 低下，非特異的な再分極異常，正常の３段階．

・ **年齢；**65 歳以上，45 歳を超え 65 歳未満，45 歳以下の 3 段階．
・ 危険因子　治療中の糖尿病，喫煙者（90 日未満の禁煙を含む），診断されたまたは治療中の高血圧，診断された高コレステロール血症，冠動脈疾患の家族歴，肥満（BMI>30），動脈硬化疾患の病歴（冠血行再建，心筋梗塞，脳卒中，末梢動脈疾患）．
・ トロポニン　トロポニン T または I を受診時に測定して，正常上限の 3 倍以上，1 ～ 3 倍未満，正常範囲の 3 段階．

これらのスコアを合計して，3 点以下の場合 6 週間以内の MACE は 1.7%，4 ～ 6 点では 16.6%，7 ～ 10 点の場合は 50.1% であった．しかし，このスコアではトロポニン値について発症からの時間が考慮されておらず，後述するような時間変化も考慮されない．

Box 5 HEART score；文献 1) より引用，筆者訳

病歴 History	非常に疑わしい Highly suspicious	2
	ある程度疑わしい Moderately suspicious	1
	あまり疑わしくない Slightly suspicious	0
心電図 ECG	有意な ST 低下 Significant ST-depression	2
	非特異的再分極異常 Non specific repolarization disturbance	1
	正常 Normal	0
年齢 Age	>=65 歳	2
	45-65 歳	1
	<=45 歳	0
危険因子 Risk factors	>=3 つ以上の危険因子か動脈硬化疾患の病歴 >=3 risk facotors or history of atherosclerotic disease	2
	1 または 2 つの危険因子 1 or 2 risk factors	1
	危険因子が確認されていない No risk factors known	0
トロポニン Troponin	>= 正常上限の 3 倍 >=3x normal limit	2
	正常上限の 1-3 倍 1-3x normal limit	1
	<= 正常上限 <= normal limit	0
		合計

■ 2）Simplified HEART score と HEART-GP score

Harskamp ら[3]は，トロポニンが測定できない施設でもリスク評価ができるように，HEART score からトロポニンを省いた Simplified HEART score と，トロポニンの代わりに General Physician(GP) の "勘" を取り入れた HEART-GP score を検証した．GP の勘は Sense of alarm と呼ばれ，「直ちに救急システムを稼働させるか，緊急対応施設へ紹介するべきだと考える」のが High sense of alarm,「緊急ではない，または電話で専門家にコンサルトするべき」なのが Moderate sense of alarm,「診療時間帯に自分でフォローアップするか，フォローアップも不要」なのは Low sense of alarm として，各 2，1，0 点を割り当て，トロポニンの代わりに用いた．これによると，Simplified HEART score>=3，HEART-GP score>=4 を MACE の予測指標とした場合の陰性適中率は 99%(95th CI 98-100) であり，これ未満の場合には MACE の可能性が低いといえる．

Challenge Case では，HEART score が 4 点，Simplified HEART score も 4 点，HEART-GP score は少なくとも 5 点以上である．高感度トロポニンが基準値以下かどうかによらず，臨床情報で判断するのが適切であるのは興味深い．

Short Lecture

「高感度トロポニンと European Society of Cardiology(ESC) 0h/1h アルゴリズム」

■ 1. 高感度トロポニン T, I (Box 6) [2)]

通常のトロポニン定量検査の検出限界以下の低い値でも正確に定量できるのが高感度トロポニン定量検査である．これにより，基準値を低く設定することができる．測定キットのメーカーによって基準値は異なるが，多くの場合一般人口で測定した 99 パーセンタイル値を基準値に採用している．重要なことは，高感度トロポニンの利点は低濃度でも定量でき，99 パーセンタイル以下の範囲で，どういう値をとっているかを観察することが可能なので，ごく小さな心筋障害でも検出できるということである．これを利用して，後述する ESC のアルゴリズムでは時間変化を評価している．

心筋トロポニンにはTとIがあり，心筋特異性が高いのはTよりもIの方だといわれているが，ACS患者では，高感度トロポニンTとIは強い相関があるので[4]，どちらでなければいけないということはない．

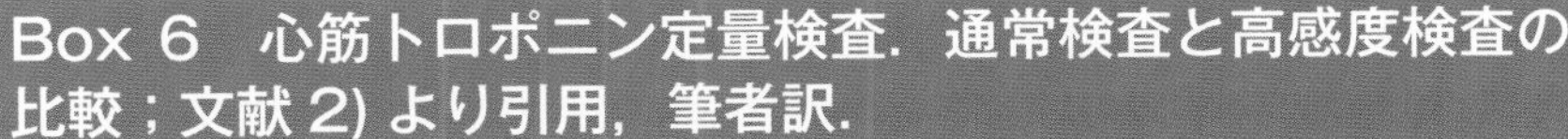

Box 6　心筋トロポニン定量検査．通常検査と高感度検査の比較；文献 2) より引用，筆者訳．

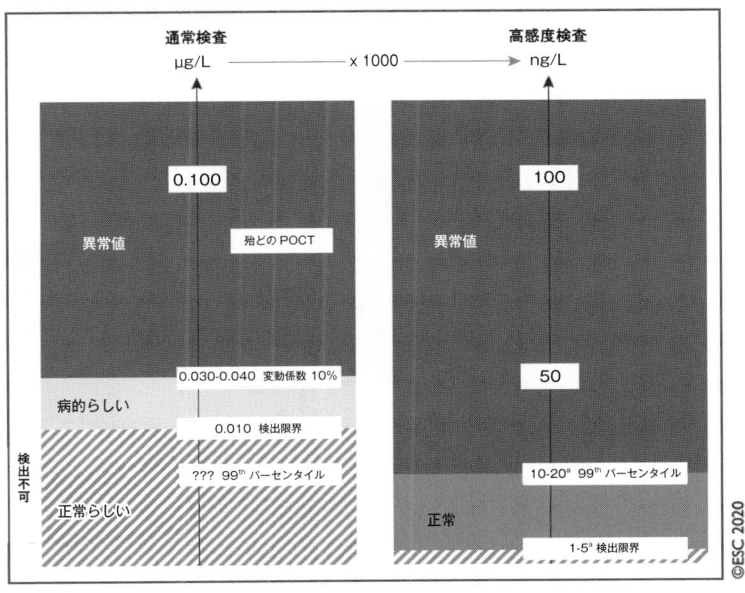

POCT; Point of Care Test 臨床現場即時検査，a 高感度トロポニン定量は多くの場合 1 ～ 5ng/L が検出限界で，検査によって幅がある．同様に，高感度トロポニンの 99th パーセンタイル値も，主に 10 ～ 20ng/L の間で幅がある．ESC：European Society of Cardiology 2020 より引用

■ 2.ESC の NSTEMI ガイドライン[2)] によるアルゴリズム（Box 7 参照）

胸痛で虚血性心臓発作を疑うが，非ST上昇型で安定している患者について，高感度トロポニンを測定してリスクを層別化するアルゴリズム．高感度トロポニンを受診時(0h)，1時間後（1h）に測定し，その値に応じて心筋梗塞を除外したり，MACEのリスクを評価したりする．注意すべき点は，

1). 高感度トロポニンの値は，メーカー推奨の基準値（多くは99パーセンタイル値）ではなく，**Box 8** に基づいて判断する．

2). 0h の高感度トロポニンが very low でも，胸痛発症から 3 時間を超えた時点での採血でなければ，心筋梗塞を除外しない．

3). 1h の値も絶対値で評価するのではなく，0h からの変化がどれだけあったか（**Box 8** の Δ 1h）で評価する．

Box 7　European Society of Cardiology の 0h/1h アルゴリズム．文献 2) より引用，筆者訳．

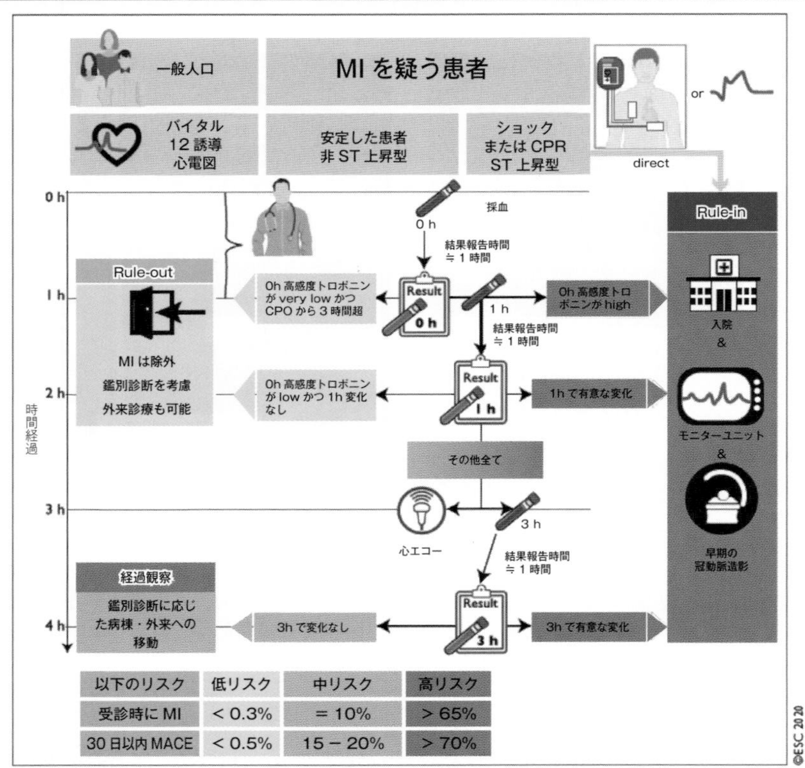

以下のリスク	低リスク	中リスク	高リスク
受診時に MI	< 0.3%	= 10%	> 65%
30 日以内 MACE	< 0.5%	15 − 20%	> 70%

受診 0h と 1h は採血時間を表す．結果報告時間は，採血してから医師に結果が報告されるまでの時間．これは通常，中央検査で自動検査機器を用いると 1 時間程度である．この時間には，検体を検査室まで運んでプローベをスキャンしたり，遠心分離したり，血清を配置，分析，電子カルテや情報伝達装置へ入力される時間も含まれる．結果報告時間は，自動検査機器を用いる限り，通常検査と高感度検査とで同じである．施設での，採血してから結果報告までの時間が高感度トロポニンに基づく臨床判断の最短時間を決める，例えば施設の検査報告時間が 1 時間であれば，0h から判断までの時間は 1 時間である．1h の採血で判断する場合は，2h(1h+1h) である．CPO=chest pain onset，胸痛発症，CPR=Cardiopulmonary resuscitation，心肺蘇生；ECG=Electrocardiogram，心電図，hs-cTn=high-sensitivity cardiac troponin，高感度トロポニン，MACE=Major Adverse Cardiovascular Events，主要有害心血管イベント，MI=Myocardial Infarction，心筋梗塞
ESC：European Society of Cardiology 2020 より引用

Challenge Case をこのアルゴリズムにのせてみる．当該施設の高感度トロポニンは Abbott 社の製品で，受診時 0h の高感度トロポニンは 16ng/L で基準値以下である．しかし，**Box 8** に従えば High ではないものの（High であれば即入院），Very low ではないし，胸痛発症から 3 時間を超えていないので，心筋梗塞を否定せず，Low risk でもない．0h の結果が報告されたのがちょうど 1 時間後だったので，この結果を受けてもう一度採血し，1h 高感度トロポニンを測定した．その結果は，更に 1 時間後に報告された．**Box 8** に従えば，この値が 6ng/L 以上上昇していればアルゴリズムにより高リスクで入院だが，実際は 17ng/L で，Δ 1h は 17-16=1ng/L<2ng/L (No 1h Δ) と有意な変化ではない．しかし，0h の高感度トロポニンは low ではないので，まだ心筋梗塞を除外せず Low risk でもない．したがって，「その他全て」として受診後 3 時間（1h の結果報告から 1 時間後に採血）の高感度トロポニンや心エコーを評価することになる．Challenge Case では，これを待っている間に胸痛とともに心電図で ST 上昇が出現した（受診のきっかけとなった胸痛から 2 時間 30 分，受診から約 2 時間後）．緊急冠動脈造影が施行され，左冠動脈完全閉塞に対してステント留置術が施行された（**Box 4 b**）．

Box 8 ESC 0h/1h アルゴリズムでの高感度トロポニンカット・オフ値；文献 2) より引用．単位は ng/L.

0h/1h algorithm	Very Low	Low	No 1h Δ	High	1h Δ
hs-cTn T (Elecsys; Roche)	<5	<12	<3	≥ 52	≥ 5
hs-cTn I (Architect; Abbott)	<4	<5	<2	≥ 64	≥ 6
hs-cTn I (Centraur; Siemens)	<3	<6	<3	≥ 120	≥ 12
hs-cTn I (Access; Beckman Coulter)	<4	<5	<4	≥ 50	≥ 15
hs-cTn I (Clarity; Singulex)	<1	<2	<1	≥ 30	≥ 6
hs-cTn I (Vitros; Clinical Diagnostics)	<1	<2	<1	≥ 40	≥ 4
hs-cTn I (Pathfast; LSI Medience)	<3	<4	<3	≥ 90	≥ 20
hs-cTn I (TraigeTrue; Quidel)	<4	<5	<3	≥ 60	≥ 8
0h/2h algorithm	**Very Low**	**Low**	**No 2h Δ**	**High**	**2h Δ**
hs-cTn T (Elecsys; Roche)	<5	<14	<4	≥ 52	≥ 10
hs-cTn I (Architect; Abbott)	<4	<6	<2	≥ 64	≥ 15
hs-cTn I (Centraur; Siemens)	<3	<8	<7	≥ 120	≥ 20
hs-cTn I (Access; Beckman Coulter)	<4	<5	<5	≥ 50	≥ 20
hs-cTn I (Clarity; Singulex)	<1	TBD	TBD	≥ 30	TBD
hs-cTn I (Vitros; Clinical Diagnostics)	<1	TBD	TBD	≥ 40	TBD
hs-cTn I (Pathfast; LSI Medience)	<3	TBD	TBD	≥ 90	TBD
hs-cTn I (TraigeTrue; Quidel)	<4	TBD	TBD	≥ 60	TBD

これらのカット・オフ値は，年齢や腎機能に無関係である．75 歳以上と腎機能障害患者で適切なカット・オフ値が調べられたが，この汎用カット・オフ値と比べて安全と効果をバランス良く与えるものはなかった．hs-cTn=high-sensitivity cardiac troponin 高感度トロポニン , TBD= to be determined 別途判断

Recommendations

□ 胸痛を主訴に救急受診した患者の臨床情報を評価するのに，HEART score のように，現病歴，心電図，年齢，リスク因子と系統立てるのは有用である．

□ 心筋トロポニンが測定できない場合でも，臨床情報や場合によっては General Physician の勘による判断が有用な場合もある．

□ 高感度トロポニンが有効なのは，基準値（99 パーセンタイル）以下のような低値でも定量できる点であり，ESC のアルゴリズムのように時間変化も考慮して判断するべきである．

References

1) Backus BE, Six AJ, Kelder JC, et al. Chest pain in the emergency room. Critical Pathways Cardiol J Evidence-based Medicine. 2010; 9(3):164-9.

2) Collet J-P, Thiele H, Barbato E, et al. 2020 ESC Guidelines for the management of acute coronary syndromes in patients presenting without persistent ST-segment elevationThe Task Force for the management of acute coronary syndromes in patients presenting without persistent ST-segment elevation of the European Society of Cardiology (ESC). European Heart Journal. 2020; 42(14):ehaa575.

3) Harskamp RE, Kleton M, Smits IH, et al. Performance of a simplified HEART score and HEART-GP score for evaluating chest pain in urgent primary care. Neth Heart J. 2021: 1-8.

4) Linden Nvd, Wildi K, Twerenbold R, et al. Combining High-Sensitivity Cardiac Troponin I and Cardiac Troponin T in the early diagnosis of acute myocardial infarction. Circulation. 2018; 138(10): 989-99.

4 心不全の存在を示唆する身体所見をとる

― 典型的な慢性心不全増悪の身体所見 ―

Learning Objectives

□ 心不全の存在を示唆する身体所見をとることができる

- ■ 頸静脈波を診ることができる
- ■ III 音を聴取することができる
- ■ 下腿浮腫の成因を推測することができる
- ■ 心音を聴取して収縮期雑音があったら，頸動脈波の診察をして大動脈弁狭窄の存在を推測することができる

Challenge Case

患者：92 歳女性
主訴：胸部不快感，食思不振
現病歴：前日までは特に普段と変わりなく過ごしていた．今日の明け方，胸部不快感で目が覚め，トイレへ行って排尿すると胸部不快感は改善した．しかし，食思不振があるので救急外来を受診した．
既往歴：特記事項なし．
身体所見：意識清明，血圧 130/60 mmHg, 脈拍 70 回 / 分，呼吸数 16 回 / 分，体温 36.2℃，
全身の印象：重篤感はない

Tutorial

指導医 M：今日のカンファレンスは，胸部不快感と食思不振を主訴に受診されたケースです．どのように考えていきますか？

■ 救急外来受診時

総合診療医 G：救急外来ですね．とりあえず胸部 X 線と血液検査を出します．

M：いやいや，そんなに急がないといけないような状況ではないので，どういう病態を考えて，何をみたいからその検査を出すのかを考えながらいきましょう．今回は身体所見からアプローチしましょう．どういうところに注目しますか．

G：頭頸部の診察ですが，眼瞼結膜，眼球結膜の色調や，内頚静脈の怒張があるかどうかをみると習いました．

M：結膜の色調に異常はありませんでした．内頚静脈の怒張はどうやって判断しますか．

G：具体的な方法は・・・分かりません．

M：上半身を45度の角度に上げた状態で，内頚静脈拍動の最高点をみます．胸骨角からの高さで表現します．その方法で8cmありました．

G：それなら怒張ありです．うっ血があると思います．肺野の聴診と心音はどうでしょうか．

M：呼吸音は左右差なく，喘鳴もラ音も聴取しませんでした．心音では，なにに注目しますか．

G：心雑音です．雑音がある場合は収縮期なのか拡張期なのか，どこで最も大きくきこえるか，それからIII音とIV音の有無も注意します．

M：胸骨左縁第3肋間に最強点を有するmiddle～high pitchの収縮期雑音III度を聴取しました．III音とIV音も聴取しました．

G：下肢の浮腫はどうでしょうか．

M：その前に，収縮期雑音を聴いたら頸動脈を触診(**Glossary 1**,2)しましょう．上行脚がゆっくりと立ち上がる，いわゆるanacrotic pulseを触知しました．また，下腿浮腫を認めます．下腿浮腫の種類を知っていますか．

G：Pitting edema(**Glossary 3**)とnon pitting edemaでしょうか．

M：Pitting edemaにもfast pitting edemaとslow pitting edemaがあります．静脈圧上昇による浮腫を示唆するのは，slow pitting edemaです．

■ 身体所見のまとめ

M：では，この方の身体所見をまとめてみます（**Box 1**）．この身体所見から示唆されるのは，どういう病態ですか．

G：頸静脈怒張や，下腿のslow pitting edema，III音を聴取することからうっ血性心不全を疑います．収縮期雑音と頸動脈の触診から大動脈弁狭窄症の存在を考えます．

M：病歴もそれで矛盾しませんか．

G：はい，高齢者では症状が典型的でない場合もありますし，心不全でも徐々に進行してくると自覚症状が軽いこともあります．胸部不快が夜間に出現して，トイレで排尿後に軽快したのは発作性夜間呼吸困難と同じことが起こっていたのかも知れません.

M：この後はどうしますか.

G：検査を出します.

M：どういう検査を出すか，理由も教えてください.

G：胸部X線で肺うっ血や胸水の有無を確認します．心エコーで弁膜症の存在を確認して，心機能を調べます．血液検査では，うっ血の原因となりうる腎機能障害の有無をみるためにBUNとクレアチニン，心不全の指標であるBNP，心不全を増悪させる貧血の有無などに注目します.

M：Stevenson-Nohriaの分類（**Glossary 4**）は知っていますか.

G：この方はWet and Warmに相当すると思います.

M：治療はどうしますか.

G：Wetなので治療は利尿剤を使います．Warmで血圧があまり高くないので，降圧薬は必要ないかもしれません.

M：大動脈弁狭窄がある場合は，血管拡張作用のある降圧薬を使用するのは要注意です．血圧が下がりすぎることがありますから．身体所見は治療で気をつけるべきことも教えてくれます.

Box 1 症例の身体所見のまとめ

意識清明，血圧130/60 mmHg，脈拍70回/分，呼吸数16回/分，体温36.2℃，
全身の印象；重篤感はない
頸部；内頸静脈怒張（+），胸骨角上8cm
頸動脈触診；Anacrotic pulse, small volume
胸部；胸壁運動に異常なし.
　Point of Maximal Impulse　左鎖骨中線から3cm左方，第5肋間，tapping.
　心音；整，期外収縮（+）
　胸骨左縁第3肋間に最強点を有するmiddle～high pitchの収縮期雑音III/VI
　　S1 →，S2 →，S3(+)，S4(+)
　呼吸音；左右差なし，喘鳴なし，ラ音なし
四肢；冷感なし．前頸骨部にslow pitting edema(+)

High-value Care & Low-value Care

■ 高価値な医療：

・身体所見から血管内血液量，心臓弁膜症の存在等を推測して心不全の病態を把握する．これが病歴を説明するのにも矛盾しないことを確かめ，推論を裏付けるために，あるいは治療に結びつけるために必要な検査を出すのが高価値な医療．

■ 低価値な医療：

・とりあえず検査を出して，異常値から診断しようとするのは低価値な医療．

Glossary

■ 1）頸静脈の視診

左内頸静脈が屈曲して上大静脈と合流するのに対し，右内頸静脈はまっすぐに上大静脈へ移行して右房へ流入するので，内頸静脈を診るときは右内頸静脈を診る．患者の上半身を45度の半座位にして，内頸静脈拍動の最高点を診る．

総頸動脈拍動との違いは，解剖学的な走行の違いに加えて，拍動の違いにも注目する．総頸動脈は動脈なので，外向きに速く拍動するのに対し，内頸静脈は内向きに速く拍動する．

■ 2）頸動脈の触診

収縮期雑音を聴取したら，内頸動脈を触診する習慣をつけることを勧める．脈の立ち上がり，脈のvolume，指に伝わる“tap”の感覚に注意する．高度な大動脈弁狭窄では，立ち上がりが緩い“anacrotic pulse”，volumeが小さく，tapが正常よりもやや長い“sustained tap”になる．この違いは普段正常な頸動脈の触診をしていると気づかれる．高度な大動脈弁狭窄が疑われるときは，血管拡張作用がある薬剤の使用は注意する．

■ 3）Slow-pitting edemaとfast-pitting edema

前頸骨部を指で圧したときに圧痕ができる場合，pitting edemaと呼ぶ．圧痕が戻るまでの時間をpit recovery timeといい，これが40秒以上の場合をslow pitting edema，40 秒未満の場合を fast pitting edema という．前者は静脈圧の上昇による場合が多く，後者は低アルブミン血症がある場合に多いとされる（**Box 2**）[1]．

Box 2 Pit recovery time と血清アルブミン値の関係（文献 1 より引用・筆者訳）

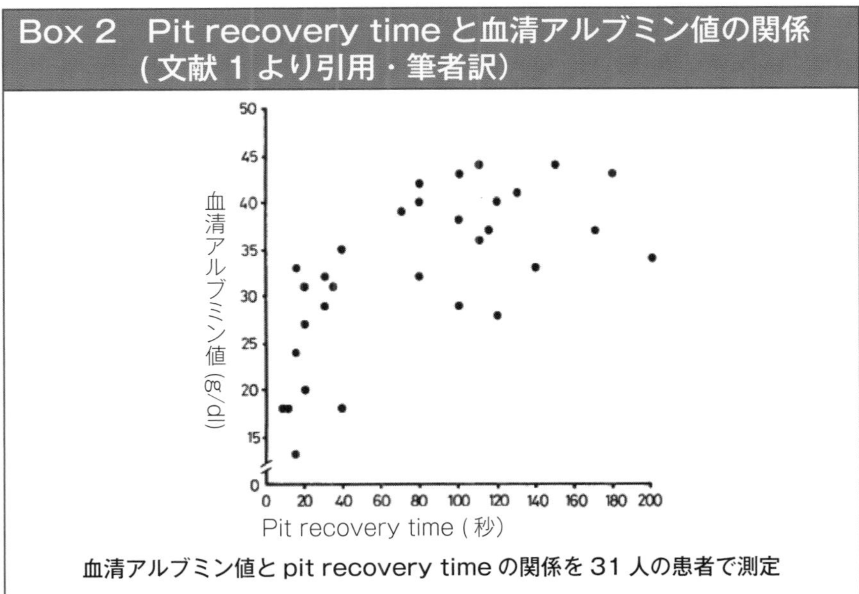

血清アルブミン値と pit recovery time の関係を 31 人の患者で測定

アクリル製の直径 45mm のディスクをテフロンで裏打ちし，直径 15mm の空のシリンジをつけて，半座位にした患者の頸骨下 1/3 のところを，深さ 5mm 沈むように 10 秒間押さえる．圧迫を外す際にエラスティックリコイルの影響があるので，2 秒待ってからノギスで圧痕が消失するまでの時間を測った．Pit recovery time が 40 秒未満であれば，低アルブミン血症である患者が多かった，としている．

■ 4）Stevenson-Nohria の心不全の分類

1976 年 Forrester らが肺動脈カテーテルを用いて心拍出量と肺動脈楔入圧を測定することで，急性心筋梗塞患者を予後の異なる 4 つのクラスに分けられることを報告した（Forrester の分類）．これは心拍出量と肺動脈楔入圧が，それぞれ末梢組織循環，静脈静水圧を反映しているためである．心不全でも末梢循環が障害され静水圧が上昇することから，2003 年に Stevenson と Nohria が身体所見で末梢循環不全と静水圧上昇を判断し (**Box 3**)，4 つのサブセットに分けられるとした[2]．これが Stevenson-Nohria の分類である（**Box 3**）．

Box 3 Forresterの分類とStevenson Nohriaの分類の対比

Forresterの分類

心係数 (L/min/m²)

心係数 \ 肺動脈楔入圧	<18	>18
>2.2	サブセットI（死亡率3%）	サブセットII（死亡率9%）
<2.2	サブセットIII（死亡率23%）	サブセットIV（死亡率51%）

境界: 心係数 2.2、肺動脈楔入圧 (mmHg) 18

Stevenson-Nohriaの分類

末梢循環 \ 鬱血	なし	あり
適切	warm-dry（参照）	warm-wet（ハザード比2.23）
不適切	cold-dry（ハザード比1.94）	cold-wet（ハザード比2.73）

Forresterは先端にバルーンがついたカテーテル（いわゆるスワン・ガンツカテーテル）を急性心筋梗塞患者の肺動脈に挿入して肺動脈楔入圧と心拍出量を測定し，うっ血と循環不全の有無によって4つのサブセットに分けた．この時，うっ血の有無と循環不全の有無を決めたのは，身体所見であり，各々肺動脈楔入圧18mmHg，心係数（心拍出量 / 体表面積）2.2L/min/m² が境界であった．これによって分けられた4つのサブセットには，死亡率の違いがあることを示した．Stevenson-Nohriaは，身体所見そのものからうっ血と循環不全の有無で心不全患者を4つに分類して，死亡または心移植になるハザード比に違いがあることを示した．Forresterの分類は急性心筋梗塞患者，すなわち急性心不全を対象にしているのに対して，Stevenson-Nohriaの分類は慢性心不全患者やその急性増悪にも利用される．循環不全のサインとしては，意識レベルの低下，血圧低下，皮膚の冷感が，うっ血のサインとしては肺野でのラ音の存在が両者に共通している．Stevenson-Nohriaはさらにうっ血の所見に頸静脈怒張，肝頸静脈逆流，末梢浮腫等を挙げている．

Short Lecture

左室充満圧の上昇を示唆する臨床所見（Box4）

■ 1. 既知の心不全・心筋梗塞・高血圧の存在

既知の心不全，心筋梗塞がある場合は当然心不全を起こしやすいといえる．高血圧がある場合も，高血圧性心疾患により心不全を起こすことがある．

■ 2. 起座呼吸と発作性夜間呼吸困難，労作時呼吸困難

通常血液は重力に従って分布する．立位や座位から臥位になると心臓への静脈還流が増えるが，心不全患者では肺うっ血が強くなり息苦しさが増悪するので起座位になろうとする．これを起座呼吸という．また臥位になってから数時間程度経つと，下肢の間質の水分が血管内に戻ってきて静脈還流量が増える．そのため，臥位になった直後ではなく，就寝後数時間の後に呼吸困難となり，夜間睡眠の途中で覚醒することがある．これを発作性夜間呼吸困難という．心不全の診断で，これらの特異度は比較的高いが，感度は労作時呼吸困難のほうが高い．

■ 3. 頸静脈怒張

頸静脈拍動の最高値に5cm（右心房から胸骨角までの高さ）を加えた値が中心静脈圧とおおむね等しくなると考えられている．中心静脈圧の正常上限値が3.5～9.5cmとすれば，頸静脈拍動の上限は4.5～5cmとすることができる．頸静脈怒張は右心房圧の上昇に特異度が高い所見である．

■ 4. III音の聴取

III音はII音の後で心室の急送充満期（拡張早期）に生じる音で，心室急速拡張がなんらかの機序で阻止されて生じるか，または心臓が収縮期に長軸を中心に回転した後で，拡張早期に反動が生じて心臓全体が振動するために生じるとされている[3]．低調で聴診器のベル部で聴く．その音は「おっかさん」と擬音される（おっ→I音，か→II音，さん→III音）．III音の感度は低いが，頸静脈怒張と同様特異度が高い所見である．（**Box 5**）

これらの所見の心不全に対する診断正確度を文献[4]より抜粋して**Box 5**に掲載する[4]．

Box 4　救急外来患者における病歴および身体診察所見の心不全に対する診断正確性のまとめ（文献4より　筆者抜粋）

所見			尤度比 (95%CI)	
	感度	特異度	陽性尤度比	陰性尤度比
病歴				
心不全	60%	90%	5.8(4.1-8.0)	0.45(0.38-0.53)
心筋梗塞	40%	87%	3.1(2.0-4.9)	0.69(0.58-0.82)
高血圧	60%	56%	1.4(1.1-1.7)	0.71(0.55-0.93)
症状				
発作性夜間呼吸困難	41%	84%	2.8(1.5-4.5)	0.70(0.54-0.91)
起座呼吸	50%	77%	2.2(1.2-3.9)	0.65(0.45-0.92)
労作時呼吸困難	84%	34%	1.3(1.2-1.4)	0.48(0.35-0.67)
身体診察所見				
頸静脈怒張	39%	92%	5.1(3.2-7.9)	0.66(0.57-0.77)
III音（心室充満ギャロップ）	13%	99%	11(4.9-25)	0.88(0.83-0.94)
下肢浮腫	50%	78%	2.3(1.5-3.7)	0.64(0.47-0.87)

筆者が臨床的に容易に得られて重要であると考え，かつ陽性尤度比が統計学的に有意な所見を抜粋した．

Box 5 症例の患者の心音図（Littmann 電子聴診器 Model 4100 と 3M Littmann sound analysis software による）

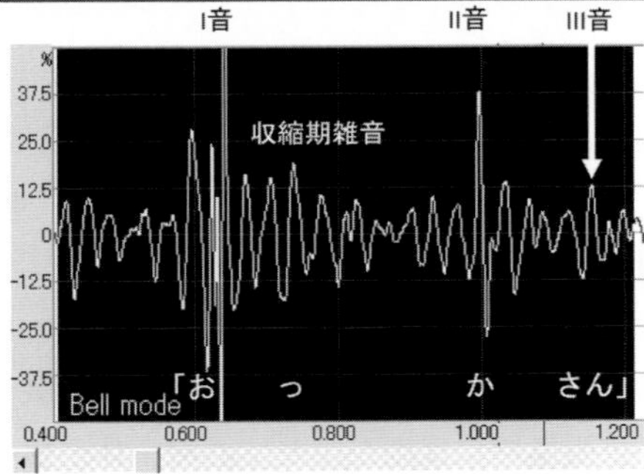

左鎖骨中線第４肋間で聴取．I 音，II 音に次いで低調の III 音を聴取した．III 音の成因については，Short Lecture 参照．

Recommendations

- □ 身体所見も疾患に対する感度，特異度，尤度比を知ることで検査前確率を見積もることができる
- □ これによって，診断を確定または否定し，あるいは治療のために必要な検査をオーダーするように心がける．

References

1) Henry JA, Altmann P. Assessment of hypoproteinaemic oedema: a simple physical sign. British Medical Journal. 1978;1(6117):890-1.

2) Nohria A, Tsang SW, Fang JC, et al. Clinical assessment identifies hemodynamic profiles that predict outcomes in patients admitted with heart failure. Journal of the American College of Cardiology. 2003; 41(10): 1797-804.

3) Constant J. 11. III 音．ベッドサイドの心臓病学（原書第３版）. 東京 : 南江堂, 1991. p. 239-56.

4) Charlie S. W JMF, Michael S,Edwin ,Najib T. 救急外来にいるこの呼吸困難の患者にうっ血性心不全はあるのか？ . Simel DL（編）． 論理的診察の技術 . 東京 : 日経 BP 社， 2010. p. 199-211.

5 バイタルサインや臨床所見から病態を考えて治療にあたる

— Flash Pulmonary Edema：いわゆる電撃性肺水腫 —

Learning Objectives

□ 急性非代償性心不全の初期治療では，バイタルサインや臨床所見から病態を考えて治療にあたる．
- ■ 急性非代償性心不全のクリニカルシナリオを理解している．
- ■ クリニカルシナリオに沿って治療を考えることができる．
- ■ 呼吸の評価は酸素療法と呼吸数も考慮して解釈することができる．

Challenge Case

患者：63 歳，男性
現病歴：いつもと変わりなく過ごしていたが，来院の 1 時間ほど前から息切れを自覚．自覚してから 10 分くらいの間に呼吸困難が強くなったため，救急車を要請した．
既往歴：特記事項なし．検診も受けていない．
身体所見：身長 173cm, 体重 90kg（自己申告），血圧：162/113mmHg，脈拍：138bpm，SpO_2：92%（酸素：リザーバーマスク使用），呼吸回数：36 回 / 分，体温 37.1℃．意識清明でかろうじて会話できるが，重篤感あり．

Tutorial

指導医 M：今日のカンファレンスは急激に進行する呼吸困難を主訴に受診されたケースです．どのように考えていきますか？

■ 救急外来受診時

総合診療医 G：重篤感があるので，処置をしながら考える必要があります．

M：そうですね．具体的にはどうしましょうか．

G：ABC なので・・．気道と呼吸，循環の評価をします．

M：会話ができますので，気道は開通しています．呼吸はどうでしょうか．

G：頻呼吸があり，SpO_2 が 92% ですので酸素が十分ではないと思います．酸素療法を更に強化します．非侵襲的陽圧換気(Non-Invasive Positive Pressure Ventilation, NPPV)(**Glossary 1**) はどうでしょうか．

M：呼吸数は重症度を測るのに重要な指標ですね．それでは，NPPV を準備することにしましょう．その間にどうしますか．

G：静脈ルートを確保しながら採血します．動脈血液ガス (Arterial Blood Gas, ABG) もみたいです．

M：それでは，ルートを確保しながら採血して，ABG も出しましょう．それから？

G：ポータブルの胸部 X 線をオーダーして，身体所見をとります．頸静脈の怒張はありますか？肺野の音，心音はどうでしょうか．

M：頸静脈は半座位で胸骨角から 5cm 以上，とかなり張っています．肺野では下肺野にラ音と喘鳴が呼気時にのみ聴取されます．心音は速く，整で III 音と IV 音も聴取します．

G：頸静脈の怒張があって，肺野のラ音・喘鳴，心音で III 音が聴取されますのでうっ血性心不全を疑います．

■ ABG とポータブル胸部 X 線の結果

M：先ほど採った ABG の結果と，ポータブル胸部 X 線の結果を示します (**Box 1**).

G：思った通り，胸部 X 線では強い肺うっ血を認めます．経過が急速ですから，いわゆる Flash pulmonary edema，電撃性肺水腫 (**Glossary 2**) の様相を呈しています．ABG では酸素リザーバーマスク 15L/min 投与，呼吸数 36 回 / 分でこの PaO_2，$PaCO_2$ ですから，呼吸補助は十分とはいえません．NPPV を急ぎたいところです．

M：酸素療法と呼吸数を考慮に入れて ABG を解釈するのは，良いことですね．薬物治療はどうしましょうか．

G：うっ血性心不全ですから，利尿剤を使います．

M：なかなか優秀ですが，本当にそれで良いでしょうか．治療のために他に必要な情報はありませんか．

G：・・・何でしょうか．・・・下腿浮腫はありますか．

M：下腿浮腫はありません．他に，バイタルサインにも注目してはどうですか．特に，心不全の場合は血圧に注目してください．

G：血圧は 162/113mmHg ですから，高いです．特に拡張期血圧が高いです．

M：そうですね．このような血圧の上昇の仕方は末梢血管抵抗の上昇によるものが多いです．

G：そうすると，血圧を下げた方が良いのですか．

Box 1 動脈血ガス分析結果と胸部 X 線

動脈血ガス分析結果

酸素リザーバーマスク，呼吸数 36 回 / 分

pH	7.189 L	緊
pCO_2	66.7 H	緊
pO_2	88.0	緊
HCO_3^-	24.4	緊

胸部 X 線

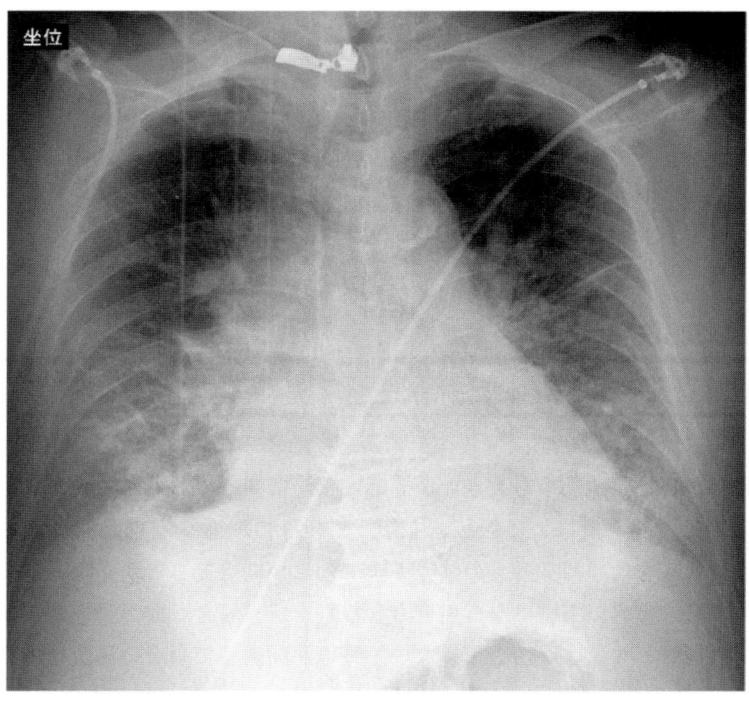

■ ADHF のクリニカルシナリオ

M：急性非代償性心不全 Acute Decompensated Heart Failure, ADHF のクリニカルシナリオというのがあります（**Box 2**）. 血圧や臨床所見から病態を想定して，初期治療に結びつけるものです．必ずしも，この通りにクリアカットに分けられない場合もありますが，参考になります．

High-value Care & Low-value Care

■ 高価値な医療：

- ADHF の初期治療では，バイタルサインや臨床所見から病態を想定して，薬物治療を開始するのが高価値な医療.
- 呼吸の評価を酸素飽和度や血液ガス分析の数字のみではなく，酸素療法や呼吸数も考慮に入れて解釈，対処するのが高価値な医療.

■ 低価値な医療：

- 心不全の治療＝利尿剤と決めつけるのは低価値な医療.
- 呼吸の評価を呼吸数や投与酸素濃度を参考にせず，酸素飽和度や血液ガス分析の数値だけから評価するのは，低価値な医療.

Glossary

■ 1）非侵襲的陽圧換気 Non Invasive Positive Pressure Ventilation, NPPV

NPPV は気管挿管せず，マスクを密着させることで陽圧換気を可能にする．取り扱いが容易で，効果も大きいが適応と禁忌は知っておく必要がある．適応になるのは，心不全による低酸素血症，COPD の増悪や喘息発作による高二酸化炭素血症をはじめ，多くの呼吸不全で効果が期待できるが，呼吸不全が重症で特に意識障害（不穏になる場合も含む）を伴う場合，血行動態が不安定な場合，外傷等でマスクが密着できない，気道が開通していない場合には不適応（禁忌）と考えた方が良い．また, NPPV を装着したら, 呼吸状態を厳重に観察・評価して改善の徴候がなければ気管挿管して侵襲的人工呼吸管理することを考慮する．この場合も，経皮酸素飽和度や血液ガス分析だけではなく，呼吸数も参考にする．呼吸状態の改善によって患者の呼吸困難感が軽減し，頻呼吸が是

Box 2　ADHF のクリニカルシナリオ

Clinical Scenario	収縮期血圧	臨床所見	治療
CS1	>140mmHg	急激に，突然症状出現	
		びまん性肺水腫が優位	血管拡張薬
		浮腫は軽微（血管容量は適正または低容量のことも）	硝酸薬
		左室充満圧の上昇があるが，左室駆出分画は正常のこともある．	ナトリウム利尿ペプチド
		末梢血管抵抗が病態に関与	
CS2	100-140mmHg	症状は体重のゆっくりとした増加とともに進行する	慢性的な体うっ血あれば，利尿剤
		全身の浮腫が優位	
		肺水腫は軽度	
		慢性的に左室充満圧が高い，体静脈圧も肺動脈圧も高い	
		他臓器の障害あり（腎障害・肝障害・貧血・低アルブミン血症）	
CS3	<100mmHg	急速または緩徐に症状が進行	
		低灌流の兆候が優位	体液過剰でなければ輸液
		全身浮腫も肺水腫も軽度	強心薬，
		左室充満圧の上昇あり	改善なければ肺動脈カテーテル
		二つのサブセットがある	血圧低下時は 100mmHg を目標に，
		組織低灌流が明らか，または心原性ショック	低灌流持続すれば血管収縮薬も
		組織低灌流も心原性ショックもない	
CS4		急性冠症候群＋急性心不全	カテーテル治療による血行再建
		心筋トロポニンの上昇のみでは，CS4 に分類せず	追加薬物療法（アスピリン，ヘパリン），IABP
CS5		急速または緩徐に症状が進行	容量負荷は避ける
		肺水腫はない	収縮期圧 >90mmHg で体うっ血あれば利尿剤
		右心機能不全	<90mmHg なら >100mmHg を目指して血管収縮薬
		体静脈のうっ血徴候	

正されるのを確認する．但し，意識障害により呼吸数が低下する場合は，逆に可及的速やかに気管挿管して侵襲的人工呼吸管理することが必要である．

■ 2）Flash pulmonary edema 電撃性肺水腫

Flash pulmonary edema，電撃性肺水腫というのは正式な病名ではない．突然といって良いほど急激に発症，増悪する急性肺水腫のことで，呼吸困難は強く，高度の低酸素血症や高二酸化炭素血症のために意識障害を呈することもある．肺うっ血は心臓の力に見合わない末梢血管抵抗の上昇によって引き起こされると考えられる．

Short Lecture

ADHF の初期治療

■ 1.ADHF のクリニカルシナリオ

Mebazaa らは 2008 年，ADHF の初期評価と治療の助けとして Clinical Scenario, CS による分類を提唱した[1]．これは最初の収縮期血圧と体うっ血（浮腫）の有無，呼吸困難の有無などから分類するものである（**Box 2**）．電撃性肺水腫と呼ばれるものは，このうちの CS1 に分類される．実際の臨床では，CS2 の臨床像（徐々に体重が増え，浮腫が出現してくる）で進行して，急に CS1 の様相を呈して（呼吸困難が出現，収縮期血圧の上昇）受診してくる場合のように，CS2+1 とでも呼べるような混合した病態もある．CS2+1 の場合は，酸素化の改善，血圧のコントロールに加えて利尿剤も有効で，治療も混合したものになる．CS は，欧州と米国の循環器，救急，集中治療のエキスパートらの提言で，RCT などに基づいた推奨ではないが有用であり，近年 Stevenson-Nohria の分類同様広く使われるようになった．

■ 2.ADHF の初期評価と治療

Mebazza らは，ADHF の患者の初期治療として以下を挙げている[1]．

・経皮酸素飽和度 SpO_2，血圧，体温などの非侵襲的モニタリング

・酸素投与

・適応があれば NPPV

・身体診察

・血液検査
・心電図，胸部 X 線
・心不全の診断が不確かな時は BNP か NT-pro BNP の測定

このうち，酸素化の評価と補助は重要で，呼吸困難を軽減することは交感神経の緊張を下げるためにも必要である．呼吸不全で胸部 X 線を撮影する場合は，ショックなどで臥位が必須な場合を除いて，可能な限り座位で撮影するのが良い．これは，肺うっ血の評価（座位，立位で上肺野の血管影が下肺野と同等以上であれば，肺うっ血の存在を示唆する．鑑別診断に有用），心・縦隔陰影の拡大を評価するためであり，また心不全に限らず，呼吸困難を訴える病態では臥位で横隔膜が持ち上がってしまうより，座位で下げた方が患者は楽に感じることが多い．

Recommendations

□ 急性非代償性心不全で呼吸不全を伴う場合は，更なる悪化を防ぐために呼吸補助と酸素化の改善を先行させることが重要である．
□ このとき，呼吸数も参考に重症度を評価するのを忘れてはならない．
□ 同時にクリニカルシナリオを意識して，利尿剤・血管拡張薬・強心薬の選択，輸液の要不要，急性冠症候群の有無などをチェックすることが高価値な医療につながる．

References

1) Mebazaa A, Gheorghiade M, Piña IL, et al. Practical recommendations for prehospital and early in-hospital management of patients presenting with acute heart failure syndromes. Critical Care Medicine. 2008 ; 36 (Suppl) : S129-S39.

6

診療ガイドラインのフローチャートに沿って，治療の基本を学ぶ

― 急性左心不全急性期治療の基本 ―

Learning Objectives

□ 診療ガイドラインのフローチャートに沿って，急性左心不全の治療の基本を述べることができる．

- ■ 急性左心不全の初期治療，特に酸素化の改善，人工呼吸の重要性について，酸素需給バランスの観点から述べることができる．
- ■ 急性左心不全の原因となる心疾患，増悪因子の検索について述べることができる．
- ■ 急性左心不全治療での，治療効果の評価の重要性を述べることができる．

Challenge Case

患者：63 歳　男性

現病歴： 本日定期外来受診予定であった．診察前に心エコー図を撮ろうとしたところ，急に呼吸困難を訴えたため車いすで救急外来へ移送された．

既往歴：高血圧，糖尿病，陳旧性心筋梗塞

身体所見：身長 160cm, 体重 約 65kg, 血圧 204/103mmHg, 脈拍 140 回 / 分 , 呼吸数 40 回 / 分 , SpO_2 84%, 頸静脈怒張あり，両側肺野に喘鳴・ラ音あり，前脛骨浮腫なし．

Tutorial

指導医 M：呼吸困難を主訴に受診されたケースです．どのように対処しますか？

■ 救急外来受診時

総合診療医 G：Case5 で学習した電撃性肺水腫，CS1 の心不全を疑います．まず，ABC を補助する必要があると思います．

M：いいですね．この患者さんの経過を，日本循環器学会のガイドライン[1]にあるフローチャートに沿ってみていきます（**Box 1**）．

G：呼吸数や SpO_2 をみると重症呼吸不全を呈しているので，すぐに酸素を投与します．

M：マスク 10L/min 投与しましたが，症状は改善しません．次はどうしますか．

G：NPPV を装着，血管拡張薬も開始するべきだと思います．

M：受診後 8 分で NPPV が準備できましたので，これを装着して，ニトログリセリンを 4mg/h で持続投与しました．その後 9 分，つまり受診から 17 分後のバイタルサインは，血圧 205/122mmHg, 心拍数 154/ 分，呼吸数 55 回 / 分，SpO_2 97% です．

G：SpO_2 は改善しましたね．

M：しかし, 患者はまだ呼吸困難が強そうです．更に NPPV 装着から 32 分後（受診 40 分後）の血液ガス分析は，pH7.005, PaO_2 116mmHg, $PaCO_2$ 80.1mmHg, HCO_3^- 19mEq/L でした．

G：酸素は 116mmHg と十分ですが・・・混合性アシドーシスによるアシデミアがあります．気管挿管したほうが良いのでしょうか．

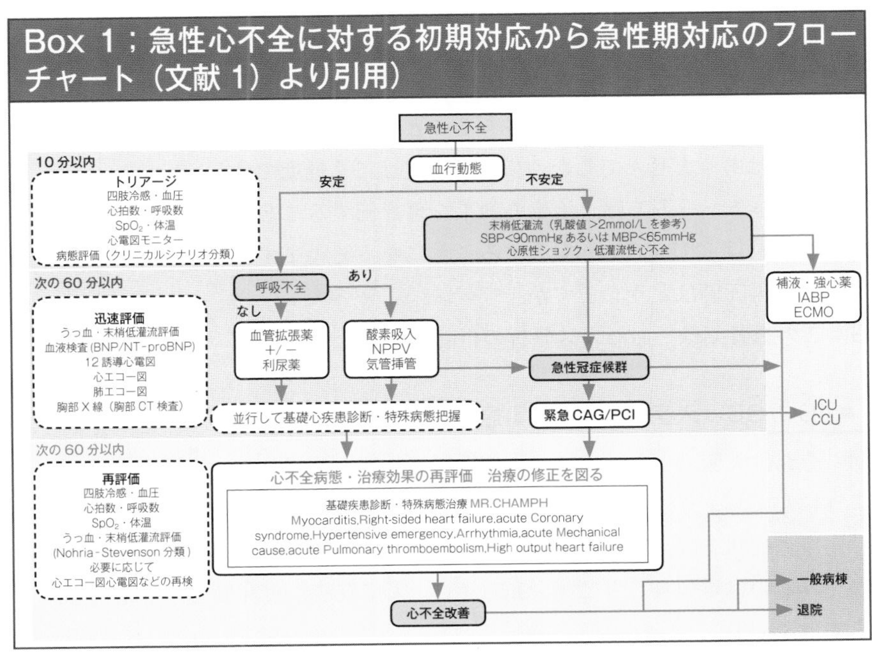

Box 1；急性心不全に対する初期対応から急性期対応のフローチャート（文献 1）より引用）

M：そうです．この時には意識も朦朧としていました．ここで気管挿管して人工呼吸管理するのを躊躇してはいけません．動脈血ガス分析の結果と併せて，自覚症状と呼吸数が改善していないことも重要です．呼吸数が減ってくる場合でも，本人の自覚症状が改善せず，逆に意識障害が出てくるのは緊急事態です．呼吸停止してあっという間に心停止に至ることがあります．心不全治療での酸素化の改善と人工呼吸管理の重要性については，後で学習しましょう（**Short Lecture** 参照）．

G：フローチャートだとこの後は迅速評価で，血液検査や12誘導心電図，心エコー図，胸部X線などを施行して基礎心疾患の診断や特殊病態を把握することになっています．

■ 胸部X線，心電図，心エコー

M：はい，これらはNPPVをつけている間に施行しています．胸部X線，12誘導心電図，心エコーの結果を示します（**Box 2**）．

G：洞性頻脈で四肢誘導のII,III,aVFに深いQ波と，胸部誘導V3～6のST低下があって，虚血性心疾患による心不全を疑います．心エコーでもびまん性に壁運動が低下していますね．

M：心エコーでは壁運動異常ばかりでなく，僧帽弁逆流，大動脈弁逆流や大動脈弁狭窄症の有無にも注意してください．特に高度な大動脈弁狭窄症がある場合，降圧薬で血圧が急に下がりすぎることがあります．この方に大動脈弁狭窄症や逆流はありませんでした．僧帽弁逆流はごく軽度です．

G：フローチャートでは，治療の効果を再評価することになっていて，改善していなければICU/CCUへ搬入することになっています．

M：その再評価はどうしますか．

G：この患者では，血液ガス分析の再評価をしたいですね．

■ ICU/CCU入室時心電図と緊急冠動脈造影所見

M：それは大切ですね．他に，末梢循環の状態を評価し，心電図も再評価するようにしましょう．この患者はすでに気管挿管して人工呼吸管理をしているので，自覚症状を訴えることができません．心電図で虚血性変化が現れていないかをみるのは重要なことです．ICU/CCU入室直後に再評価した心電図を示します（**Box 3**）．

G：完全右脚ブロックと，II,III,aVF，それに胸部誘導の V4 ～ 6 の ST 上昇があります．急性冠症候群を疑います．

Box 2　症例の救急受診時胸部 X 線，心電図，心エコー

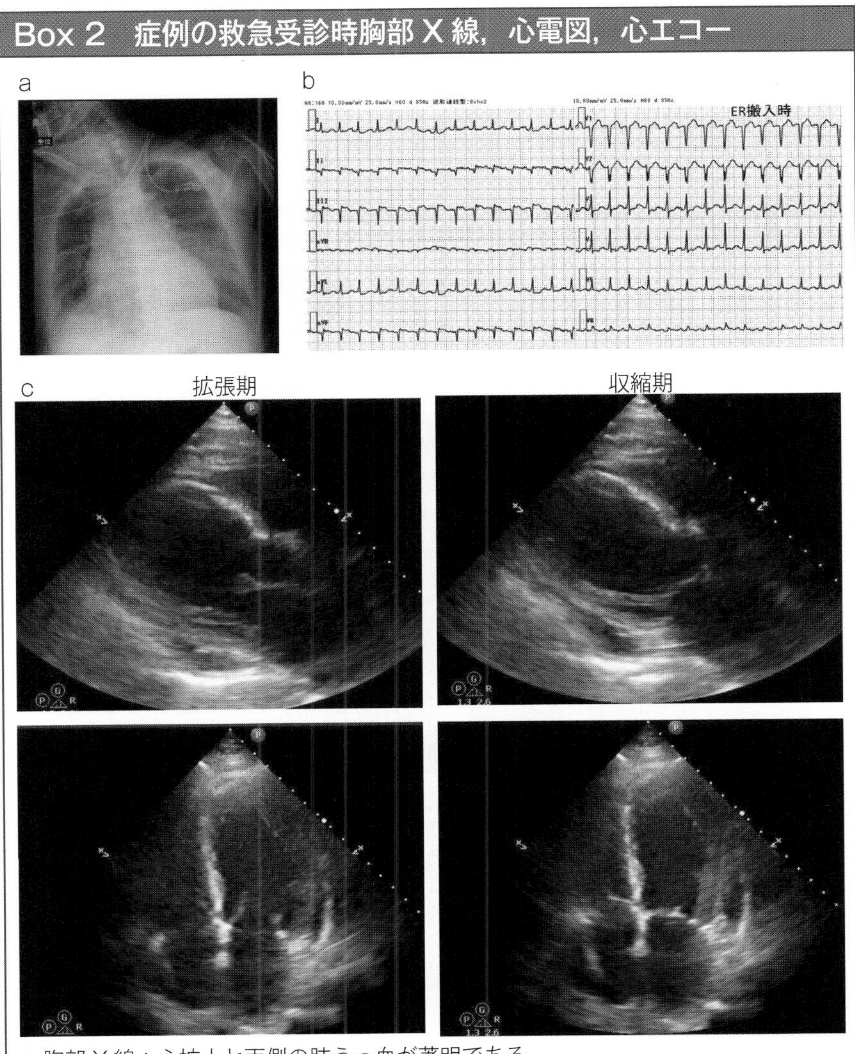

a. 胸部 X 線；心拡大と両側の肺うっ血が著明である．
b. 心電図；洞性頻脈を認め，II,III,aVF の深 Q 波と陰性 T 波，V3-5 の ST 低下を認める．
c. 心エコー；左に拡張期，右に収縮期，上段は傍胸骨長軸像，下段は心尖部四腔像．左心室の収縮は極端に低下している．

M：そうです．ST 上昇型急性冠症候群の診断で，緊急冠動脈造影を施行しました．造影所見では，左冠動脈前下行枝近位部に以前挿入されたステントが高度再狭窄しているのと，左回旋枝近位部にも高度狭窄があり，右冠動脈は近位部で慢性完全閉塞していました (**Box 3**)．引き続きの冠動脈インターベンションが施行されました．この症例では，陳旧性心筋梗塞による低左心機能に加えて，急性冠症候群を引き金に急性増悪を来したと考えられます．このように，急性左心不全を増悪させている因子を検索することも重要です (**Glossary**).

Box 3 ICU/CCU 入室時心電図と緊急冠動脈造影所見

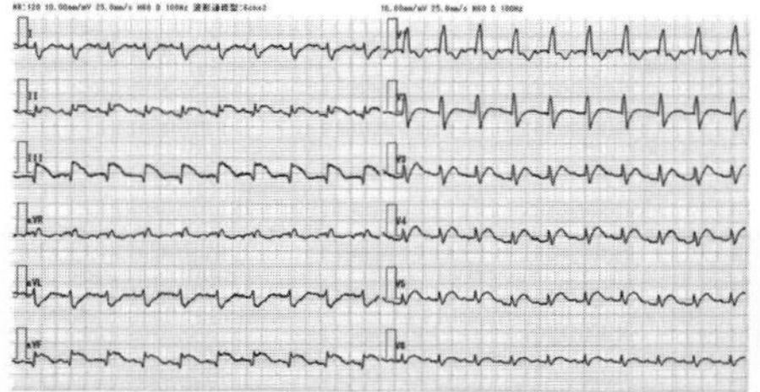

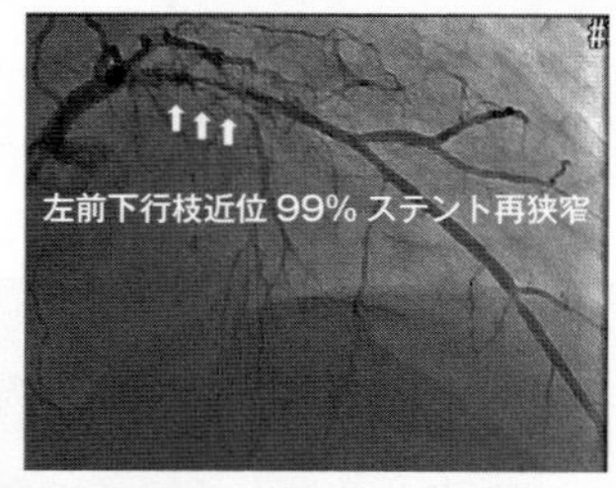

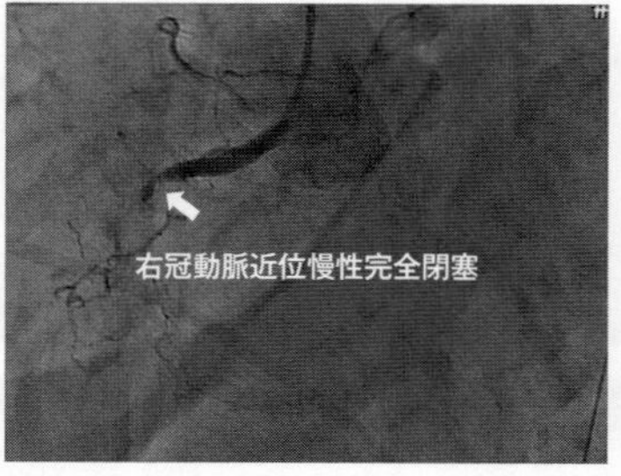

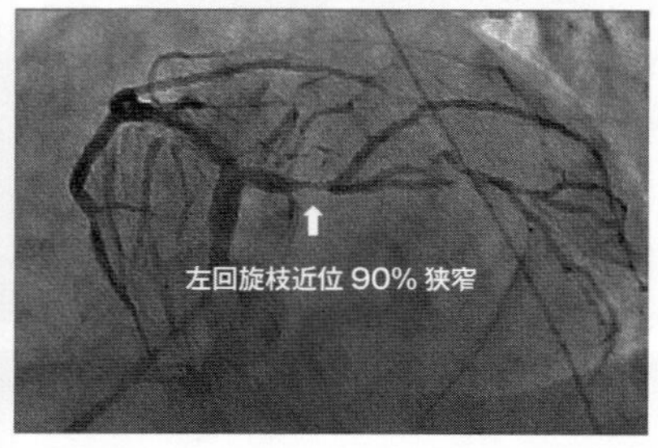

再度心電図を評価すると，完全右脚ブロックと II,III,aVF，V4-6 の ST 上昇を認めた．緊急冠動脈造影では，左前下行枝の以前のステント留置部位に高度な再狭窄を認め，更に左回旋枝にも高度狭窄を認めた．

High-value Care & Low-value Care

■ 高価値な医療：

・漫然とフローチャートをなぞるのではなく，急性心不全治療の基本，酸素化改善の重要性，基礎心疾患の診断，増悪因子の検索，治療効果の評価，を意識した治療ができるのは，高価値な医療.
・呼吸状態の評価に，SpO_2ばかりでなく意識状態，自覚症状，呼吸数を考慮するのは高価値な医療.

■ 低価値な医療：

・治療を始めても効果を評価せずに，適切な治療法へ変更しないのは低価値な医療.
・心不全の原因や増悪因子を検索せずに，漫然と治療するのは低価値な医療.
・急性心不全治療での人工呼吸管理の重要性・有効性を知らずに，人工呼吸の開始を遅らせるのは低価値な医療.

Glossary

■ 1）MR.CHAMPH（ミスター・チャンプ）[1)]

急性心不全の原因，増悪因子となる基礎疾患や病態の頭文字．Myocarditis（心筋炎），Right-sided heart failure（右心不全・右室梗塞），acute Coronary syndrome（急性冠症候群），Hypertensive emergency（高血圧緊急症），Arrhythmia（不整脈），acute Mechanical cause（急性機械的合併症），Pulmonary thromboembolism（肺血栓塞栓症），High output heart failure（高心拍出性心不全）．このうち，急性機械的合併症には，急性冠症候群に伴うもののほか，僧帽弁腱索断裂にも注意．高心拍出性心不全には高度な貧血に伴うものや，甲状腺クリーゼ，脚気心 beriberi heart などが含まれる．

Short Lecture

酸素需給バランスからみた急性心不全の治療と人工呼吸管理（Box 4）

1. 組織への酸素供給量は心拍出量，ヘモグロビンとそれに結びつく酸素の飽和度が規定する．酸素供給量 DO_2= 心拍出量 CO × 1.34 ヘモグロビン×酸素飽和度 +0.003 × PaO_2 （ここで 0.003 × PaO_2 は無視できるほど小さい．）心不全では，肺うっ血によって酸素飽和度が低下し，心拍出量が低下することも合わさって組織への酸素供給量が低下する．
2. 組織への酸素供給量の低下は代謝性アシドーシスを招き，代償性に頻呼吸を惹起する．また酸素化の低下に対抗するために呼吸仕事量は増加し交感神経の緊張により心筋仕事量も増加するので，酸素需要が増加する．
3. 急性左心不全の初期治療の基本は，酸素供給量を上げるために酸素化を改善し，血圧をコントロールするなどして血液循環を改善することと，
4. 安静にし，呼吸仕事量を下げ，交感神経の緊張をやわらげて心筋仕事量も下げることで酸素需要を下げることを目指す．

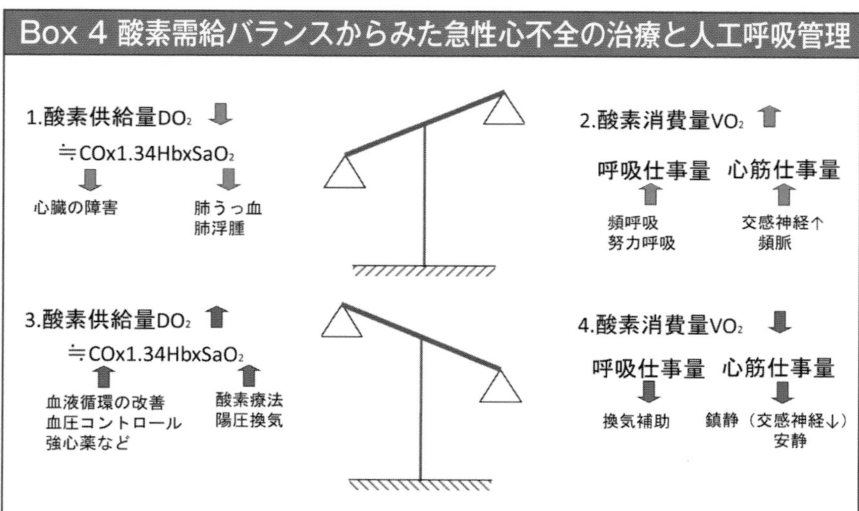

心不全治療は酸素の供給と需要のバランスをとり，組織傷害を防ぐことが重要である．上段 1.2 は心不全の病態，下段 3.4 はそれに対する介入を示す．

5. 最も強力な酸素療法である人工呼吸管理は，吸気中の酸素濃度を上げ，さらに陽圧換気することで平均気道内圧を上げる．これにより酸素化を改善する．また，陽圧換気により肺胞圧が上昇することは，肺浮腫に対して有効と考えられる．鎮静し人工呼吸器によって換気を補助し，酸素化の改善とあわせて交感神経の緊張をやわらげるので，患者の呼吸仕事量，心筋仕事量を下げることにもつながり，酸素需要を低下させることができる．従って，急性心不全に対する人工呼吸管理は，非常に有効な治療である．
6. また，組織への酸素供給と酸素需要のバランスを改善するというのは，ショック患者の治療原則と同じであり，ここに急性心不全患者とショック患者の治療原則の類似性をみることができる．

Recommendations

□ 急性心不全の初期対応から急性期対応のフローチャートを利用する際，漫然となぞるのではなく，ABC の補助，基礎心疾患・特殊病態の把握，治療の再評価・増悪因子の検索と修正といった，心不全診療の基本を意識しながら治療する．

□ 急性心不全による肺浮腫で低酸素血症を呈している場合，NPPV や気管挿管の適応と時期を遅らせないようにする．

□ 心不全の原因や悪化させる病態を，網羅的に検索し治療できるようにする．

References

1) 日本循環器学会，日本心不全学会，日本胸部外科学会，他．急性・慢性心不全診療ガイドライン（2017 年改訂版）．2018. p. 1-154.

7 心不全の治療の柱を理解する

― 心筋梗塞の既往のある患者の呼吸困難 ―

Learning Objectives

□ 心不全治療の柱を理解する．

- ■ 心不全の原因となっている心疾患を同定，治療することができる．
- ■ 心不全を増悪させた理由を同定，治療することができる．
- ■ 心不全の併存症を検索，治療することができる．

Challenge Case

患者：82 歳，女性
主訴：呼吸困難
現病歴：約 8 年前の心筋梗塞の後，近医で通院加療していた．2 週間ほど前より，「風邪気味」で自宅にて安静加療していたが改善せず，次第に呼吸困難感も認めるようになったため，本日近医を受診．胸部 X 線写真で両肺野に異常影を認め，PaO_2 40mmHg 台と低酸素血症を認めたため，うっ血性心不全の診断で，同日当院紹介され緊急入院となった．
既往歴：8 年前前壁心筋梗塞
身体所見：血圧 80/40 mmHg，脈拍 120 回 / 分，呼吸数 40/ 分，体温 34.7℃，
全身状態：重篤感あり（直ちに気管挿管）
頸部：臥位で頸静脈怒張（−）
胸部：肺野　全肺野に coarse crackle 聴取，喘鳴なし
　　　心音　整，頻脈，心雑音なし．S3 聴取せず．
四肢：浮腫なし．末梢冷感なし（むしろ warm）．

Tutorial

指導医 M：呼吸困難を主訴に紹介受診された方ですね．

■ 入院時胸部 X 線と血液検査

総合診療医 G：心筋梗塞の既往があって重症呼吸不全ですから，心不全は真っ先に鑑別に挙がります．リザーバーマスク 15L/ 分でも呼吸数 40 回 / 分と，呼吸不全がひどかったので，直ちに気管挿管しました．胸部 X 線はこちらです（**Box 1a**）．心エコーで心収縮はかなり低下しています．Ejection Fraction

にすると 20% 以下だと思います．血液検査（**Box 1b**）で BNP も 400pg/mL と上昇しているので，心不全の悪化と判断しています．利尿剤を使用したいのですが，血圧が低いのでまずは昇圧薬を使用しています．

M：心不全ですか・・・心不全を起こす原因疾患には，陳旧性心筋梗塞による心機能低下を考えているのですね．それでは，今回増悪したのにはなにか理由があるのでしょうか．病歴はどうですか．

G：感染症から心不全が悪化するというのは，聞いたことがあります．

M：確かに，感染症が心不全悪化の原因になることはあるようです．ただ，患者が「風邪」といっても，実際にはすでに心不全の症状のこともあり得ます．例えば咳が出るのは風邪だけではありません．胸水が貯留すると無気肺を生じたり，咳の原因になったりすることもありますから．あるいは，肺炎で酸素化が低下したり，高熱や頻脈があったりする場合はともかく，本当にウィルス性上気道炎だったとして，鼻汁や咽頭痛で心不全が増悪するかは怪しいですよね．

G：なるほど，具体的にどういう症状だったかを聞く必要があるのですね．

Box 1　入院時胸部 X 線と血液検査

a

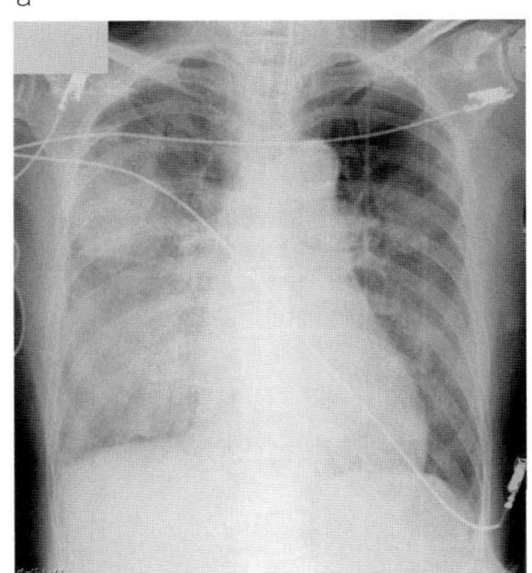

b

総蛋白 6.1 (6.5-8.2)g/dL
アルブミン 3.3 (4.1-5.1)g/dL
血中尿素窒素 65.1(8.4-21.0)mg/dL
クレアチニン 1.40(0.40-0.90) mg/dL
ナトリウム 138 (138-147)mEq/L
カリウム 3.59(3.50-5.00)mEq/L
クロール 97 (99-109) mEq/L
CK (CPK) 114 (45-176)IU/L
CK-MB 10 IU/L
BNP 400(18.4 以下)pg/mL
AST (GOT) 69 (13-34) IU/L
ALT (GPT) 14(7-37) IU/L
LD (LDH) 421 (112-213)IU/L
ｱﾙｶﾘﾌｫｽﾌｧﾀｰｾﾞ 281(106-350) IU/L
γ-GTP 33 (9-30)IU/L
総ビリルビン 1.5 (0.3-1.1)mg/dL
直接ﾋﾞﾘﾙﾋﾞﾝ 0.8 (0.0-0.4)mg/dL
白血球数 3.7 (3.5-9.0) x10³/μL
赤血球数 3.66 (3.8-5.0) x10⁶/μL
ヘモグロビン 10.7(11.0-15.0)g/dL
ヘマトクリット値 31.0(33.5-44.5)%
血小板数 22.3 (12.0-37.0)x10⁴/μL

Box 1 a：入院時胸部 X 線
　両肺野に血管影の増強があるが，右下肺野を中心に気管支透亮像があることに注意．
Box 1 b：入院時血液検査所見（）は正常参考値
　BNP が 400pg/mL と高値で，白血球は正常値を示している．しかし，これをもって感染症の否定にはならない．

M：本人から病歴を詳しく聞くことができない状態ですが，バイタルサインや身体所見から分かることはありますか．

G：血圧，脈拍からショック状態と考えます．気管挿管する前の短い時間の診察ですが，頸静脈怒張はなく，末梢冷感もありません．目立ったのは全肺野でラ音が聴取されたことです．

M：それなら，心不全のみと決めつけることはできませんね．それに，心不全を悪化させてショックに至った原因はなんでしょうか．痰の色や量は確認しましたか．

■ 喀痰所見とグラム染色所見

G：・・・そうですね，ほかの原因でショックになった可能性もありますね．痰培養と血液培養を採ります．

M：痰を採取したら，すぐにグラム染色をしてください．

G：はい，・・・．M先生，痰はすごい色をしています（**Box 2a**）．グラム染色もできました．（**Box 2b**）

M：これは肺炎球菌肺炎を強く疑います．血液培養は採りましたね．すぐに抗菌薬を投与しましょう．この方は，陳旧性心筋梗塞による慢性心不全がありますから，細菌性肺炎に罹患すると心不全も悪化してしまいます．あるいは，Sepsis-induced cardiomyopathy（**Glossary 1**）を合併しているのかもしれません．心不全の治療では，悪化させた原因がないかを探して，もし治療可能な原因があれば治療することが大事です．

Box 2　症例の喀痰所見とグラム染色所見

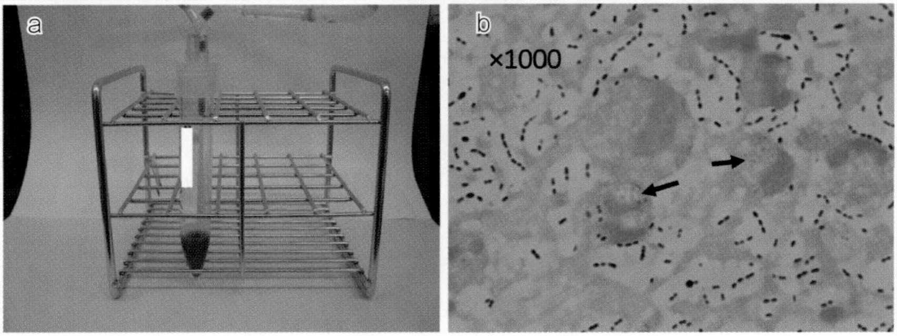

a；症例の気管吸引採取による喀痰所見．「鉄さび色」と呼ばれる肺炎球菌肺炎に特徴的な喀痰．
b；喀痰グラム染色所見．多数のグラム陽性双球菌に白血球の貪食像（→）が認められる．臨床症状と併せて，肺炎球菌肺炎の可能性が高い．症例では，後に血液培養と喀痰培養から*Streptococcus pneumoniae*が検出された．

High-value Care & Low-value Care

■ 高価値な医療：

・心不全が悪化したら，原因疾患，増悪因子，併存症が何かを同定して可能な限り治療するのが高価値な医療.
・増悪因子の検索には，病歴と身体所見に加えて喀痰・尿の性状や，場合によってはグラム染色も参考にする.

■ 低価値な医療：

・漫然と心不全の症状のみを治療しようとするのは，低価値な医療.

Glossary

■ 1）Sepsis-induced Cardiomyopathy[1, 2)]

敗血症の際に心機能が低下することがあり，Sepsis-induced cardiomyopathy，Septic Cardiomyopathyなどと呼ばれる．エンドトキシンやTNF，インターロイキンなどのサイトカイン，一酸化窒素等がその機序に関わっているとされている．典型的には，左心室の拡大と収縮力の低下，そして多くは7～10日で改善してくる．敗血症の予後との関連は不明とされる．治療には心拍出量を改善するためにドブタミンを用いることもあるが，予後を改善させるかも不明で，むしろ悪化させるとする報告もある．

Short Lecture

心不全治療の柱

急性非代償性心不全の治療では，最低限以下の3つを考慮する．

■ 1. 原因疾患

心不全の原因となる心臓の機能的・構造的疾患を同定する．

(ア) 虚血性心疾患，陳旧性心筋梗塞
(イ) 心筋症・心筋炎：高血圧性心疾患，遺伝子異常，免疫性，サルコイドーシス等の浸潤性疾患，筋疾患，脚気心，薬剤性等を含む

(ウ) 弁膜症：大動脈弁，僧帽弁の狭窄や逆流

■ 2. 増悪因子

心不全を悪化させた原因が何かを探り，治療と改善に努める．我が国では弁膜症や虚血性心疾患では感染が多く，肥大型心筋症や高血圧性心疾患，拡張型心筋症では食事制限の不徹底・過労が多いとする報告もある[4]．

(ア) 未治療であった場合（初回の心不全増悪）

(イ) 治療薬が不十分である場合，服薬が十分されなかった場合（服薬アドヒアランス）．

(ウ) 不整脈（新規の心房細動，頻脈性不整脈，徐脈性不整脈）の出現・悪化．脈の適正化が必要なこともある．

(エ) 塩分制限が不十分，過度の労作など生活指導が不十分であったり守られなかったりした場合．入院中は活動度も高くなく，食事も栄養士が管理していて塩分制限が適正であっても，退院後は同じ生活を維持できないことが多いことに注意．

(オ) 感染症（低酸素血症による悪化，サイトカインの作用など），貧血 (高心拍出性心不全の原因にもなる) など．

■ 3. 併存症

(ア) 腎機能障害の出現・悪化：心不全患者では慢性腎臓病が併存していることが多い．心不全の悪化とともに腎機能も低下することがある．腎静脈のうっ血による場合，治療とともに改善することもあるが，利尿剤の影響や腎血流低下のために悪化することもあるので注意が必要である．

(イ) 電解質異常・酸塩基平衡異常：心不全の場合は低カリウム血症にならないようにし，不整脈予防のためカリウム濃度を 4.0 ～ 5.0mEq/L 程度に維持するようにするが，腎機能が悪化すると容易に高カリウム血症になるので注意する．また，低ナトリウム血症を呈する場合にはトルバプタンの使用が考慮される．利尿剤の影響で代謝性アルカローシスを呈することがあるが，Cl 反応性であり，利尿が過ぎて血管内水分量が低下している場合には，生理食塩水を輸液する．この時，低カリウム血症を伴う場合には KCl を補充する．うっ血が持続していながら代謝性アルカローシスが高度な場合には，炭酸脱水素酵素阻害薬アセタゾラミドの使用を考慮する．

(ウ) 不整脈 徐脈性不整脈も頻脈性不整脈も心不全を悪化させる．頻脈性不整脈は，心不全悪化の原因のこともあるが，低酸素血症や心拍出量低下・組織低灌流のために交感神経が亢進して，結果として頻脈性不整脈を呈する事もある．この場合は，低酸素血症や組織低灌流が改善すると自然に心拍数は改善してくる．頻脈性心房細動が原因で心不全が悪化している場合には，アミオダロンやランジオロールによって心拍数を適正化することもある．徐脈が循環動態を悪化させている場合には，ペースメーカーで心拍数を適正化する. 心房細動がある場合, 抗凝固療法を考慮する.

Recommendations

□ 心不全の治療で症状や徴候に対して漫然と治療していては，隠れた病態を見逃すことがある．

□ 心不全を起こす原因疾患に対する治療，心不全を増悪させた因子に対する治療，心不全に併存する疾患に対する治療と系統立てて治療することが高価値なケアにつながる．

References

1) Romero-Bermejo FJ, Ruiz-Bailen M, Gil-Cebrian J, et al. Sepsis-induced cardiomyopathy. Current Cardiology Reviews. 2011 ; 7 (3) : 163-83.

2) Sato R, Nasu M. A review of sepsis-induced cardiomyopathy. Journal of Intensive Care. 2015 ; 3 (1) : 48.

3) 日本循環器学会 . 急性・慢性心不全診療ガイドライン (2017 年改訂版). 2018, p. 1-154.

4) 佐々木達哉 , 柳谷良裕 , 久保隆史 , 他 . 急性増悪を繰り返す慢性心不全患者の増悪要因 . J Cardiol.1998 ; 31 (4) : 215-22.

8 心原性失神を示唆する所見を理解する

― 短時間に繰り返す一過性意識消失 ―

Learning Objectives

□ 失神の鑑別診断で重要な心原性失神を示唆する所見を理解する．

■ 失神とそれ以外の一過性意識消失を来す疾患，とくにてんかん発作と鑑別するための病歴の特徴を述べることができる．

■ 心原性失神を示唆する所見を挙げることができる．

□ QT 延長症候群の原因と治療を理解する．

■ 不整脈の原因としての QT 延長症候群を見つけることができる．

■ QT 延長を来す原因に，電解質異常，薬剤があることを理解する．

■ QT 延長症候群の緊急治療を知っている．

Challenge Case

患者：83 歳男性

現病歴：朝食の支度中にめまいがあり，起立不能となった．当初意識はあったが,「気が遠くなる感じ」の後, 数秒意識を失うことを繰り返すようになったため，家族が救急車を要請した．

既往歴：糖尿病，気管支喘息あり．心血管疾患の既往はない．

身体所見：意識清明，血圧 120/60mmHg, 脈拍 60 回 / 分, 呼吸数 18 回 / 分, 体温 36.7℃,

全身状態：重篤感はない．

頭部を含めて外傷はない．頸静脈怒張なし，心音整，III 音なし IV 音なし，呼吸音にも異常なく，下腿浮腫もない．

Tutorial

指導医 M： 短時間に数秒の意識消失を繰り返すケースです．どのように考えていきますか？

■ 救急外来受診時

総合診療医 G：繰り返す失神ですか．脳血管障害でしょうか．

M：いま，「失神」といいましたが，本当に失神でしょうか．

G：意識がなくなって，短時間で戻るのは失神ではないのですか．

M：広い意味ではそういう言い方をすることもありますが，狭義の失神は両側大脳半球か，脳幹部の一過性の虚血によって生じるものをいいます．その他，例えばてんかんや心因性の場合も一過性に意識消失しますが，これは失神とは区別します．まず，失神なのかそれ以外の意識消失を伴う疾患なのかを鑑別する必要があります．

G：どうやって鑑別するのでしょうか．

M：一番大切な事は，やはり病歴です．受診時にはすでに意識が回復しているでしょうから，目撃者に詳しく状況を聴くことが大切です．時々，救急車で受診する際に目撃した人が付き添っていないことがありますが，これはとても困ります．

G：できるだけ目撃者についてきてもらうようにお願いすることが必要なのですね．

■ てんかんと失神の鑑別に有用な所見

M：例えば，失神なのかてんかん発作なのかを鑑別するのにはいくつかのポイントがあります．持続時間が数分以上と長いこと，舌咬傷，特に舌の横の咬傷や，頭部が左右どちらか一方に強く偏位する頭部向反発作，筋肉痛の出現，発作が治まってもしばらくボーとした感じの軽度の意識障害がある場合などは，てんかん発作を示唆します．長時間同じ姿勢でいることや，顔面蒼白，前兆があることなどは失神を示唆します（**Box 1**）[1)]．

G：症例では，「気が遠くなる感じ」を前兆と捉えることができますし，数秒と短い発作であること，発作後の意識障害がないことなどはやはり失神を示唆する訳ですね．

M：この症例では，目撃した家族が付き添ってきてくれました．その方に聞いたところ，頭部向反発作はなく，持続時間は分単位ではなく，数秒から十秒以内であったとのことで，顔面蒼白になったそうです．いわゆる「けいれん」，手足をばたばたさせるような動きはなかったといいます．けいれん後にTodd麻痺と呼ばれる一過性の半身麻痺を起こすことがありますが，そのような所見もありませんでした．

G：やはり失神でよさそうです．

M：そうですね．では，失神を来す疾患で最も注意すべきものはなんですか．

G：・・・脳卒中・・・ではなさそうですね．瞬間的に大脳半球や脳幹部の虚血を生じるということは，・・・心疾患による失神が危険です．

Box 1 てんかんと失神の鑑別に有用な所見（文献 1）より引用・筆者訳）

	所見	Hoefnagels, 1992 年の報告			Sheldon, 2002 年の報告		
		感度	特異度	オッズ比	感度	特異度	オッズ比
てんかんらしい	舌咬傷	0.41	0.94	7.3	0.45	0.97	16.5
	頭部向反発作	NR	NR	NR	0.43	0.97	13.5
	筋肉痛	0.39	0.85	2.6	0.16	0.95	3.4
	意識消失時間 >5 分	0.68	0.55	1.5	NR	NR	NR
	チアノーゼ	0.29	0.98	16.9	0.33	0.94	5.8
	発作後錯乱	0.85	0.83	5	0.94	0.69	3
失神らしい	長時間の立位	NR	NR	NR	0.4	0.98	20.4
	意識消失前の発汗	0.36	0.98	18	0.35	0.94	5.9
	悪心	0.28	0.98	14	0.28	0.94	4.7
	失神前症候	NR	NR	NR	0.73	0.73	2.6
	顔面蒼白	0.81	0.66	2.8	NR	NR	NR

一般に感度が高い所見は特異度が低く，逆に特異度が高い所見は感度が低い．てんかんで感度が高いのは発作後錯乱 postictal confusion で，特異度が高いのは舌咬傷 tongue bite，頭部向反発作 head turning，チアノーゼ cyanosis である．失神に感度が高いのは失神前症候 presyncopal symptom，顔面蒼白 pallor で，特異度が高いのは長時間の立位 Prolonged upright position，発作前の発汗 sweating prior loss of consciousness である．

■ 失神で高リスク患者を検出するためのツール

M：その通りです．くも膜下出血等で稀に失神するケースがあるようですが，一般的には脳卒中で失神するのは稀です．身体所見で神経学的欠損や頭部外傷がある場合には頭部 CT を考慮するべきかも知れませんが，失神の鑑別では主に心原性失神か，それ以外の失神，例えば神経調節性失神などを見分けることが大切です．そのためにいくつかのスコアも提唱されました．どのスコアが優れているということはいえないのですが，これらのスコアに共通して重視している所見があることが分かります（**Box 2**）[2]．これらの頭文字をとって SHOES BeCoME Vitamin A（「靴がビタミン A になる」）と憶えましょう，（**Box 3**）[2]．

G：その重要な所見があるかどうかを病歴でチェックすることが大切なのですね．・・・症例では，年齢は 83 歳と高齢だから心原性失神のリスクです，心疾患の既往はないようです．失神を誘発するものはなく，「朝食の支度中」を労作時ととらえれば心原性失神の可能性を示唆します．また，「立っていられなくなった」後に失神を繰り返すということは，座位か臥位で失神を起こすということですから，やはり心原性失神を示唆します．身体所見では心不全を示唆する所見はなく，バイタルサインも異常はありません．血液検査は分かりませんが，心電図はぜひみたいところです．

Box 2 失神で高リスク患者を検出するためのツール（文献 2）より引用）

		ACEP2001		ACEP2007	OESIL	SFSR	EGSYS-U	ROSE	Boston rule
		Level B	Level C	Level B					
年齢			>=60	高齢者で併存疾患がある＊	>65		>64+1		
既往		心不全 心室性不整脈	冠動脈疾患，先天性心疾患	心不全・冠動脈疾患・器質的心疾患	心血管疾患	心不全			心疾患の既往
家族歴			予期しない突然死						予期しない突然死
失神の状況・症状	素因・誘発因子						ない　+1 ある　−1		
	前兆				前兆がない		ない　+1 かすみ目−1 自律神経症状＊＊−1		
	胸痛・息切れなど	胸痛などACSを示唆する症状がある			息切れ	失神の前の動悸　+3	胸痛がある	急性冠症候群の症状・徴候	
	失神時の状況		若年者の運動中・明らかに予後良好な失神ではない		運動中か臥位での失神 +2				
	回復期の症状						自律神経症状−1		
身体所見		心不全，弁膜症を示唆する所見					直腸診で便潜血陽性	血管内容量低下★ 中枢神経イベント	
バイタルサイン等						収縮期<90mmHg		H.R.<=50/min SO_2 <=94% room air	救急室でバイタルサインの異常が存在する．
心電図		不整脈，QT延長，Bundle Branch Block	心電図異常（虚血，調律異常，有意な伝導障害）	心電図異常	心電図異常	心電図異常／心疾患（既往症含む）　+3	III誘導以外のQ波	伝導障害	
検査				Hct <30（もし判れば）		Hct <30%		BNP >=300pg/mL Hb<9g/dl	
判断		上記のいずれかがあれば，入院	上記のいずれかがあれば，入院を考慮	上記のいずれかがあれば，入院	上記の2つ以上があれば高リスク	上記のいずれかがあれば高リスク	スコアの合計が1以上で心原性の可能性が高く，-2未満で非心原性の可能性が高い	上記のいずれかがあれば高リスク	上記のいずれかがあれば，高リスク

＊　暦年齢で決定されるのではなく，患者毎に判断
＊＊　悪心嘔吐
★　脱水や消化管出血

ACEP; American College of Emergency Physicians, OESIL; Observatorio Epidemio- logico sulla Sincope nel Lazio , SFSR; San Francisco Syncope Rule, EGSYS-U; Evaluation of Guidelines in SYncope Study-Urgency, ROSE; Risk stratification Of Syncope in the Emergency department,

Box 3　心原性失神の特徴と非心原性失神の特徴の憶え方

SHOES BeCoME Vit A (Shoes become Vit A　“靴がビタミン A になる”)

Sudden Death；突然死の家族歴
Heart Disease；心疾患の既往，有病
Others；他の診断（がらしくない．下記参照）
Exercise；運動中の発症
Supine；臥位での発症

BEcoming old；高齢
COngestion；心不全の所見
Murmur；心雑音
ECG abnormality；心電図異常

Vital sign；バイタルサインの異常
ACS (Chest pain, dyspnea) . 急性冠症候群の徴候

Others（心原性失神以外の診断）の特徴の憶えかた ABCDEFGH
Aura　てんかん前兆（発作前にある種の感覚や感情が引き起こされる）
Blurred vision　かすみ目，視界がぼやける
Convulsion　けいれん(但し, 短時間の強直性けいれんは心原性失神でもあり得る)
Disorientation　昏迷，Duration 長すぎる意識障害
Elongation of posture　長時間の同じ姿勢
Food　食後（postprandial syncope）
Getting pain.(predisposing, precipitating factor)　疼痛（などの増悪，誘発因子）
Hot feeling,　暑く感じるなどの自律神経症状

■ 12 誘導心電図

M：そうですね．この症例は心原性失神を疑わなくてはいけません．心電図と，救急室で失神発作時に捉えられた心電図モニター波形を提示します（**Box 4**）．

G：失神したときのモニターでは・・・心室頻拍・・・これは，QRS 波形が捻れるように変化していますから Torsade de pointes（TdP, **Glossary 2**）ですね！

M：そうです．TdP はどのようなことが原因で起こりますか．

G：QT 延長症候群で起こると習いました．実際，この症例の 12 誘導心電図を見ると，QT が延長しています．高齢者ですから，二次性の QT 延長症候群

Box 4 症例の 12 誘導心電図

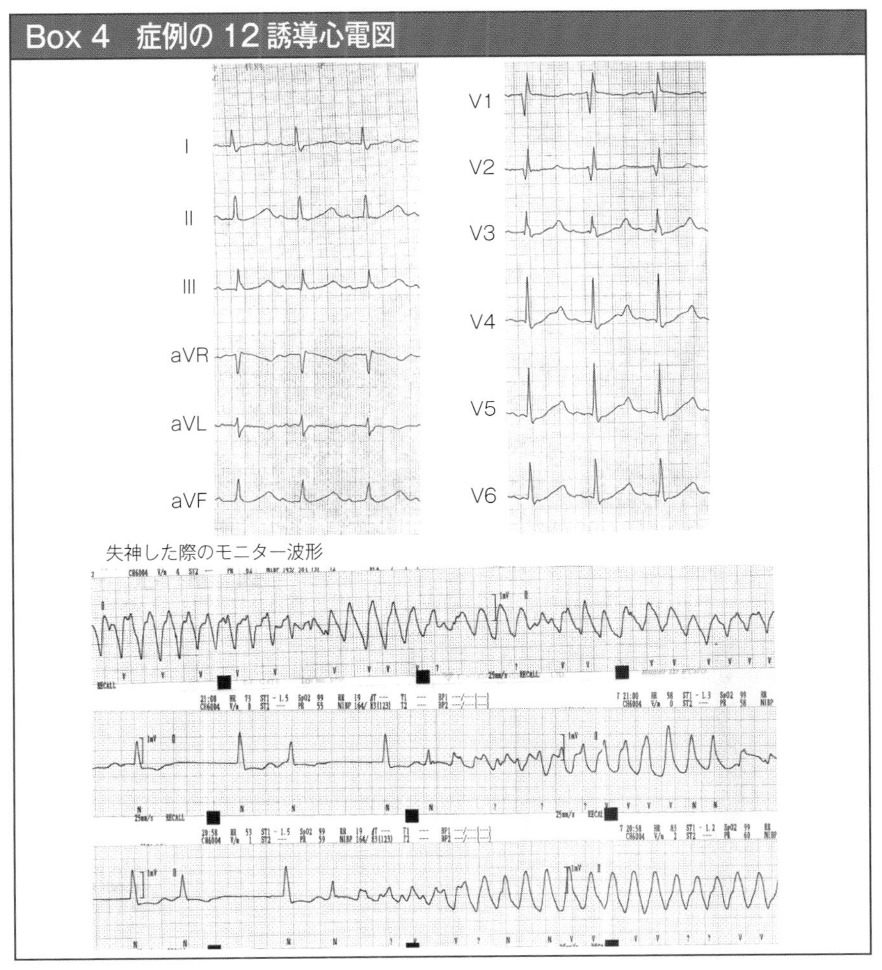

を考える必要があると思います．原因は電解質異常が多いのでしょうか．

M：電解質異常の中でも低カリウム血症，低マグネシウム血症の頻度が高く他に低カルシウム血症でもQT延長を生じます．また，薬剤性QT延長症候群は比較的頻度が高いものです．QT延長を来す薬剤は非常に多岐にわたっています．

G：それでは，この症例では電解質と内服薬を調べる必要があるのですね．

■ 内服薬

M：この方の内服薬と血液検査の結果を示します（**Box 5**）．

G：低カリウム血症があります．原因は利尿剤でしょうか．

M：それ以外に甘草を含む漢方薬が入っています．甘草は偽性アルドステロン症を起こして，低カリウム血症の原因になります．この症例では利尿剤とこの漢方薬を中止しました．カリウムの補充も4.5mEq/L以上を目標に行います．

G：QT延長の原因を特定したら，それに対する治療をするのは当然としても，治療の間TdPは治まってくれたのでしょうか．

M：いいえ，すぐには治まりませんでしたので，カリウム補充をしながら一時的に体外式ペースメーカーを装着してオーバードライブペーシングをしました．自己脈が出ない頻度，例えば90～100/分の頻度でペーシングすることでTdPの出現を抑制します．これはTdPの緊急治療として有効ですので，憶えてください．

Box 5 内服薬

- □ テオフィリン徐放錠 100mg 2錠分2
- □ モンテルカストナトリウム（ロイコトリエン拮抗薬）10mg1錠分1
- □ プロヘパール錠（肝水解物）3錠分3
- □ トリクロルメチアジド錠2mg（利尿剤）1錠分1
- □ ベニジピン塩酸塩錠 2mg（降圧剤）1錠分1
- □ グリクラジド錠40mg（経口血糖降下剤）
- □ 防風通聖散 3包分3

血液検査結果

- □ 白血球 5,500/mm^3，ヘモグロビン 14.5g/dL，血小板 18万/mm^3
- □ Na 142mEq/L，K 2.84mEq/L，Cl 100mEq/L，BUN113.2mg/dL，Cre1.1mg/dL，Ca 8.8mg/dL，Mg 1.9mg/dL

High-value Care & Low-value Care

■ 高価値な医療：

- 一過性意識消失では病歴から失神と非失神を鑑別して，更に失神の場合は病歴と身体診察，心電図などから心原性失神の可能性が高いと考えられれば，早期診断と治療を行う．QT 延長症候群による TdP の緊急治療を行えるのが高価値な医療．
- 高齢者や腎不全患者の QT 延長症候群をみたら，薬剤性 QT 延長症候群の可能性を忘れないのが高価値な医療．

■ 低価値な医療：

- 一過性意識消失で，頭部 CT のみで診断しようとするのは低価値な医療．
- 失神を安易に神経調節性失神としてしまうのは，低価値な医療．

Glossary

■ 1 European Society of Cardiology 2018 ガイドライン[3]による失神の分類（筆者訳）

(1) 反射性失神 Reflex (neurally mediated) syncope

① 迷走反射性 Vasovagal
  1. 起立性迷走神経反射；立位による，座位では稀

② 状況性失神 Situational
  1. 排尿後
  2. 消化管刺激（嚥下，排便）
  3. 咳・鼻をかむ
  4. 運動後
  5. その他（笑う，管楽器の演奏）

③ 頸動脈洞症候群 Carotid sinus syndrome

④ 非古典的 Non-classical forms（失神前症状を伴わない，明らかなきっかけがない，非典型的臨床像）

(2) 起立性低血圧による失神 Syncope due to Orthostatic Hypotension (OH)

① 薬剤性 OH（OH の原因で最多）；血管拡張薬，利尿剤，フェノチアジン系薬剤，抗うつ薬

② 血管容量減少性 Volume depletion；出血・下痢・嘔吐など

③ 原発性自律神経不全；多系統萎縮症，パーキンソン病，レビー小体型認知症

④ 二次性自律神経不全；糖尿病，アミロイドーシス，脊髄損傷，自己免疫性自律神経疾患，腫瘍随伴神経症，腎不全

(3) 心原性失神

① 一次性に起こる不整脈

② 徐脈；洞不全症候群（徐脈頻脈症候群を含む），房室伝導障害

③ 頻脈；上室性，心室性

④ 構造的心疾患；大動脈弁狭窄，急性心筋梗塞 / 虚血，肥大型心筋症，心臓腫瘍（心房粘液腫，腫瘍等），心外膜疾患 / 心タンポナーデ，冠動脈の先天異常，人工弁不全

⑤ 心肺および大血管の異常；肺血栓塞栓症，急性大動脈解離，肺高血圧

■ 2 Torsade de Pointes

心室頻拍のうち，QRS 波形の形が一拍ごとに変化するものを多型性心室頻拍とよび，これが QT 延長症候群に伴う場合，QRS 波形が捻れるように変化する．これにフランス語でらせん状の糸や長い巻き髪を意味する torsade と点や先端を意味する pointes とに由来する“Torsade de Pointes”という名称をつけたと言われる．TdP は自然に洞調律に復することも多いが，その場合も頻発することが多く，そのまま心室細動（心停止！）へ至ることもあり，この場合は直ちに電気ショックによる除細動が必要である．

Short Lecture

「薬剤性 QT 延長症候群」

■ 1.QT 時間延長の簡便な見つけ方

QT 時間の延長は，心電図の QT 時間を RR 間隔の平方根で割る Bazett 法による補正で男性 450msec，女性 460msec 以上とされるが，より簡便には RR の真ん中よりも右側に QT 部分の終了が位置する場合，延長があるとみてよい（**Box 6**）.

Box 6　QT 延長の簡便な見つけ方

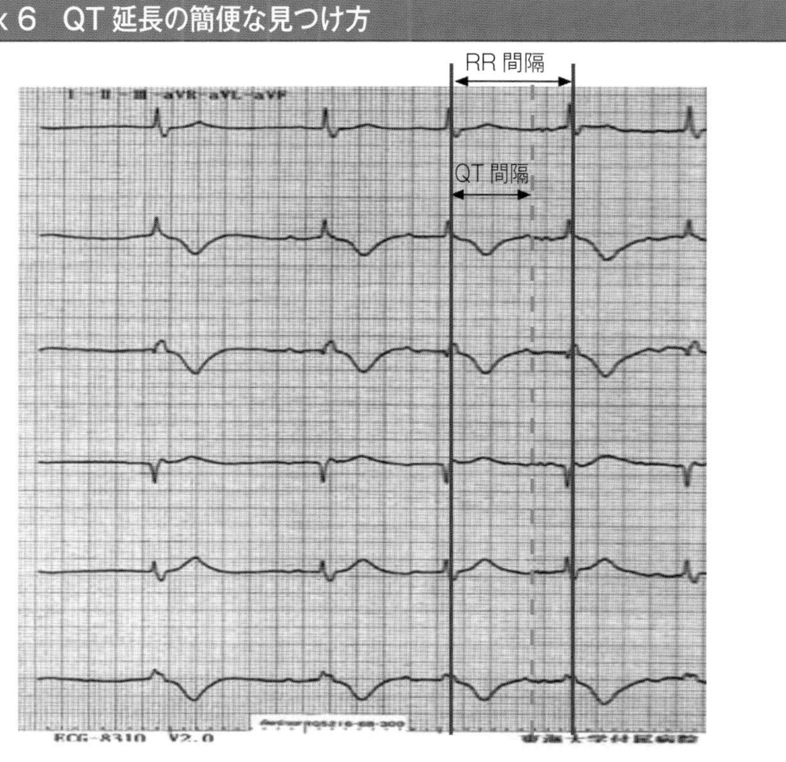

正確には補正 QT 時間 (QTc) が男性で 450msec，女性で 460msec を超える場合を QT 時間延長とするが，RR 間隔の半分よりも QT 部分が長い場合，QT 延長があるとみてよい．提示した症例の 12 誘導心電図 (Box 4) でもこれが確認できる．

■ 2.QT 延長を来す可能性のある薬剤

症例の様に，薬剤による電解質異常がQT 延長の原因になることもあれば，薬剤が直接 QT を延長させることもある．原因薬剤は，抗不整脈薬の他，向精神薬, 抗菌薬など多岐にわたる．特に高齢者や腎機能が低下している場合には，薬剤の影響が強くなるので要注意である．

(1) 抗不整脈薬;キニジン，プロカインアミド，ジソピラミド，ピルジカイニド，アミオダロン，ソタロール，ニフェカラントなど
(2) 向精神薬；クロルプロマジン，ハロペリドール，スルピリドなど
(3) 抗うつ薬・抗躁薬；ノルトリプチリン，マプロチリン，イミプラミン，アミトリプチリン，クロミプラミン，炭酸リチウムなど
(4) 抗菌薬；マクロライド系抗菌薬，ST 合剤など
(5) 抗ヒスタミン薬；ジフェンヒドラミン，ヒドロキシジン，テルフェナジンなど
(6) その他；シサプリド（TdP を理由に販売中止），バゾプレッシン，ファモチジン，プロピベリンなど

■ 3. 薬剤性 QT 延長症候群による TdP の治療

まず原因薬剤を中止する．電解質異常があれば補正する．特にカリウムは正常値を目標にするのではなく 4.5 ～ 5.0mEq/L を目標にする[4)]．硫酸マグネシウム 2g を数分かけて静注する．これらでも治まらない場合は，体外式ペースメーカーを用いて 100 回 / 分の頻度で刺激（オーバードライブペーシング）する. 筆者は救急車で患者搬送する際に, 経皮ペーシングでオーバードライブペーシングしたことがある.

Recommendations

□ 一過性意識障害の患者をみたら，失神と非失神を鑑別する．失神であれば心原性と非心原性を鑑別する．これらは病歴と身体所見，心電図などの検査で行う．

□ 心原性失神の原因としての QT 延長症候群，特に薬剤性 QT 延長症候群を忘れない．これを診断したら Torsade de pointes の治療が行えるようにする．

References

1) 赤松 直. 失神とてんかんの鑑別. 昭和医会誌. 2011 ; 71 (6) : 576-9.

2) 澤村匡史. 失神. 徳田安春, (編). 症候別“見逃してはならない疾患”の除外ポイント. 東京, 医学書院, 2016, p. 112-21.

3) Brignole M, Moya A, de Lange FJ, et al. 2018 ESC Guidelines for the diagnosis and management of syncope. European Heart Journal. 2018 ; 39 (21) : 1883-948.

4) 井上弘, 安部治彦, 尾辻豊, et al. 失神の診断・治療ガイドライン(2012年改訂版) 2012 [updated Nov 08. 1-63]. Available from: www.j-circ.or.jp/guideline/pdf/JCS2012_inoue_h.pdf.

9

不適切な抗菌薬療法の罪を知る

―「尿路感染症」と「風邪」に抗菌薬が使用され感染性心内膜炎の診断が遅れた例―

Learning Objectives

□ 抗菌薬処方の前にするべきことを知っている．
- ■ 感染症の主座と起因菌を推測するための病歴と身体所見がとれる．
- ■ 抗菌薬を処方する前に提出すべき検体を知っている．

□ 風邪に抗菌薬を処方してはいけない理由を知っている．
- ■ 重要な感染症をマスクする危険性を忘れない．

Challenge Case

患者：26歳　女性
主訴：寛解と増悪を繰り返す悪寒を伴う発熱
既往歴：22歳　2弁（大動脈弁，僧帽弁）置換術施行
現病歴：受診の3か月程前に道路で転倒し，左膝に擦過傷を負った．約1か月後，腰痛を自覚し，動けなくなることがあった．同時期に悪寒を自覚するようになったが，症状は週に一度くらいの頻度であったため，様子を見ていた．さらに1か月後，悪寒とともに発熱を認めるようになったため，救急車でA医院受診．この時，風邪と診断され2日間外来で抗菌薬を含む点滴加療を受けた．いったんは解熱したが，1週間後に悪寒，発熱を認めた．同院受診しようとしたが，休診であったため別のB医院を受診した．尿路感染症の診断でレボフロキサシン経口薬を処方され，10日後再診とされた．しかし，連日発熱を認め，息苦しさと倦怠感が増強したため，7日後に当院救急外来受診．
身体所見：身長148cm，体重43kg，血圧80/50mmHg，脈拍118回/分，呼吸数16回/分，体温39.8℃，内頚静脈怒張＋，肺野にラ音・喘鳴を聴取せず．心音は整で収縮期雑音をIII度認める．下腿浮腫なし．

Tutorial

指導医 M：良くなったり悪くなったりする発熱が主訴のケースです．どのように診療を進めていきますか？

■ 救急外来受診時

総合診療医 G：発熱なので，まず感染性と非感染性に鑑別すべき疾患を分けて考えたいと思います．

M：いいですね．この方はいかがでしょうか．

G：感染性ではウィルス，細菌，結核，真菌等を考えますが，この方の場合弁置換術の既往があることと，悪寒を伴う発熱ですから感染性心内膜炎（Infective Endocarditis, IE）の有無をはっきりさせたいです．

M：前医では「風邪」，「尿路感染症」と診断されていますが，これについてはどうでしょうか．

G：風邪を疑うような症状はあったのでしょうか．咽頭痛や鼻汁，咳嗽等ですが．

M：それはありませんでした．尿路感染症について，それを疑う症状にはどういうものがありますか．

G：排尿時痛，腰痛，肋骨脊椎角叩打痛 (Costa-Vertebral Angle Knock pain, CVA knock pain) があります．

M：B 病院で尿路感染症と診断したのは，風邪を疑う症状がなくて腰痛があったこと，若年の女性であったことからかも知れませんね．

G：確かに若年女性の発熱では，尿路感染症は頻度が高い疾患のひとつです．

M：鑑別のためにはどうすれば良いでしょうか．

G：尿の顕微鏡検査で細菌と白血球を証明するのが良いのではないでしょうか．この時，培養検査も一緒に出しておきます．

M：B 医院では尿検査も培養検査も提出されなかったようです．排尿時痛や CVA knock pain は認めてなかったようです．

G：それと，尿路感染症を疑っている場合もそうですが，IE の診断という意味でも血液培養を採りたい症例です．

M：素晴らしい．血液培養は忘れてはいけませんね．最低２セット，できれば３セット採っておきましょう．ところで，すでに抗菌薬を内服していますが，このことは影響するでしょうか．

G：抗菌薬使用後の血液培養は，感度が下がると思います・・・採ることに意味はないのでしょうか．

M：感度が低い検査では，陰性であっても疾患を否定することはできませんが，陽性であった場合には診断的価値があります．特に，IEの起因菌として頻度の高い菌が検出されれば，よりIEらしいといえます．

■ 経食道心エコー

G：心エコーもすぐに実施すべきだと思います．

M：そうですね．経胸壁心エコーは，人工弁心内膜炎の場合感度は高くないとされていますが，やはり所見があれば診断的価値がありますからね．

実は，この症例はIEとしては典型的な病歴で，検査前確率はかなり高いといえます．

G：そうなのですか．

M：上気道炎の症状も尿路感染症の症状も消化器症状もはっきりとせず，数日以上続く発熱があり，医療機関を受診して抗菌薬を処方されると内服している間は解熱します．しかし，その後数日で再び発熱するというエピソードを繰り返しながら次第に悪化してくるというのは，IEに限らず重要な感染症がマスクされている可能性を示唆します．腰痛も，実はIEではよくある症状のひとつです．この方の場合弁置換術の既往がありますから，なおさらです．実際，心エコーで僧帽弁位人工弁に付着する2×3cmの大きな疣贅と大動脈弁位人工弁の弁輪周囲膿瘍，それに伴って大動脈弁位人工弁が外れかけているのが分かりました（**Box 1，2**）．心不全も伴っており，エンピリカルな抗菌薬使用と緊急手術の適応です（**Glossary 1, 2**）．

High-value Care & Low-value Care

■ 高価値な医療：

・ 細菌感染症を疑う場合，病歴と身体所見からどの臓器にどんな細菌が感染しているのかを考え，可能な限り適切な培養を採った後に抗菌薬の使用を考慮するのが高価値な医療．

・ 感染症の主座がはっきりしない場合には，血液培養を採ることをいとわない．菌血症・血管内感染症は発熱患者の鑑別診断で常に頭に置いておく．

■ 低価値な医療：

- 発熱患者に対して培養検査をせずに安易に抗菌薬を処方するのは，重要な感染症をマスクして診断を遅らせる危険性がある低価値な医療．
- 「風邪」と称して抗菌薬を処方するのは風邪であれば無効であるばかりでなく，副作用のリスクを背負わせるほか，上記のように重要な感染症をマスクする危険性を知る．

Box 1 症例の経食道心エコー；左心房，僧帽弁位人工弁，左心室の縦断像

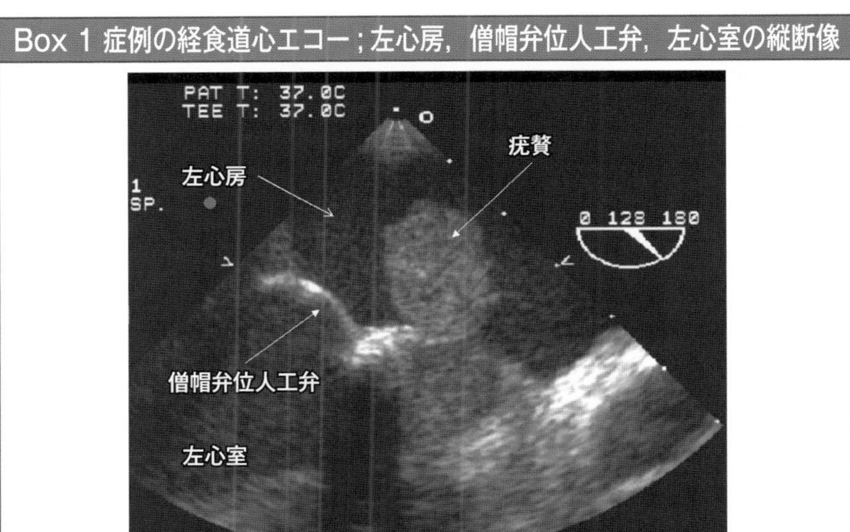

Box 2 症例の経食道心エコー；大動脈弁位人工弁・短軸像，カラードップラー

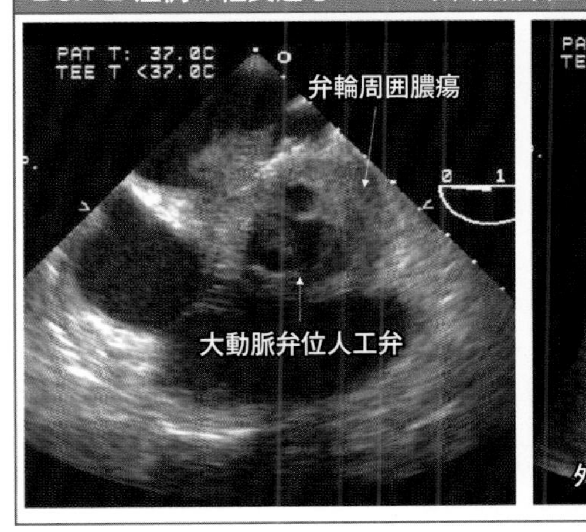

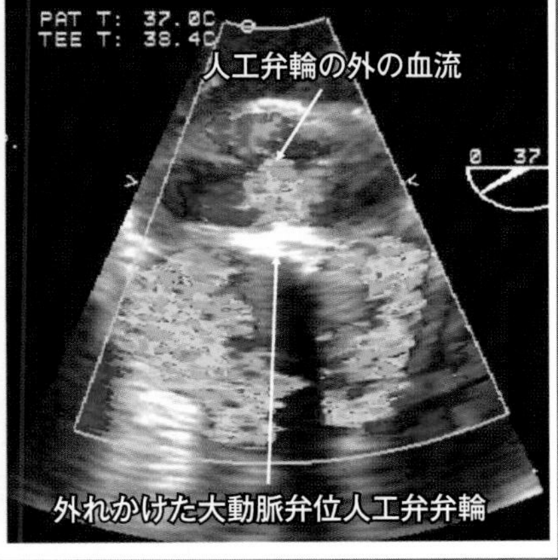

Glossary

■ 1）IE の修正された Duke 診断基準（Modified Duke Criteria）[1]　(Box 3)

IE の診断に用いられる．血液培養が IE 診断に重要であることが分かる．IE の菌血症は「持続的菌血症」であることが特徴なので血液培養も「持続的血液培養陽性」になる（大基準参照）．血液培養の採取に，発熱や悪寒戦慄の出現を待つ必要はない．少なくとも1時間程度の間に３セット採取する．

■ 2）血液培養陰性の IE，Blood Culture negative IE

IE で血液培養が陰性になる最も多い原因は，血液培養の採取よりも先に抗菌薬が使用されている場合である．IE は抗菌薬が使用されていなければ 60 ～ 90% で血液培養陽性になるといわれており，抗菌薬使用前に血液培養を採取することが重要である．

抗菌薬が使用されていなくても培養が難しく陽性になりにくい菌は，*Hemophilus sp.*,*Actinobacillus actinomycetemcomitans*, *Cardiobacterium hominis*, *Eikenella corrodeus*, *Kingella kingae* の頭文字をとって HACEK グループと呼ばれている．これらの他に *Coxiella burnetii*, *Bartonella sp.*, *Chlamydia psittaci* などが血清学的検査や Polymerase Chain Reaction 等で証明される[2]．

Short Lecture

IE の症状

■ 1. 心臓疾患としての症状

心臓の弁膜や心筋に障害を起こすことが多いので，弁膜症による心不全，刺激伝導系の異常による不整脈を呈することが多い．

■ 2. 治療抵抗性感染症の特徴

IE の疣贅は表面がバイオフィルムに覆われ, 抗菌薬が浸透しにくい．従って，長期に高濃度の抗菌薬を使用しないと治癒しない．さらに人工弁心内膜炎は，体内異物に対する感染であり，抗菌薬治療のみでは治癒せず外科的に感染巣を

Box 3 修正されたIEのDuke診断基準(文献1より筆者訳)

IE 確定		
病態生理的基準	(1) 培養，または疣贅，塞栓子となった疣贅，心筋内膿瘍の組織検査で病原体が証明される． または (2) 病変部位：疣贅または心筋内膿瘍が組織学的検査で活動性 IE が証明される．	
臨床的基準	(1) 2つの大基準 または (2) 1つの大基準と3つの小基準 または (3) 5つの小基準	
IE の可能性	(1) 1つの大基準と1つの小基準 または (2) 3つの小基準	
IE は否定的	(1)IE 以外の診断が確定 または (2)IE 様の症候が4日以内の抗菌薬治療で治癒 または (3) 抗菌薬治療が4日以内で，外科的にまたは剖検で IE の組織学的診断が得られない または (4)IE の可能性の診断基準を満たさない	
大基準		
IE を支持する血液培養	2セット以上の血液培養から IE に典型的な菌が検出される	*Viriance streptococci* *Streptociccus bovis* *HACEK group* *Staphylococcus aureus* *Community-acquired enterococci* 他に一次病巣がない
	IE に矛盾しない病原体が右に定義される血液培養持続的陽性が証明される．	12時間以上間を置いた少なくとも2セットの血液培養 3セットすべてか4セット以上のうち殆どの異なる（最初の検体から最後の検体まで少なくとも1時間以上間がある）血液培養が陽性
	Coxiella burnetii が血液培養で一度陽性になるか，が >1:800	この菌に対する phase 1 igG 抗体価
心内膜傷害の証拠	心エコーで IE 陽性（人工弁患者，臨床的判定基準で IE の可能性以上，複雑性 IE[弁輪周囲膿瘍] の場合は経食道心エコーを推奨，それ以外では経胸壁心エコーが最初）	弁や支持組織，逆流ジェットが通るところ，人工物などに付着する振動する塊．疣贅以外に解剖学的に説明できない． 膿瘍 人工弁が部分的に外れている．
	新たな弁逆流（以前から存在する心雑音の増悪や変化では十分ではない）	
小基準		
IE になりやすい素因	基礎心疾患あり，注射薬剤の頻用	
血管イベント	主要動脈塞栓，感染性肺塞栓，感染性動脈瘤，頭蓋内出血，結膜出血，Janeway lesion	
免疫現象	糸球体腎炎，Osler 結節，Roth 班，リウマトイド因子	
微生物学的証左	大基準には達しないが，血液培養陽性，血清学的に IE に矛盾しない活動性感染の証拠	

除去しないと治癒しないことが多い．いずれにしても経口抗菌薬を数日内服しただけでは治癒は望めず，診断を遅らせることになる．真菌による心内膜炎も外科治療の適応になることがある．

■ 3. 遠隔症状

疣贅がちぎれて脳梗塞や脾梗塞，肺血栓塞栓症を起こすことがある．脳梗塞が出血性梗塞になることもあれば感染性動脈瘤を生じてこれが破裂し，脳出血を起こすこともある．動脈硬化の危険因子や心房細動等がないのに，これら脳血管障害を起こしたらIEの可能性を考える必要がある．化膿性関節炎，骨髄炎を合併することもある．直接菌が髄液に侵入して髄膜炎を起こすこともあれば，免疫反応の結果として無菌性髄膜炎を起こすこともある．免疫反応は関節痛や皮膚病変を起こしたり，糸球体腎炎を起こしたりすることもある．

Recommendations

□ 感染症を疑ったら，病歴身体所見から感染臓器と起因菌を想定して可能な限り培養検査を提出する．

□ 呼吸器，消化器，泌尿器の感染症に特徴的な所見がない場合の細菌感染症として，血管内感染症・菌血症を忘れない．

□ 抗菌薬の使用に際しては，血液培養を採らなくても良い状況の方がむしろ少ないかも知れない．

References

1) Li JS, Sexton DJ, Mick N, et al. Proposed modifications to the Duke criteria for the diagnosis of infective endocarditis. Clinical Infectious Diseases : an official publication of the Infectious Diseases Society of America. 2000; 30(4): 633-38. doi: 10.1086/313753

2) Lamas CC, Eykyn SJ. Blood culture negative endocarditis: analysis of 63 cases presenting over 25 years. Heart. 2003; 89(3): 258-62. doi: 10.1136/heart.89.3.258

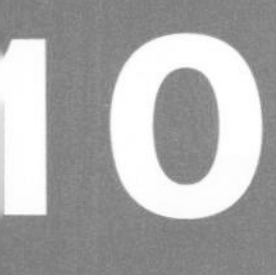

非心臓手術の術前評価を学ぶ

— 非心臓手術の周術期リスク評価 —

Learning Objectives

□ 非心臓手術の周術期心血管イベントのリスク評価と管理ができる.

- ■ 周術期心血管イベントに影響する患者要因を挙げることができる.
- ■ 周術期心血管イベントの高リスク・中リスク手術を挙げることができる.
- ■ 術前に非侵襲的負荷試験の対象となる場合を挙げ, 広範囲虚血が証明された場合の治療戦略を考えることができる.

Challenge Case

患者：70 歳代　男性

現病歴：黄疸が出現してきたとのことで前医受診. 腹部エコー, 腹部 CT 施行. 前医より膵臓癌が疑われ, 精査の結果膵癌の診断で膵頭十二指腸切除術を予定している. 前医より「数年前に胸痛があり, 高度の冠動脈病変があると予想されたが, 精査は希望されなかった」とのこと. 以前虚血性心疾患の疑いと診断されたことがあり, 当院消化器外科より「術前心機能チェック, 心疾患の管理につき御高診お願い申し上げます.」と循環器科へコンサルトされた.

既往歴：虚血性心疾患疑い, 高血圧, 2 型糖尿病, 慢性腎臓病

身体所見：身長 158cm, 体重 45kg, 血圧 140/60mmHg, 脈拍 55 回 / 分 , 呼吸数 16 回 / 分 , 体温 36.5℃ ,

眼球結膜黄染著明, 全身に黄疸あり. 胸部に異常認めず, 腹壁は柔らかく, 腫瘤などを触知しない.

入院時血液検査結果：Box 1

Tutorial

指導医 M：消化器外科からのコンサルテーションですね. どのように返事をしましたか？

Box 1 Caseの入院時血液検査結果

		基準値	
白血球数	7.9	3.5-9.0	$x10^3$
赤血球数	4.07L	4.3-5.6	$x10^6$
ヘモグロビン	12.1L	13.5-17.	g/dL
ヘマトクリット値	34.9L	40.0-51.	%
MCV	85.7	83-101	$μm^3$
MCH	29.7	28.0-34.	Pg
MCHC	34.7	31-36	%
血小板数	28.0	12.0-37	$x10^4$
ナトリウム（Na)	136L	138-147	mEq/L
カリウム（k）	4.30	3.50-5.0	mEq/L
クロール（Cl)	98L	99-109	mEq/L
総蛋白（TP)	6.9	6.5-8.2	g/dL
アルブミン（ALB)	3.0L	4.1-5.1	g/dL
A/G比	0.77L	1.00-2.0	
IgG	1404	870-1700	mg/dL
IgA	281	110-410	mg/dL
IgM	186	33-190	mg/dL
血中尿素窒素（BUN)	19.1	8.4-21.0	mg/dL
クレアチニン（CRE)	1.28H	0.60-1.2	mg/dL
eGFR	42.4		
総コレステロール（T-cho)	241H	128-220	mg/dL
HDL-コレステロール	16L	40-108	mg/dL
中性脂肪（TG)	184H	30-150	mg/dL
演算LDL	188H	140未満	mg/dL
AST(GOT)	132H	13-34	IU/L
ALT(GPT)	111H	7-37	IU/L
LD(LDH)	305H	112-213	IU/L
アルカリフォスファターゼ（ALP)	5096H	106-350	IU/L
γ-GTP	1790H	12-47	IU/L
コリンエステラーゼ（CHE)	229	218-464	U/L
総ビリルビン（T-BiL)	24.9H	0.3-1.1	mg/dL
直接ビリルビン（D-BiL)	15.9H	0.0-0.4	mg/dL
血清アミラーゼ（AMY)	75	43-130	IU/L
血糖（グルコース）	262H	72-110	mg/dL

総合診療医 G：心エコーでは左室肥大はありましたが，壁運動異常は認めませんでした．数年前に虚血性心疾患が疑われるということで，前医で冠動脈造影を勧められたそうですが，ご本人が拒否されたようです．今回は，手術前なのでと説明して冠動脈 CT 検査をオーダーして，結果を明後日説明しようと考えています．

M：心エコーに冠動脈 CT ですか．それで，患者さんはどういう胸痛だったと言っていましたか？　最後に自覚したのはいつでしたか？

G：軽度の胸痛で，持続も数秒程度ということでした．ここ数年は胸痛の自覚はなかったようです．

M：虚血性心臓発作の症状としては，典型的ではありません．それで，冠動脈 CT で狭窄があったらどうしようと考えているのですか？

G：術中，術後に心筋梗塞を起こさないように血行再建，冠動脈インターベンションを考慮しようと思います．

M：あまり良い方策とは思いませんね．冠動脈インターベンションをすることに，心筋梗塞の予防効果があるのでしょうか．

G：・・・．

M：この方は，膵頭部癌で黄疸がでているのですね．手術はあまり待てないのではないでしょうか．もし，冠動脈インターベンションをした場合，おそらく冠動脈ステントが留置され，ステント血栓症の予防のために一定期間 2 剤抗血小板療法が必要になります．この期間に手術をすると，手術の出血リスクが格段に高くなります．だからといって手術のために抗血小板療法を中止すると，ステント血栓症のリスクが高くなります．ステント血栓症による心筋梗塞の死亡率は，通常の心筋梗塞よりも高いといわれています．リスクとベネフィットを考えたときに，冠動脈インターベンションの予防的効果が，よほど有益でない限りはそのような治療戦略はお勧めできません．あるいは，冠動脈インターベンションにも合併症のリスクがあるわけですから，得るものがない限りリスクのみを背負わせるだけということになります．

G：すると，このコンサルテーションにはどのように対処したら良いのでしょうか．

M：周術期の心事故のリスク評価をするときには，まず患者要因と手技要因とを考えます．患者要因では現在心疾患を示唆する症状があるかどうかと，日常生活の活動度や既往症が重要で，手技要因では手術自体に心血管イベントのリスクがあるかどうかを評価します．

G：必ずしも心エコーや，冠動脈の解剖学的状態をみるということではないのですね．

■ ESC と AHA のガイドライン

M：そうです．ガイドラインもあります．欧州心臓病学会（European Society of Cardiology, ESC）[1]（**Box 2**）と米国心臓協会（American Heart Association, AHA）[2] のガイドライン (**Box 3**) を見ると，少し違うところはありますが，基本的に患者要因と手技要因を考えていて，患者要因では運動耐容能が重要であるという点は共通しています．

G：これらのアルゴリズムでは，緊急手術であればそれ以上特別な検査は不用ということですね．患者要因では運動耐容能を 4METs で分けているところが共通しています (**Box 4**，**Glossary 1**)．

M：ESC と AHA のガイドラインの違いは，手技リスクの評価方法です．AHA では米国外科学会 American College of Surgeons, ACS による National Surgical Quality Improvement Program の risk calculator(http://www.riskcalculator.facs.org) などを用いて，患者状態と手技要因を合わせて評価するように勧めているのに対して，ESC では手術そのものを低，中，高リスクに分類しています．

G：今回コンサルトされた患者の場合で ESC ガイドラインのアルゴリズムを適応すると・・緊急手術ではなく，不安定狭心症や心不全など活動性の心疾患はありません．手術は膵頭十二指腸切除なので高リスクになります．患者はゴルフが趣味で，最近まで楽しんでいたそうですから運動耐容能は 4METs 以上ありそうです．これ以上の検査はせずに手術をすることになりますが，冠動脈のリスクファクターがありますので，β 遮断薬とスタチンを開始する方が良いのでしょうか．

M：スタチンを開始するのは良いかもしれませんが，β 遮断薬については少々問題があります．このガイドライン以前から，そしてガイドライン発表後も β 遮断薬の周術期イベント抑制効果について議論がありました．現在のところ，β 遮断薬については必要性を個別に判断すべきです．この症例では開始する理由はないように思います．

G：それでは，すでに β 遮断薬を内服している場合は中止したほうがよいということでしょうか．

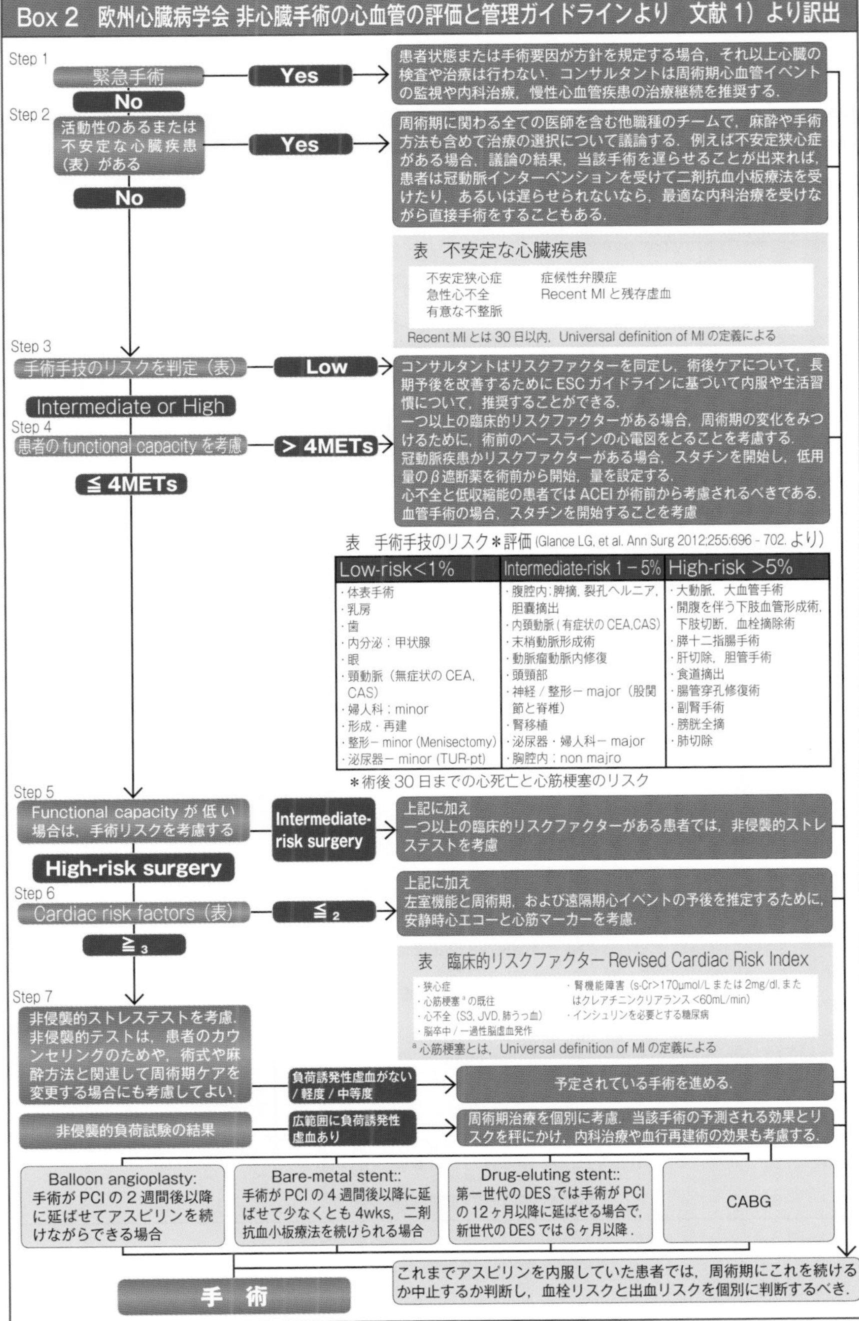

Box 2　欧州心臓病学会 非心臓手術の心血管の評価と管理ガイドラインより　文献 1）より訳出
Step 1
緊急手術
Yes
患者状態または手術要因が方針を規定する場合，それ以上心臓の検査や治療は行わない．コンサルタントは周術期心血管イベントの監視や内科治療，慢性心血管疾患の治療継続を推奨する．
No
Step 2
活動性のあるまたは不安定な心臓疾患（表）がある
Yes
周術期に関わる全ての医師を含む他職種のチームで，麻酔や手術方法も含めて治療の選択について議論する．例えば不安定狭心症がある場合，議論の結果，当該手術を遅らせることが出来れば，患者は冠動脈インターベンションを受けて二剤抗血小板療法を受けたり，あるいは遅らせられないなら，最適な内科治療を受けながら直接手術をすることもある．
No
表　不安定な心臓疾患
不安定狭心症
急性心不全
有意な不整脈
症候性弁膜症
Recent MI と残存虚血
Recent MI とは 30 日以内，Universal definition of MI の定義による
Step 3
手術手技のリスクを判定（表）
Low
コンサルタントはリスクファクターを同定し，術後ケアについて，長期予後を改善するために ESC ガイドラインに基づいて内服や生活習慣について，推奨することができる．
一つ以上の臨床的リスクファクターがある場合，周術期の変化をみつけるために，術前のベースラインの心電図をとることを考慮する．
冠動脈疾患かリスクファクターがある場合，スタチンを開始し，低用量のβ遮断薬を術前から開始，量を設定する．
心不全と低収縮能の患者では ACEI が術前から考慮されるべきである．
血管手術の場合，スタチンを開始することを考慮
Intermediate or High
Step 4
患者の functional capacity を考慮
> 4METs
≦ 4METs
Step 5
Functional capacity が低い場合は，手術リスクを考慮する
Intermediate-risk surgery
上記に加え
一つ以上の臨床的リスクファクターがある患者では，非侵襲的ストレステストを考慮
High-risk surgery
Step 6
Cardiac risk factors（表）
≦ 2
上記に加え
左室機能と周術期，および遠隔期心イベントの予後を推定するために，安静時心エコーと心筋マーカーを考慮．
≧ 3
Step 7
非侵襲的ストレステストを考慮．非侵襲的テストは，患者のカウンセリングのためや，術式や麻酔方法と関連して周術期ケアを変更する場合にも考慮してよい．
負荷誘発性虚血がない / 軽度 / 中等度
予定されている手術を進める．
非侵襲的負荷試験の結果
広範囲に負荷誘発性虚血あり
周術期治療を個別に考慮．当該手術の予測される効果とリスクを秤にかけ，内科治療や血行再建術の効果も考慮する．
Balloon angioplasty: 手術が PCI の 2 週間後以降に延ばせてアスピリンを続けながらできる場合
Bare-metal stent:: 手術が PCI の 4 週間後以降に延ばせて少なくとも 4wks，二剤抗血小板療法を続けられる場合
Drug-eluting stent:: 第一世代の DES では手術が PCI の 12 ヶ月以降に延ばせる場合で，新世代の DES では 6 ヶ月以降．
CABG
手　術
これまでアスピリンを内服していた患者では，周術期にこれを続けるか中止するか判断し，血栓リスクと出血リスクを個別に判断するべき．

表　手術手技のリスク＊評価 (Glance LG, et al. Ann Surg 2012;255:696 - 702. より)

Low-risk<1%	Intermediate-risk 1－5%	High-risk >5%
・体表手術 ・乳房 ・歯 ・内分泌：甲状腺 ・眼 ・頸動脈（無症状の CEA, CAS） ・婦人科：minor ・形成・再建 ・整形－ minor (Menisectomy) ・泌尿器－ minor (TUR-pt)	・腹腔内：脾摘，裂孔ヘルニア，胆嚢摘出 ・内頸動脈（有症状の CEA,CAS） ・末梢動脈形成術 ・動脈瘤動脈内修復 ・頭頸部 ・神経 / 整形－ major（股関節と脊椎） ・腎移植 ・泌尿器・婦人科－ major ・胸腔内：non majro	・大動脈，大血管手術 ・開腹を伴う下肢血管形成術，下肢切断，血栓摘除術 ・膵十二指腸手術 ・肝切除，胆管手術 ・食道摘出 ・腸管穿孔修復術 ・副腎手術 ・膀胱全摘 ・肺切除

＊術後 30 日までの心死亡と心筋梗塞のリスク

表　臨床的リスクファクター Revised Cardiac Risk Index

・狭心症
・心筋梗塞[a]の既往
・心不全（S3, JVD, 肺うっ血）
・脳卒中 / 一過性脳虚血発作
・腎機能障害（s-Cr>170μmol/L または 2mg/dl, またはクレアチニンクリアランス <60mL/min）
・インシュリンを必要とする糖尿病

[a] 心筋梗塞とは，Universal definition of MI の定義による

M：すでに内服している場合は，中止するよりも継続したほうが良いと考えられています．

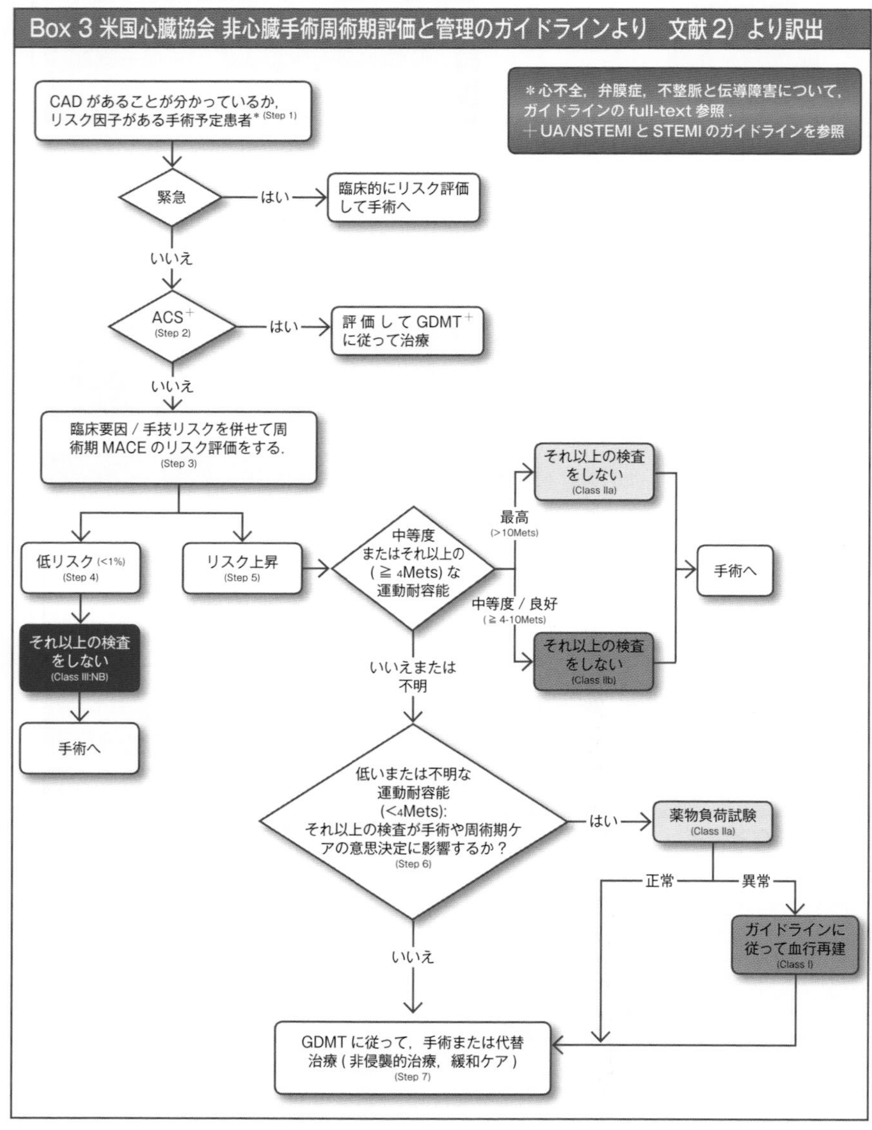

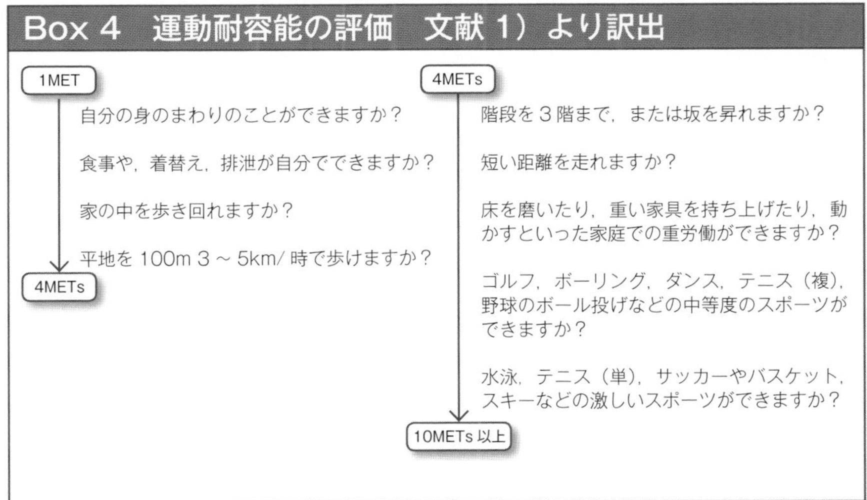

Box 4　運動耐容能の評価　文献 1）より訳出
1MET
自分の身のまわりのことができますか？
食事や，着替え，排泄が自分でできますか？
家の中を歩き回れますか？
平地を 100m 3 ～ 5km/ 時で歩けますか？
4METs
4METs
階段を３階まで，または坂を昇れますか？
短い距離を走れますか？
床を磨いたり，重い家具を持ち上げたり，動かすといった家庭での重労働ができますか？
ゴルフ，ボーリング，ダンス，テニス（複），野球のボール投げなどの中等度のスポーツができますか？
水泳，テニス（単），サッカーやバスケット，スキーなどの激しいスポーツができますか？
10METs 以上

High-value Care & Low-value Care

■ 高価値な医療：

- 非心臓手術の周術期心血管イベントのリスク評価では，患者要因と手技要因を考える．
- 患者要因では，活動性の心疾患があるか否かと運動耐容能を調べるのが重要．手技要因は，手術ごとのリスク評価が重要．
- 血行再建を考慮する場合にも，当該手術の必要性，緊急性，抗血小板療法の期間を考慮することが重要．(**Glossary 2**, 3)

■ 低価値な医療：

- 患者要因と手技要因とを考慮せず，術前に心エコーや冠動脈 CT/ 造影検査をステレオタイプに行うのは低価値な医療．

Glossary

■ 1）運動耐容能，4METs

Functional capacity をここでは運動耐容能と訳した．単位は Metabolic Equivalents, METs である．安静時を 1METs として，活動の強さをその何倍に相当するかで表している．普段の生活や行う趣味などから，可能な活動の強度を知ることで周術期心血管イベントのリスク評価の一助とする．4METs 以上の活動が可能であれば，それ以上の心血管検査は必要ないとされる．4METs の強度とは，階段を３階まで上る，庭の草むしりをする，洗濯物を干す，ベビーカーを押しながら歩く，子供といっしょに歩く程度の労作とされている．

■ 2）Rivised Cardiac Risk Index

Lee ら[3] は 1999 年に非心臓手術の周術期心血管イベントの予測因子を提唱した．これは，4351 件の非心臓手術を対象にロジスティック回帰分析で導き出した６つの因子，高リスク手術（腹腔内手術，胸腔内手術，鼠径靱帯より上部の血管手術），虚血性心疾患（虚血性胸痛，心筋梗塞の既往，負荷試験陽性）の既往，うっ血性心不全の既往，脳血管障害の既往，糖尿病でインシュリン治療中，術前血清クレアチニン >2.0mg/dL で，これらが１つもない場合の心血管合併症は 0.5%，１つの場合は 1.3%，２つの場合は 3.6%，３つ以上ある場合は 9.1% と報告した．ESC ガイドラインでは，高リスク手術以外の因子を挙げていくつ合致するかで，リスク評価方法を変えるようにしている．

■ 3）National Surgical Quality Improvement Program Risk calculator.

(https://riskcalculator.facs.org/RiskCalculator/)

米国外科学会 American College of Surgeons が展開している質向上プログラム National Surgical Quality Improvement Program の一環で，ウェブ上で術式と患者に関する情報を入力することで合併症リスクを算出することができる．心血管イベントだけでなく，全合併症リスク，重篤な合併症リスク，肺炎，心血管疾患，術創感染，尿路感染，静脈血栓症，腎不全，死亡などのリスクを算出できる．

Short Lecture

周術期心血管イベントの予防

■ 1. 術前心エコー

非心臓手術の術前コンサルトで，よく「心機能の評価を」と依頼されることがあるが，周術期心血管イベントの予測や予防という点でいうと，心エコーの役割は確立されているとはいえない．実際，ガイドラインのアルゴリズムには心エコーを施行したり，その結果で方針を変更したりということはない．ESC ガイドラインでは，高リスク患者に対して安静時心エコーを行うことが Class IIa (エビデンスレベル C) に過ぎない．一方で後ろ向き観察研究ではあるが，術前心エコーを受けた場合に受けなかった場合よりもわずかに予後が悪かったとしたものがある．その理由として，心エコー後に新たな処方が増えており，後述する β 遮断薬のようにそれが影響した可能性を示唆している．但し，聴診や頸動脈の触診で高度大動脈弁狭窄が疑われる場合は，心エコーで確認して大動脈弁に対する治療を先行させるか否かを議論することが多い．

■ 2. 予防的血行再建

過去の研究では，非心臓手術前に冠動脈狭窄に対して予防的血行再建を施行した場合としなかった場合で比べて，予後に差はないという結果が出ている[4, 5]．

ESC ガイドラインでは，非心臓手術の後に安定狭心症ガイドラインに従って血行再建を考慮するのが Class IIa（エビデンスレベル C），虚血が証明された場合の高リスク手術に先立って考慮するのは Class IIb（エビデンスレベル C）とされている．低・中リスクには推奨されていない（Class III）．AHA ガイドラインでは狭心症のガイドラインに従うことを Class I（エビデンスレベル C）としている．非心臓手術の術前に限らず，カテーテルインターベンションには心筋梗塞の予防効果は証明されていない．術前の治療方針を考える際には，血行再建のために非心臓手術を遅らせることの影響を考えるべきである．

■ 3. β遮断薬

かつて非心臓手術の前にβ遮断薬を使用することで，周術期心血管イベントが減らせるとされたことがあった[6,7]．しかし，その後の研究では周術期心筋梗塞は減らすが死亡率は上昇したという結果[8]が出るなどして，効果に疑問が投げかけられた．更にβ遮断薬の周術期イベント抑制効果があるとしたDECREASE試験の不適切さが指摘[9]されるなど，β遮断薬を周術期心血管イベント抑制の目的で使用することに否定的な意見が多くなった．そんな中で2014年のガイドラインでも，β遮断薬の使用が推奨されていることに対して，激しい非難もある[9]．すでに内服しているβ遮断薬は，継続した方が中止した場合よりも心血管イベントが少なく，90日死亡率が低いとされている[10]．

■ 4. スタチン

血管手術を対象に，コレステロール値に関わらずスタチンを投与した場合，イベントを有意に抑制したとする二重盲検試験がある[11]．ESC，AHAのガイドラインともすでにスタチンを内服している場合は周術期も継続することをClass I（エビデンスレベルC），血管手術については術前に開始することをClass IIa（エビデンスレベルB）としている．新たにスタチンを開始する場合，術前2週間以上前から開始するのがよい．

Recommendations

□ 非心臓手術に際して循環器科領域の問題についてコンサルトされた場合，手術の「可否」を決めるのはあくまでも手術対象となる疾患の主治医であることを忘れず，術前に解決すべき循環器科的問題があるかどうかを評価し，問題がある場合はそのために手術の「延期」を提案するかどうかを決める立場であることを念頭に置く．

□ 周術期心血管イベントのリスク評価と管理については，患者要因としての既往症と運動耐容能を評価して，手術要因としてのリスクを評価し，ガイドラインとそのアルゴリズム等を参考に管理をすすめる．

References

1) Kristensen SD, et al. 2014 ESC/ESA Guidelines on non-cardiac surgery: cardiovascular assessment and management: The Joint Task Force on non-cardiac surgery: cardiovascular assessment and management of the European Society of Cardiology (ESC) and the European Society of Anaesthesiology (ESA). European Heart Journal. 2014; 35(35): 2383-431.
2) Fleisher LA, et al. 2014 ACC/AHA guideline on perioperative cardiovascular evaluation and management of patients undergoing noncardiac surgery: a report of the American College of Cardiology/ American Heart Association Task Force on Practice Guidelines. Circulation. 2014;130(24):e278-e333.
3) Lee TH, et al. Derivation and prospective validation of a simple index for prediction of cardiac risk of major noncardiac surgery. Circulation. 1999;100(10):1043-9.
4) McFalls EO, et al. Coronary-artery revascularization before elective major vascular surgery. The New England Journal of Medicine. 2004;351(27):2795-804.
5) Schouten O, et al. Long-Term Outcome of Prophylactic Coronary Revascularization in Cardiac High-Risk Patients Undergoing Major Vascular Surgery (from the Randomized DECREASE-V Pilot Study). AJC. 2009;103(7):897-901.
6) Lindenauer PK, et al. Perioperative beta-blocker therapy and mortality after major noncardiac surgery. The New England Journal of Medicine. 2005;353(4):349-61.
7) Wallace A, et al. Prophylactic atenolol reduces postoperative myocardial ischemia. McSPI Research Group. Anesthesiology. 1998;88(1):7-17.
8) Devereaux PJ, et al. Effects of extended-release metoprolol succinate in patients undergoing non-cardiac surgery (POISE trial): a randomised controlled trial. Lancet. 2008;371(9627):1839-47.
9) Cole GD, Francis DP. Perioperative blockade: guidelines do not reflect the problems with the evidence from the DECREASE trials. BMJ.

2014;349(aug29 8):g5210-g.

10) Thompson R. β-Blocker Continuation After Noncardiac Surgery<subtitle>A Report From the Surgical Care and Outcomes Assessment Program</subtitle><alt-title> β-Blocker After Noncardiac Surgery</alt-title>. Archives of Surgery. 2012;147(5):467.

11) Schouten O, et al. Fluvastatin and perioperative events in patients undergoing vascular surgery. The New England Journal of Medicine. 2009;361(10):980-9.

非心臓手術の周術期リスク評価　追記

本書の執筆に数年かかったために，紹介したガイドラインが新しくなったものがある．非心臓手術の周術期の評価と管理についても2022年に日本循環器学会から新しいガイドラインが発表された[1]．

「非心臓手術の術前循環器評価アルゴリズム」は，2014のESCのそれと類似しているが，患者の運動耐容能の代わりにBNPまたはNT-pro BNPを用いることができるなど，新しい有用な知見が加わっている．また，術前に循環器疾患への治療を優先させるかどうかについても詳細に述べられている．例えば，「無症候性であれば重症大動脈弁狭窄症を合併していても，予防的に外科的・経皮的大動脈弁置換術を行わず，非心臓手術をすることを考慮する（推奨クラスIIa, エビデンスレベルB）．」など，心疾患に介入することのリスク－ベネフィット，非心臓手術を延期することのリスクを考慮することの重要性が述べられていて，「多専門科集学的チームによる包括的吟味」を推奨している．

また，患者との協働意思決定や，高リスク患者についての術前アドバンス・ケア・プランニングについても述べられている点は重要である．

1) 日本循環器学会，日本心臓病学会．非心臓手術における合併心疾患の評価と管理に関するガイドライン JCS 2022 Guidelines on Perioperative Cardiovascular Assessment and Management for Non-cardiac Surgery 2022 [Available from: https://www.j-circ.or.jp/cms/wp-content/uploads/2022/03/JCS2022_hiraoka.pdf.

11 心外膜炎のマネジメントを学ぶ

― 胸痛～心外膜炎 ―

Learning Objectives

□ 急性心外膜炎を診断し治療方針を立てられる.
- ■ 急性心外膜炎に特徴的な症状を知っている.
- ■ 急性心外膜炎の診断は病歴以外に心電図・心エコーが有用であるが，鑑別のためにCTが必要なこともある.
- ■ 急性心外膜炎で入院させるべき徴候を知っている.
- ■ 急性心外膜炎での心嚢穿刺の適応と診断に必要な検査を知っている.
- ■ 化膿性心外膜炎の初期治療を知っている.

Challenge Case

患者：50歳代　男性

現病歴： 毎年検診を受けていて糖尿病を指摘されていたが未治療であった. 受診5日前より右肩の疼痛を自覚するようになり，近医でMRI撮影したところ筋肉の炎症があると言われた. 抗炎鎮痛薬を処方され, 右肩に注射（内容不明）してもらった. その後右肩から胸背部にかけて間欠的な痛みを自覚し，次第にずきずきとした胸痛が強くなってきた. 受診日の4;00A.M.頃より胸背部に激しい痛みが出現，頻呼吸になっていたため，妻が運転する自家用車で6;00A.M.救急外来を来院した. 胸痛は吸気時に増悪し，体を前傾するとやや改善する.

既往歴：糖尿病（未治療），喫煙20本 / 日× 30年（現喫煙者），飲酒：ビール350mL × 2本 / 日

身体所見：身長175cm, 体重70kg, 血圧115/90 mmHg, 脈拍110回 / 分 , 呼吸数24回 / 分, SpO_2 97% (room air), 体温36.6℃ , 受診時胸痛5/10 (Numeric Rating Scale).
頸静脈怒張なし，心音 整，心膜摩擦音なし，肺野 呼吸音正常.

Tutorial

■ 受診時心電図，心エコー，造影CT

指導医M：心電図でST上昇が著明ですね（**Box 1**）. どうしましたか.

Box 1　受診時 12 誘導心電図

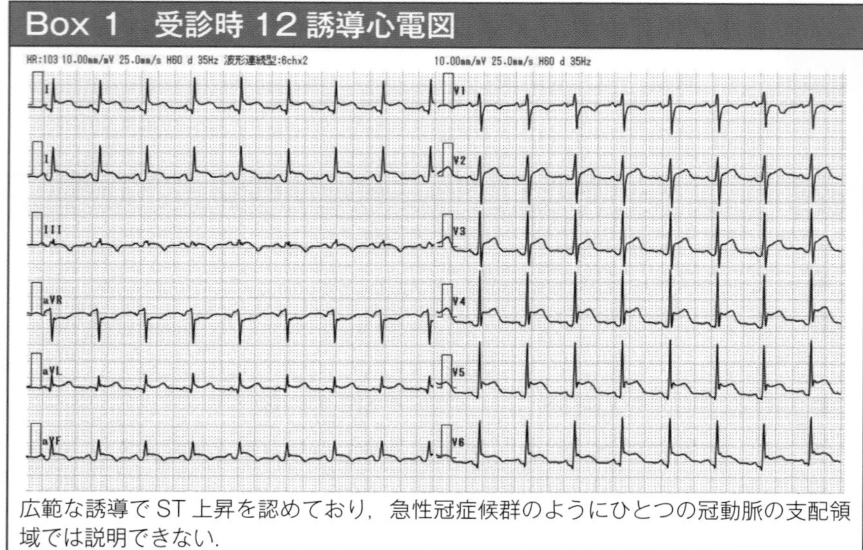

広範な誘導で ST 上昇を認めており，急性冠症候群のようにひとつの冠動脈の支配領域では説明できない．

総合診療医 G：病歴からは急性冠症候群よりも急性心外膜炎を疑いますし，心電図もほぼ全ての誘導で ST 上昇を認めますから，やはり急性心外膜炎を疑いました．心エコーでも心嚢液が著明でした（**Box 2**）．救急外来では，心エコーでフラップが見えなくても大動脈解離の可能性はあると考えて，造影 CT を撮影しています（**Box 3**）．

M：それで解離の所見はなく，心外膜炎の診断が裏付けられたということですね．

G：はい，受診後は痛みも治まってきていたのですが，入院加療としています．

M：急性心外膜炎では，外来でフォローできる例も少なくありませんが，この症例では入院が適切ですね．

G：はい，高熱が出たり心嚢液が多量に貯留したりということではありませんが，数日かけて悪化してきており，しかも前医の抗炎鎮痛薬に反応が乏しいようでしたので，入院加療としました（**Glossary 1 ～ 4 参照**）．

M：入院後はどうしましたか．

G：もう少し非ステロイド系抗炎鎮痛薬と安静で経過を観ようという方針になり，次第に胸痛は改善しました．発熱することもなく，入院時に血液培養を採っていたのですが，これも菌を検出することはありませんでした．時間はかかりましたが非ステロイド系抗炎鎮痛薬で治癒するのではないかと思っていました．

M：心エコーでは心嚢液は減少していましたか．

Box 2　受診時心エコー

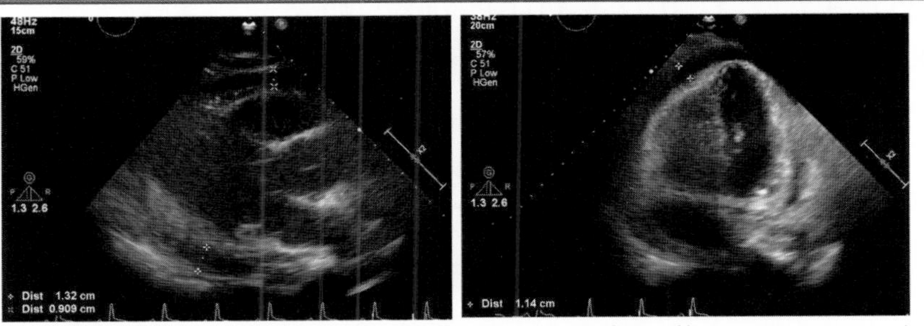

左 傍胸骨長軸像．拡張期に右室前面に約 13mm, 左室後面に約 9mm のエコーフリースペースを認める．

右 心尖部四腔像．拡張期に右室心尖部に約 11mm のエコーフリースペースを認める．

中等度心嚢液貯留の所見である．

Box 3　受診時造影 CT

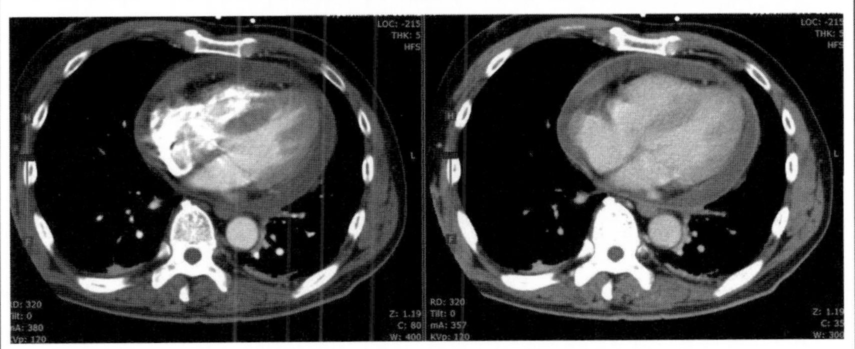

心嚢液が全体に 10 ～ 15mm ほどあり，早期相（左）から遅延相（右）にかけて心外膜が増強されている．心外膜炎の所見である．

■ 入院3日目の心電図，心エコー

G：いいえ，入院3日目，発症8日目に再検査しましたが，心電図で入院時よりQRSの電位が低くなり，心エコーでは心嚢液は少し増えていました（**Box 4, 5**）.

M：今日で入院5日目ですね．何があったのですか.

G：昨日の深夜から右肩の痛みを訴え，今朝は倦怠感を訴えていました．それが次第に強くなって，少し冷や汗が出ています.「寝ても起きてもきつい」といって，“身の置き所がない”様子です.

Box 4　入院3日目の心電図

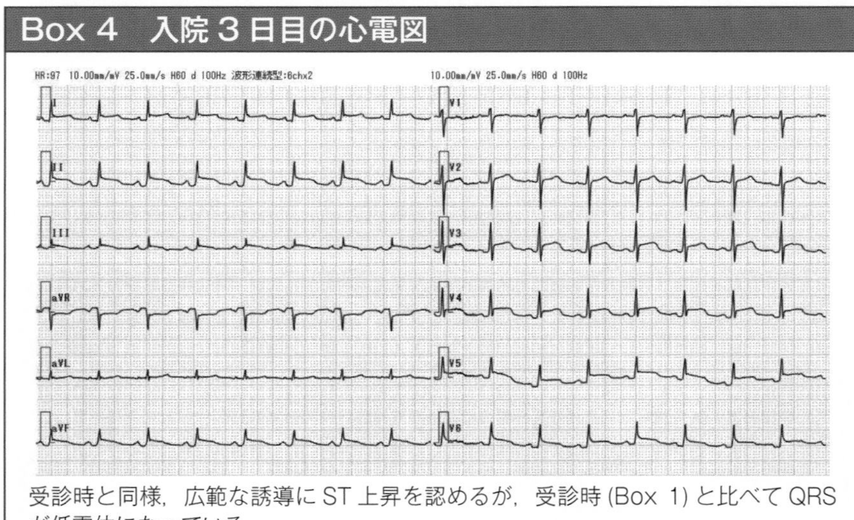

受診時と同様，広範な誘導にST上昇を認めるが，受診時（Box 1）と比べてQRSが低電位になっている.

Box 5　入院3日目（図4と同じ日）の心エコー

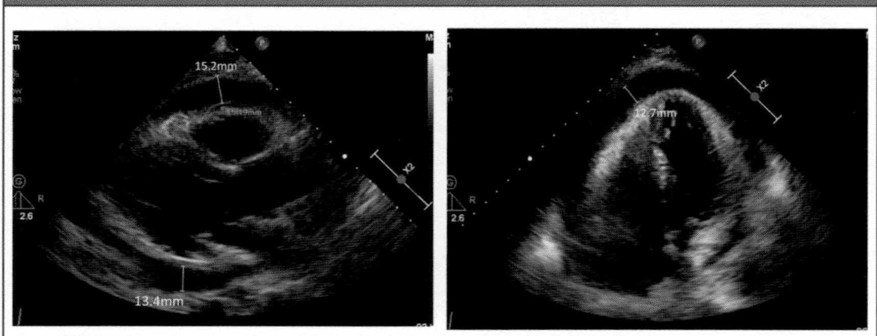

右室前面に約15mm，左室後面に約13mm，右室心尖部に約13mmと入院時（Box 2）よりも心嚢液が増加しているのが分かる.

M：それは切迫した状態ですね．現在の血圧と脈拍はどうですか．

G：血圧は 90/72mmHg，脈拍 103 回 / 分です．昨日までは血圧 120/80mmHg で脈拍 96 回 / 分でした．それから，座位でも頸静脈が怒張しているのが分かります．今朝の採血で AST 1657 IU/L，ALT 468 IU/L と上昇しています．

M：それはおそらく，心タンポナーデを起こしていますね．トランスアミナーゼの上昇は肝うっ血のためでしょう．心エコーで確認して，心嚢穿刺・ドレナージを行いましょう．

■ 心嚢液の性状と生化学検査

G：M 先生，心嚢液を穿刺したところ膿性でした．細菌性心外膜炎が疑われます（**Box 6**）．

M：もう一度血液培養も採取して，抗菌薬を開始しましょう．細菌検査室に心嚢液のグラム染色を依頼してください．それから，経皮的ドレナージが不十分な場合に備えて，心臓外科の先生にも相談しておきましょう．

後日心嚢液および二度目に採られた血液培養から，*Streptococcus Pneumoniae* を検出した．抗菌薬は経験的に開始したバンコマイシンとセフトリアキソンからペニシリン G に変更した．その後，ドレナージが十分でなかったことから外科的に心外膜切開と洗浄ドレナージを追加した．

Box 6　心嚢液の性状と生化学検査

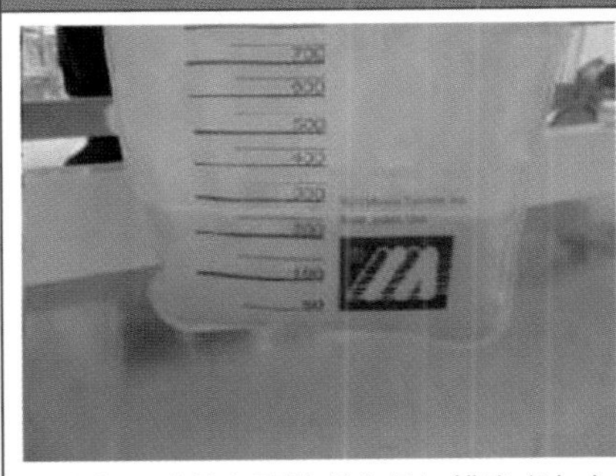

【心嚢液】
細胞数 179 万 /μL（好中球 95%）
蛋白定量 3.4g/dL
糖定量 152mg/dL
LDH 18 IU/L

【血液検査】
総蛋白 6.5 g/dL
血糖 309mg/dL
LDH 1827 IU/L

灰白色の膿性心嚢液が多量に排出された．心嚢液の生化学性状では LDH は滲出性の特徴を示さないが，蛋白定量が 3.4g/dL で血清蛋白との比が 0.5 を超え，細胞数が非常に多く好中球が 95% であること，糖の比は 0.49（<1.0）であることが滲出性の性状に合致する．（Glossary 4 参照）

High-value Care & Low-value Care

■ 高価値な医療：

・ 急性心外膜炎で入院治療が必要になる高リスク患者を同定し，心嚢穿刺の適応と診断に必要な検査を知っているのが高価値な医療.
・ 急性心外膜炎の病因に応じて，治療戦略を適切に立てられるのが高価値な医療.

■ 低価値な医療：

・心嚢液貯留をすべて穿刺しようとするのは，低価値な医療.
・心外膜炎の入院適応を知らないのは低価値な医療.
・診断のために必要な心嚢液の検査を知らないのは，低価値な医療.

Glossary

■ 1）心外膜炎の定義:European Society of Cardiology (ESC) のガイドライン[1)]

心外膜炎の定義は,

i) 胸痛（>85-90%）典型的には鋭い痛みで，立ち上がったり前傾したりすると良くなる
ii) 心膜摩擦音 (<=33%)
iii) 心電図で広範な ST 上昇か PR 低下（高々 60%）
iv) 心嚢液貯留（高々 60%）のうち二つを満たすもので,
(ア) Acute；4 〜 6 週以内
(イ) Incessant；4 〜 6 週を超えて 3 ヶ月未満寛解しないもの
(ウ) Recurrent：無症候の時期を 4 〜 6 週以上あけて繰り返す
(エ) Chronic：3 ヶ月以上続く

としている.

■ 2）急性心外膜炎の症状・画像診断

心外膜炎の胸痛は, 虚血性心臓発作が数分から数十分の長さであるのに比べ, 数時間から数日と長く持続する傾向がある．Challenge Case でも数日の経過で次第に増悪してきている．胸膜炎のように吸気時に増悪するほか，虚血性心

臓発作が頸部や左肩・腕に放散するのに対し，心外膜炎では僧帽筋縁 trapezius ridge に放散する．これは，横隔神経が僧帽筋を支配して，更に心外膜縁を通って横隔膜に至るためと考えられる[2]．また，立ち上がったり，上体を前傾させたりするとやや改善する．心膜摩擦音の頻度は上記の通りあまり高くないが，聴取されると心外膜炎の可能性が高い．なお，心膜摩擦音は上体を前傾すると聴取しやすくなる．心電図の ST 上昇・PR 低下と心エコーの心嚢液貯留以外に，造影 CT では心外膜の造影効果がみられる（**Box 3**）．

■ 3）高リスクな急性心外膜炎

以下のひとつ以上があると予後が良くないといわれ，入院の適応である[1]．

(ア) >38℃の高熱

(イ) 亜急性の経過（発症時期が明確でなく症状が数日かけて出現）

(ウ) 多量の心嚢液（拡張期でエコーフリースペースが >20mm）

(エ) 心タンポナーデ

(オ) 非ステロイド系抗炎鎮痛薬の使用でも 7 日以内に改善しない

そのほか，心筋心外膜炎 myopericarditis（心筋トロポニン，または CK-MB の上昇），免疫抑制状態，外傷，経口抗凝固薬の内服も “Minor predictor” とされている[1]．筆者は，心筋炎の所見である心筋トロポニンや CK-MB の上昇があれば，入院の適応と考える．

■ 4）心嚢液と Light's criteria ～滲出性と漏出性

胸水で浸出液と漏出液を区別する Light's criteria は有名である．

1. 胸水と血清の総蛋白の比が 0.5 を超える
2. 胸水と血清の LDH の比が 0.6 を超える
3. 胸水の LDH が血清 LDH の正常（通常 105-333 IU/L）上限の 2/3 を超える

のいずれかひとつを満たすと浸出液であるとするものである[3]．心嚢液についても，この基準を検討した研究がある[4]．これによると，上記で胸水を心嚢液に変えた場合，滲出性心嚢液の診断感度は 1. が 94%，特異度 96%，2. が感度 94%，特異度 40% であった．また心嚢液総蛋白 >3.0g/dL で滲出性とする感度は 97%，特異度 22% で，心嚢液 / 血清蛋白比 >0.5 は感度 94%，特異度 13% であった．これらの結果，

1．心嚢液総蛋白 >3.0g/dL
2．心嚢液 / 血清総蛋白比 >0.5
3．心嚢液 / 血清 LDH 比 >0.60
4．心嚢液 LDH>300 IU/dL

のうちひとつを満たすものが浸出液の可能性が高いとしている．

その他，滲出性では白血球数が有意に多く（14,116 ± 37,446 vs 2,210 ± 1,916;p=0.012），グルコースが有意に低く（77.9 ± 41.9 vs 96.1 ± 50.7; p=0.0218），心嚢液と血清の糖比 <1.0 で滲出性とすると感度 85%，特異度 12% としている．細菌培養は特異度が高く，細胞診は悪性腫瘍診断の感度が 92%，特異度 100% としている．注意したいのは，胸水も心嚢液も利尿剤が使用されると溶媒よりも自由水が先に抜けるので，漏出性でも滲出性の性状に近づき，偽性浸出液 pseudoexudate[5] と呼ばれる状態になることである．このほかに推奨される心嚢液検査は，CEA（>5ng/mL で異常），CYFRA 21-1（>100ng/mL で異常），Adenosine deaminase(ADA，>40U/L で結核性の可能性あり)，PCR（結核性，ウイルス性）などがある[6]．

Short Lecture

急性心外膜炎の治療

■ 1. 外来フォロー可能な急性心外膜炎

上記 **(Glossary 3)** の高リスクに該当する因子がなければ，非ステロイド系抗炎鎮痛薬を処方して外来で 1 週間くらい後にフォローできるとされる[1]．但し，安静にして激しい運動を避けることと，効果がない場合の再受診を指示する．

■ 2. 抗炎鎮痛薬

急性心外膜炎の初期治療で使用される抗炎鎮痛薬は，アスピリン（750 ～ 1000mg 8 時間毎）か非ステロイド性抗炎鎮痛薬（イブプロフェン，ロキソプロフェンなど）で，これにコルヒチン（70kg 未満で 0.5mg/day, 70kg 以上で 0.5mg x 2 回 /day）を加える（Class I, evidence Level A[1]）.

■ 3. 細菌性心外膜炎（結核性，その他の細菌性）

細菌性心外膜炎で最も多いのは結核性で，Challenge Case のような化膿性は1%未満の頻度といわれる．起炎菌として多いのはブドウ球菌，連鎖球菌，肺炎球菌，髄膜炎菌，腸内細菌[1,7]で，免疫抑制状態や心臓外科術後は黄色ブドウ球菌や真菌が多い．細菌性心外膜炎の治療は有効なドレナージと経静脈的抗菌薬投与（投与前の血液培養を忘れない）が中心である．結核性以外の経験的治療で推奨される抗菌薬は，バンコマイシン15～20mg/kg, 8～12時間毎＋セフトリアキソン2g ,24時間毎[7]．経皮的ドレナージが十分でなければ外科的な介入（洗浄ドレナージ，心膜切除）や心嚢内血栓溶解が適応になる．

■ 4. 心嚢穿刺または外科的ドレナージのclass I適応[1]

(ア) 心タンポナーデ,
(イ) 症状を有する中等度（心エコーで10～20mm）～多量（心エコーで>20mm）で薬剤治療に反応しない,
(ウ) 細菌性・結核性か悪性腫瘍が原因と思われる場合

その他，心外膜生検の適応などについてはガイドライン[1]参照のこと

■ 5. 予後

一般に，適切に治療された急性心外膜炎の予後は良好である．最も多い特発性（おそらくその多くはウイルス性）では，収縮性心外膜炎に進展するのは1%未満である．コルヒチンは急性心外膜炎の再発を半減させるといわれている[1]．しかし，細菌性の場合は20～30%で収縮性心外膜炎に至るといわれる．

Recommendations

□ 急性心外膜炎は病歴と心電図，心エコーで診断するが，鑑別のための造影CTも必要になることがある．

□ すべての心嚢液が穿刺の対象となるわけではなく，心嚢穿刺の適応を知っておく事が重要である．

□ 高リスクな心外膜炎の予測因子を知り，外来治療と入院治療とを適切に判断する事も重要である．

□ 急性心外膜炎は適切に治療すると予後は悪くない．初期治療の効果判定と無効時の治療を知っておく事が重要である．

References

1) Adler Y, Charron P, Imazio M, et al. 2015 ESC Guidelines for the diagnosis and management of pericardial diseases. European Heart Journal. 2015;36(42):2921-64.
2) Lange RA, Hillis LD. Clinical practice. Acute pericarditis. The New England Journal of Medicine. 2004; 351(21): 2195 - 202.
3) Light RW. Clinical Manifestations and Useful Tests. Pleural Disease. 5 th ed. Philadelphia: Lippincott Williams & Wilkins, a Wlters Kluwer business; 2007, p 73-108.
4) Meyers DG, Meyers RE, Prendergast TW. The usefulness of diagnostic tests on pericardial fluid. Chest. 1997; 111 (5): 1213-21.
5) Spodick DH. Diagnostic Interpretation of pericardial fluids. Chest. 1997; 111 (5): 1156-7.
6) Imazio M, Adler Y. Management of pericardial effusion. European Heart Journal. 2013; 34(16): 1186-97.
7) Gilbert DN, Chambers HF, Saag MS, et al. 心膜炎, 細菌性 . 2021. In: サンフォード感染症治療ガイド 2021 [Internet]. 東京 : ライフサイエンス出版 .

12

急性下壁心筋梗塞をみたら

― 右室梗塞 ―

Learning Objectives

□ 急性下壁心筋梗塞の合併症に右室梗塞があることを理解する.

- ■ 急性下壁心筋梗塞の心電図は，右側胸部誘導も忘れない.
- ■ 右室梗塞の臨床像の特徴を挙げられる.
- ■ 右室梗塞での禁忌を理解する.
- ■ 右室梗塞の初期治療を理解する.

Challenge Case

患者：79 歳 , 女性

現病歴：自宅で夕食の後片付けの後，風呂に入ろうと風呂場へ向かって歩いている時に意識消失．すぐに意識を取り戻したが，顔面蒼白で意識がもうろうとしているので救急車にて搬送されてきた.

既往歴： 高血圧，高脂血症で内服加療中

身体所見：

意識状態 (Glasgow Coma Scale)E3,V4,M5

血圧 80/mmHg（触診）, 脈拍 40 回 / 分 , 呼吸数 18 回 / 分 , SpO_2 99%（酸素リザーバーマスク 15L/ 分）体温 35.6℃ ,

瞳孔不同なし，対光反射正常，四肢の動きに左右差なし.

Tutorial

指導医 M：今日のカンファレンスは，失神後に遷延する意識障害です.

総合診療医 G：血圧が低く，手足の動きに左右差はないということなので，脳卒中よりも，低血圧による意識障害の可能性が高いと思います．ショック状態です.

M：いいですね．バイタルサインに注目しましたね.

G：身体所見を教えてください．冷や汗をかいていたりしていませんか.

M：顔面蒼白で冷や汗もかいています.

G：頸静脈の所見はどうでしょうか.

M：ショックなので臥位のままですが・・・怒張しているように見えます. 他に頸静脈の所見で注意するべきことはありませんか.

G：そうですね・・・分かりません.

M：呼吸との関連に注目しましょう. この方は, 吸気時に頸静脈怒張がより強くなりました. これはKussmaul徴候といって, 重症心不全の時などにみられます（**Glossary 1**）.

G：歩行時に突然失神して, その後意識障害が遷延, 身体所見で心不全を示唆するような頸静脈の怒張, 徐脈もありますから, 心血管疾患によるショック状態が疑われます. 心電図と胸部X線を至急オーダーします.

■ 心電図と胸部X線所見

M：それでは, 心電図と胸部X線所見を示します（**Box 1**）.

G：心電図のII, III, aVF誘導でST上昇が著明です. やはり, 急性心筋梗塞, 下壁梗塞による心原性ショックだと思います. でも, 胸部X線では肺うっ血は顕著ではありません. 普通, 心原性ショックでは肺うっ血があるものだと思いましたが・・・.

M：そこが重要なポイントです. 下壁の急性心筋梗塞でショックを伴い, 頸静脈怒張があるのに肺うっ血が著明ではない. どんな病態を考えますか.

G：・・・分かりません.

Box 1 動脈血ガス分析結果と胸部X線

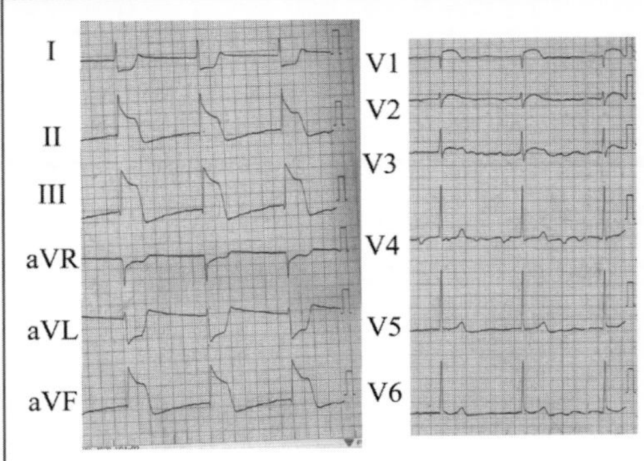

心電図でII,III,aVFのST上昇, I,aVLのST低下, V1のST上昇を認める.

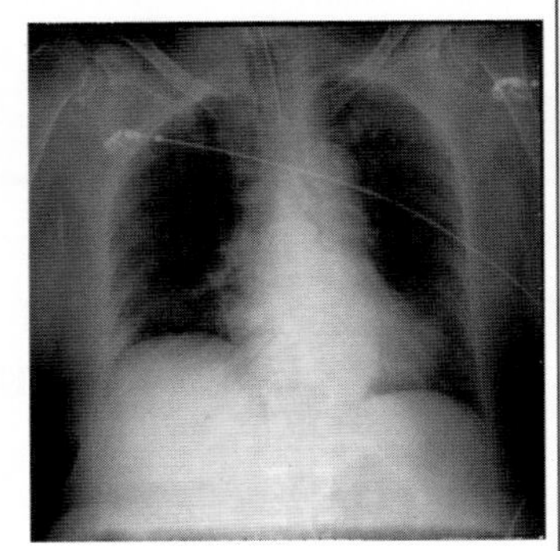

気管挿管後の胸部X線. 肺うっ血は顕著でない.

■ 右冠動脈の解剖

M：多くの下壁心筋梗塞の責任血管は右冠動脈ですね．右冠動脈の解剖を思い出してください（**Box 2**）．右心室を灌流する右室枝が出ています．これより近位で血管が閉塞すると，右心室も梗塞に陥ります．これが右室梗塞です．

Box 2 右冠動脈の解剖

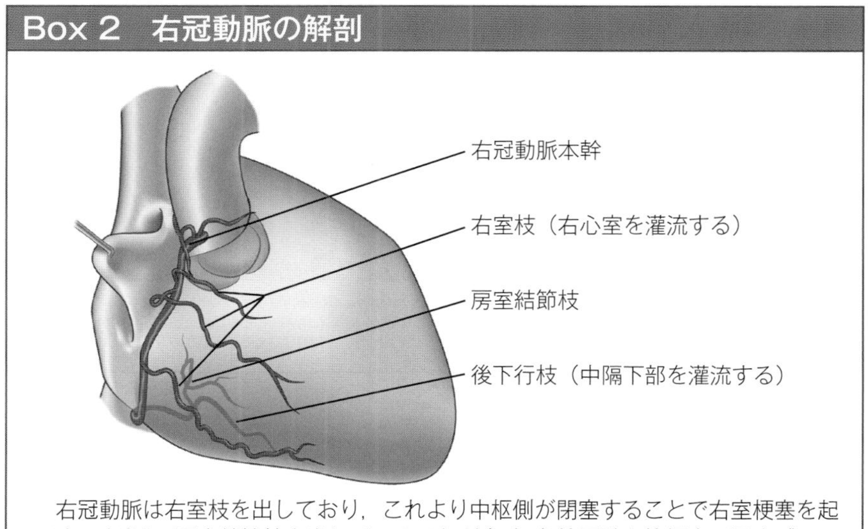

右冠動脈は右室枝を出しており，これより中枢側が閉塞することで右室梗塞を起こす．さらに，房室結節枝を出していることが多く，急性下壁心筋梗塞で房室ブロックを合併することも多い．

■ 右側胸部誘導

M：救急外来で，心電図の右側胸部誘導をとりました（**Box 3 a**）．右側胸部誘導でのST上昇が診断の決め手になります（**Glossary 2**）．

G：右室が梗塞になるのは分かりましたが，それでなぜショックになるのですか．肺うっ血がみられないのも，通常の心原性ショックとは違うように思います．

Box 3　右側胸部誘導

a. 症例の右側胸部誘導

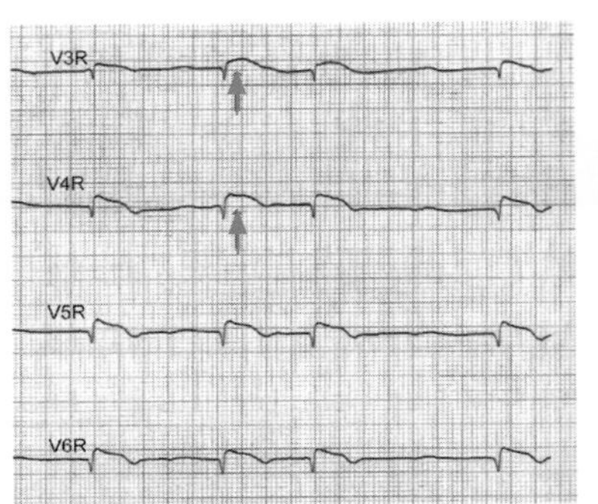

ST 上昇を認める．特に V3R, V4R の ST 上昇は右室梗塞の診断で重要．

b. 右側胸部誘導の電極位置

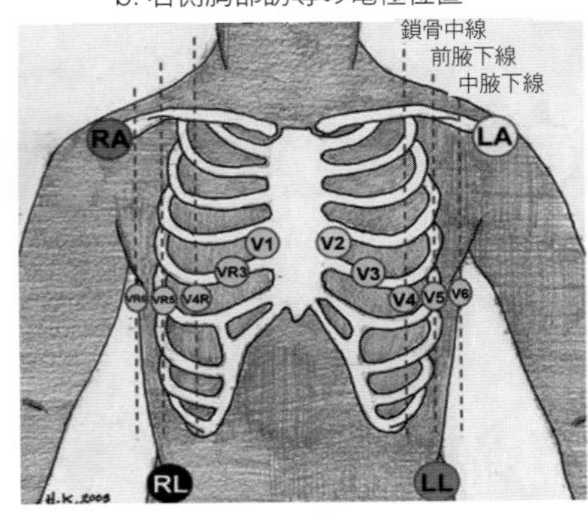

Kakouros N, Cokkinos DV. Right ventricular myocardial infarction: pathophysiology, diagnosis, and management. Postgrad Med J. 2010 Dec;86(1022):719-28. より引用，筆者訳

■ 右室梗塞でショックになる理由

M：右室梗塞でショックになるのには，いくつかの機序が考えられます（**Box 4**, **Short Lecture** 参照）.

G：ひとつの機序で血行動態が破綻するということではないのですね.

M：治療はどうしますか.

G：ST 上昇型急性心筋梗塞ですから，まずは再灌流療法を遅らせないようにします．経皮的冠動脈形成術（Percutaneous Coronary Intervention, PCI）ができるように準備します.

M：それは必須といって良いでしょう．右室梗塞を合併している場合も，早期の再灌流が予後を改善する一番の方法です．他に並行して行う治療はありませんか．ショックになる機序を念頭に治療を考えてみましょう.

Box 4　右室梗塞でショックになる理由

- 調律異常（特に徐脈性不整脈）
- 直列心室間相互作用；右室から駆出される血液の減少（左心室の前負荷が低下する）
- 心室中隔の機能低下
- 並列心室間相互作用；右室不全の左室への影響
- 心嚢内圧上昇

Short Lecture

右室梗塞の血行動態と治療

■ 1. 調律異常

右室梗塞の約半数でなんらかの調律異常を伴っている．中でも多いのは，完全房室ブロックや洞停止といった，徐脈性不整脈で，心房細動や心房粗動を起こすこともある．徐脈に対して，体外式ペースメーカーによる治療が適応になる．房室ブロックがあると，徐脈に加えて心房と心室が協調できないことで心拍出量が低下するので，心房刺激に続いて心室を刺激することで心房と心室を協調（Atrial-Ventricular sequential pacing）できるタイプの体外式ペースメーカーがより効果的と考えられる．また，新たに心房細動が生じた場合も心房と心室の協働が崩れるので，同期電気ショックで洞調律へ戻すことも考慮する．

■ 2. 直列心室間相互作用

右室梗塞で右心室の力が落ちると肺循環を経由して左心房，左心室へ至る血液循環が低下し，左心室の前負荷が低下するので心拍出量も低下するという機序が考えられる．右室梗塞のときには，右室の心拍出量は前負荷に大きく依存するといわれている．従って，右心室の前負荷を減らす治療，例えば利尿剤や硝酸薬は禁忌と考えて良い．実際，これらの薬剤をきっかけにショックに陥る例がある．また，前負荷を適正化する目的で輸液負荷が必要とされるが，Tutorial にあるように過剰な輸液は血行動態を悪化させる危険性がある．Inotrope や Vasopressor，さらには機械的循環補助の適応を考えながら治療する．人工呼吸管理が必要な場合も，呼気終末陽圧換気 Positive End-Expiratory Pressure, PEEP は静脈灌流を減らして心拍出量を低下させる危険性があるので，低く保つ方が良い．

■ 3. 心室中隔機能低下

下壁梗塞では中隔の下壁側も梗塞に陥る．このとき，収縮期に中隔が右室側へ突出し，拡張期には扁平化し中間位あるいは左室側に突出するという「奇異性運動」をするようになる．これが左心室からの心拍出が低下する原因となる（**Box 5**）[7]．

■ 4. 並列心室間相互作用

左心室と右心室はいうまでもなく隣り合っているので，一方の心室の動きはもう一方の心室の機能へ影響する（並列心室間相互作用）．梗塞に陥り拡張した右室の自由壁は，中隔の奇異性運動の影響もあって収縮期に外側へ押しやられるので，右心室の機能はさらに低下する（**Box 5**）．

Box 5　心室中隔の機能低下と奇異性運動，並列心室間相互作用

a 右心室の機能と心室間相互作用[7)]

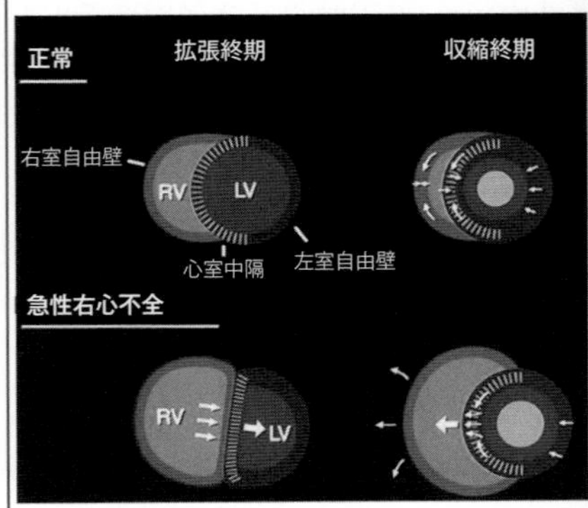

右心室が虚血のために拡張して拡張終期圧が上昇することで心室中隔が左室側へ偏位し，左室の充満を阻害する．収縮期には心室中隔が右室側へ偏位し，右室圧が上昇しようとするので，拡張した右室自由壁は外側へと膨らもうとする．

b. 症例の心エコー

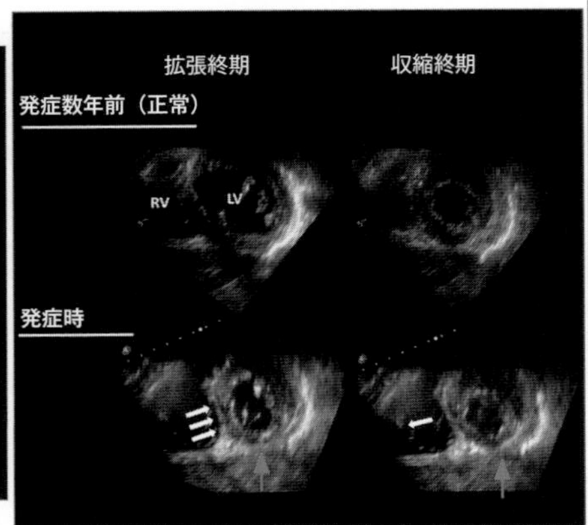

症例の患者で数年前に施行された心エコー（正常）を上段，心筋梗塞発症時の心エコーを下段に提示する．左が拡張期，右が収縮期である．a で説明した通り，右心室の拡張に加えて中隔の奇異性運動（白矢印）を認める．尚，左室下壁は梗塞部位で無収縮である（青矢印）．

■ 5. 心嚢内圧の上昇

右心室も左心室も同じ心嚢の中に入っているので，右心室の拡大と右室自由壁の外側へ向かう力は心嚢内圧を上昇させて，左心室を圧迫することになる（**Box 6**）[8)]．

Box 6　右室梗塞での心嚢内圧上昇[8)]

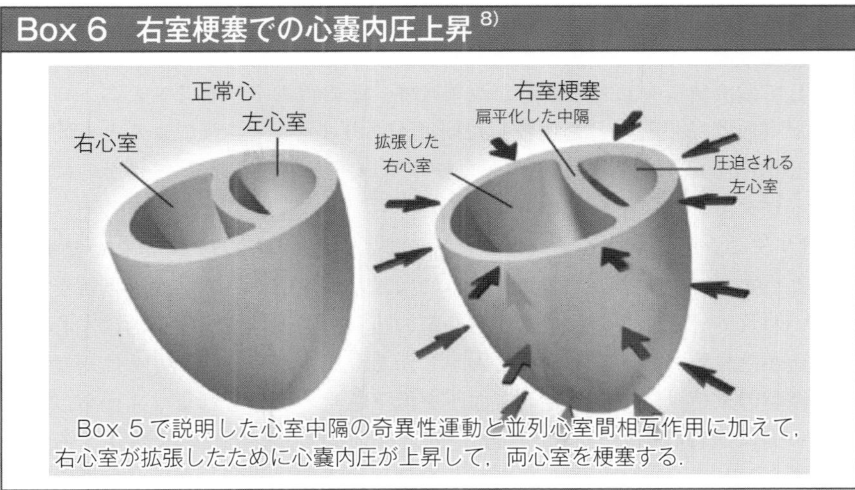

Box 5 で説明した心室中隔の奇異性運動と並列心室間相互作用に加えて，右心室が拡張したために心嚢内圧が上昇して，両心室を梗塞する．

G：調律異常，徐脈性不整脈に対してペースメーカーはどうでしょうか．

M：体外式ペースメーカーは適応になるでしょう．では直列心室間相互作用についてはどうでしょうか．

G：左心室の前負荷を増やすにはどうすれば良いか，ということですね．右心室の収縮を増すために，輸液をしてみてはどうでしょうか．つまり，右心室の前負荷を増やすということです．

M：それも重要な治療です．ただし，輸液も盲目的に大量にすれば良いということではありません．その理由が分かりますか．

G：大量に輸液をすると・・右心室の拡張が強くなって，より左心室を圧迫する可能性があるということでしょうか．

M：その通りです．すでに利尿剤や硝酸薬が使われたためにショックになっている場合は輸液が有効かもしれませんが，輸液をしても血圧が上昇しない場合もあります．適正な右室の前負荷については，何を指標にするかというと難しいのですが，中心静脈圧でいうと 15mmHg に達していない場合は輸液負荷をしても良いかもしれません．また，輸液量でいえば 250 ～ 750mL 程度輸液負荷をして，血行動態が改善してこなければ，それ以上は悪化させる可能性を念頭に置く必要があります．

G：輸液負荷で改善しない場合は，どうすれば良いでしょうか．

M：陽性変力作用を持つ薬剤 inotropes，例えばドブタミン 2 〜 5μg/kg/min の使用を考慮します．少数の症例数でしかも盲検ではないのですが，右室梗塞に対して輸液負荷をしても血圧が改善せず，その後のドブタミンとニトロプルシッド（血管拡張薬）とを比較した研究があります[1]．これによると，両薬剤とも心拍出量は増加しますがニトロプルシッドが血圧を低下させたのに対して，ドブタミンは血圧も上昇させました．

G：ドブタミンも末梢血管を拡張させるので，血圧を下げるのではないですか．

M：よく知っていますね．ドブタミンにはβ2作用があって肺血管抵抗を下げるといわれていますから，これが右心室の後負荷を下げて，結果的に左心室の前負荷が上昇するのかもしれません．しかし，先生がいう通りβ2作用は同時に体循環の末梢動脈を拡張させて血圧を低下させるかもしれませんから，場合によっては血管収縮薬 vasopressor，例えばノルアドレナリンを併用するのも良いかもしれません．しかし，これらを使用する際に注意しなければならないことがあります．

G：これらのカテコラミン類は，不整脈を引き起こすリスクもあるということですね．

M：そうです．ですから，カテコラミン類を高用量で用いなければならないようなときは，機械的循環補助の導入を検討した方がよいかもしれません．

G：大動脈内バルーンパンピング（Intra-Aortic Balloon Counter-Pulsation, IABP）ですね．

M：IABP は心原性ショックに対して，特に PCI を行うようになってからは，必ずしも予後を改善していないという報告が最近出ています[2,3]．ですから，心原性ショックにルーティンに使用するのは推奨しないとするガイドラインもあります[4]．しかし，代わりになる体外循環が使用できる施設は限られています．右室梗塞は急性期を乗り切れば右室機能が改善することが多いですし，IABP は右室梗塞での血圧上昇に寄与すると考えられます．私の個人的な意見ですが，前負荷を適正化して，ドブタミンやノルアドレナリンを使用してもショック状態が続く場合には右室機能が改善するまで，あるいはより高次の施設までの橋渡しとして挿入を考慮しても良いのではないでしょうか．

経皮的に挿入できる小型の右室補助デバイスも海外で開発・使用されていますので[5]，日本でもそのうち使えるようになるのではないでしょうか．

High-value Care & Low-value Care

■ 高価値な医療：

- 急性下壁心筋梗塞（II,III,aVF 誘導の ST 上昇）を診たら，右側胸部誘導をとるのを忘れない．V3R,V4R の ST 上昇があれば右室梗塞を考える．
- 右室梗塞を疑う所見（Kussmaul 徴候や心原性ショックで肺うっ血がない場合など）を知り，右室梗塞の病態を考えて治療を行うのが高価値な医療．

■ 低価値な医療：

- 急性冠症候群の治療を単に型通りに行い，病態も考慮せず右室梗塞に硝酸薬を使用したり，ひたすら大量輸液したりするのは低価値な医療．

Glossary

■ 1）Kussmaul 徴候

通常，吸気時には胸腔内圧が下がって腹腔内圧が上昇する分，腹腔内の血流が右心房へ流入しやすくなるが，静脈系・右心系の機械的コンプライアンスが保たれているので，頸静脈圧は上昇せず，むしろ頸静脈波は吸気時には胸腔内圧が下がる分低下する．しかし，重症心不全の場合は末梢の浮腫や交感神経系の亢進による血管収縮などによって，静脈系・右心系のコンプライアンスが低下している．そのため，血管内容量の増加に対して静脈圧が上昇しやすくなっている．このような場合，吸気時に腹腔内静脈の血液が右心房，右心室へ流入してくると，コンプライアンスが低下した静脈系の圧が上昇して，頸静脈の怒張が強くなる．この現象は重症心不全の他，静脈系・右心系のコンプライアンスが低下する病態，すなわち右室梗塞，心タンポナーデ等でもみられる．

■ 2）右室梗塞の鑑別診断で重要なものを挙げる．

- 急性肺血栓塞栓症
- 急性大動脈解離の右冠動脈への進展による下壁心筋梗塞（鑑別というよりも，急性大動脈解離が心筋梗塞の原因となる場合があることは忘れない）
- 心タンポナーデ
- 収縮性心外膜炎
- 肺性心
- 肺高血圧（原発性，二次性）

■ 3) 右側胸部誘導 Right side precordial leads

胸部誘導の V3,V4,V5,V6 を，正中線を対称軸として線対称に移動した誘導が右側胸部誘導である (**Box 3 b**)．このうち第 5 肋間右鎖骨中線上の V4R と，V3R すなわち V1 と V4R の中点の ST 上昇は右室梗塞の診断に重要で，特に V4R の ST 上昇は，単独での感度 93%，特異度 95% とする報告がある [6]．

Recommendations

□ 急性下壁心筋梗塞には右室梗塞が合併することがあるのを忘れない．
□ 急性冠症候群の治療としての再灌流療法を遅らせない．
□ 右室梗塞の血行動態を考慮した治療を行うのが，高価値な医療につながる．

References

1) Dell'Italia LJ, Starling MR, Blumhardt R, et al. Comparative effects of volume loading, dobutamine, and nitroprusside in patients with predominant right ventricular infarction. Circulation. 1985; 72(6): 1327-35.
2) Thiele H, Zeymer U, Neumann F-J, et al. Intraaortic balloon support for myocardial infarction with cardiogenic shock. The New England Journal of Medicine. 2012; 367(14):1287-96.
3) Thiele H, Zeymer U, Neumann F-J, et al. Intra-aortic balloon counterpulsation in acute myocardial infarction complicated by cardiogenic shock (IABP-SHOCK II): final 12 month results of a randomised, open-label trial. The Lancet. 2013; 382(9905): 1638-45.
4) 2014 ESC/EACTS Guidelines on myocardial revascularization. European Heart Journal. 2014; 35(37):2541-619.
5) Cheung AW, White CW, Davis MK, et al. Short-term mechanical circulatory support for recovery from acute right ventricular failure-Clinical outcomes. Journal of Heart and Lung Transplantation. 2014;33(8):794-9.
6) Dima C. Right Ventricular Infarction Workup 2017 [updated Mar 29, 2017. Available from: https://emedicine.medscape.com/article/157961-workup#c10.
7) Goldstein JA. Acute right ventricular infarction: insights for the interventional era. Current problems in cardiology. 2012; 37(12): 533-57.
8) Dell'Italia LJ. Reperfusion for right ventricular infarction. The New England Journal of Medicine. 1998; 338(14): 978-80.

13 蘇生後ケアを学ぶ
— 蘇生に成功した心停止 —

Learning Objectives

□ 適切な心肺蘇生を行い，自己心拍が再開した患者の初期治療ができる．
- ■ 質の高い心肺蘇生の要素を理解し，実践することができる．
- ■ 自己心拍再開後の治療の ABCD を理解し，実践することができる．
- ■ 心室細動の間は蘇生をあきらめない．

Challenge Case

患者：37 歳，男性

現病歴： 14：30 頃から心窩部痛を自覚．改善しないため 14：52 市販の消炎鎮痛薬を内服して経過を見ていた．しかし，症状が持続するため 17：00 頃に A クリニックを歩いて受診した．

A クリニックでの心電図

心電図でⅡ，Ⅲ ,aVF 誘導の ST 上昇があり（**Box 1**）ST 上昇型急性冠症候群と診断．当院に搬送のため連絡を取っていた 18：00 に心室頻拍となり意識を失ったため，直ちに胸骨圧迫から心肺蘇生を施行．電気ショックを行ったが，すぐに心室細動となり数回に渡って電気ショックを繰り返しながら，当院のドクターカー出動要請．

既往歴：脂質代謝異常症，高尿酸血症に対して内服中

経過：ドクターカーは 19：00 に A クリニックに到着したが，心室細動のままで心室細動アルゴリズムに従って心肺蘇生と電気ショック，アドレナリン投与が継続されていた．電気ショックを更に施行し，アミオダロン 300mg を静注したところ 19：15 に心拍の再開が確認された．

Tutorial

指導医 M：今日のカンファレンスは，急性冠症候群で心停止に至った症例です．蘇生処置により自己心拍の再開が得られました．その後の治療はどのように進めていきますか？

総合診療医 G：意識を失ったのが 18:00 で，この時に心停止になったということだと思います．すると，心拍再開まで 75 分間かかっています．こんなに長い間心停止になっていたのでは，予後はあまり良くないように思います．

M：一般的には，心停止時間が長いと予後はよくないのですが，そのことは，あとで話しましょう．自己心拍が再開したら，まずバイタルサインをチェックしてください．

G：はい，血圧と脈拍はどうだったのでしょうか．

M：血圧は 80/50mmHg，心拍数が 110/min でした．自発呼吸は認めません．経皮的酸素飽和度 SpO_2 はバッグバルブマスク換気で 90% です．

G：急性冠症候群で心停止になったのですから，緊急冠動脈インターベンションの適応ではないでしょうか．

■ 自己心拍再開 Return of Spontaneous Circulation

M：その通りですが，血管造影室の準備をするまでの間にするべきことをきちんとしましょう．蘇生のときに気道 (A)，呼吸 (B)，循環 (C) を評価，治療する

Box 1　A クリニックでの心電図

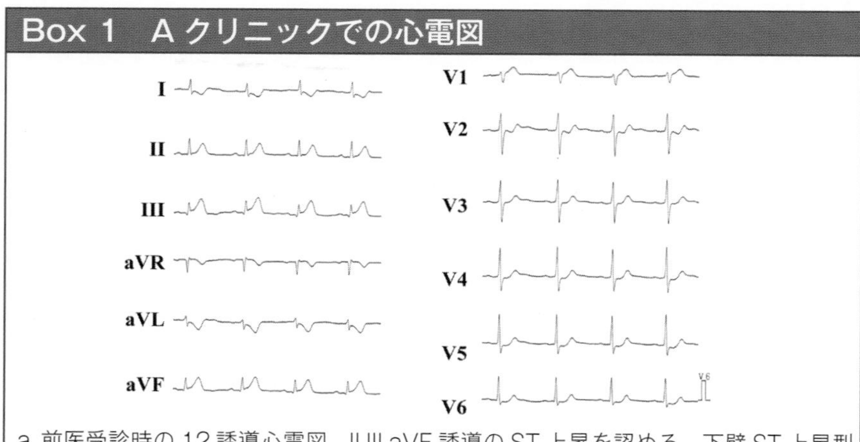

a 前医受診時の 12 誘導心電図．II,III,aVF 誘導の ST 上昇を認める．下壁 ST 上昇型急性冠症候群の所見である．

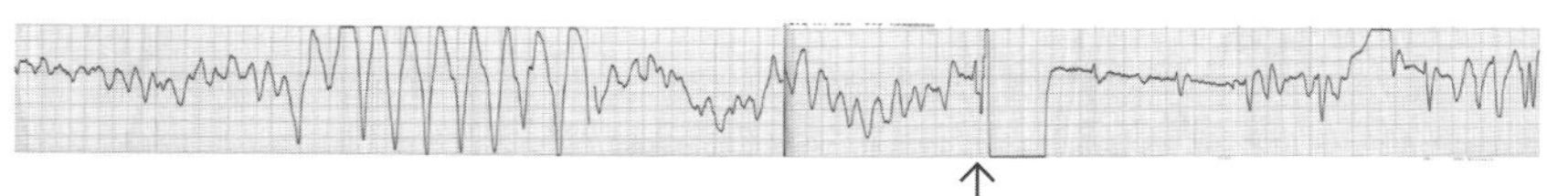

b 前医のモニター付き除細動器記録．心室細動に対して電気ショックが行われたが (↑)，すぐに心室細動に移行している．これを何度も繰り返していた．

のと同様に，自己心拍再開後もこれを評価して補助します．

G：すると，自発呼吸がないので人工呼吸管理が必要になります．気管挿管して人工呼吸器につなぎます．

M：そうですね A は気管挿管，B は人工呼吸管理です．C はどうですか．

G：血圧は低いので，輸液と血管収縮薬で昇圧をはかります．それから，・・・D はこの場合はなにを評価することを指すのでしょうか．

M：Differential diagnosis，鑑別診断と Disability，神経学的障害の意味ですが，神経学的診察では意識状態を確認します．

G：意識はもどったのでしょうか．

M：意識状態を確認するときに大切なのは，体温管理療法（**Glossary 1**）の適応があるかどうかを判断することです．判断の基準は,「指示に従えるか」です．具体的には，例えば患者の手を握って，「この手を握ってください」と言って握り返してもらいます．このとき握り返してくれたら，「離して」といって離すかも確認します．この「離握手」の指示に従えない場合は体温管理療法を考慮します．この方は指示に従うことはできませんでしたので，体温管理療法を施行しながら，経皮的冠動脈インターベンションを施行しました．

G：分かりました．やはり，この方の予後はあまりよくなさそうですね．

M：それが，この方は最終的には約 2 週間後に神経学的な障害を残すことなく，歩行退院しました．

G：え，歩行退院ですか．何が奏効したのですか．

M：この方の予後がよかった理由は, いくつかあります．1 つめは 37 歳と若かったこと．2 つめは，医療従事者の目の前で心停止になったので，すぐに心肺蘇生が開始されたこと．そして 3 つめに，その心肺蘇生が適切に，絶え間なくあきらめずに行われたこと (**Glossary 2**).「心静止」(**Glossary 3**) の場合は，20 分あるいは 30 分以上適切な蘇生処置が行われても自己心拍再開の徴候が見られない場合は，蘇生処置の中止を考慮，つまりあきらめざるを得ないと考えられていますが,「心室細動」の間はあきらめてはいけません．蘇生できる可能性があります．4 つめは自己心拍再開後に体温管理療法が適切に行われたことです．体温管理療法は，心停止後の患者の神経学的予後を改善することが示されている，唯一の治療法です．

High-value Care & Low-value Care

■ 高価値な医療：

・心停止患者について質の高い心肺蘇生を行うことができ，自己心拍再開後も生命予後，神経学的予後を改善するための初期治療を行えるのが高価値な医療.
・心停止の原因について検索し，自己心拍再開のための助けにしたり，自己心拍再開後に再度心停止に至るのを防いだりするのが高価値な医療.

■ 低価値な医療：

・心停止の原因検索を行わず適切な治療を怠ったり，自己心拍再開後も神経学的予後の改善を目指す治療ができないのは低価値な医療.

Glossary

■ 1）体温管理療法 Targeted Temperature Management, TTM[1)]

Holzer[2)] や Bernard[3)] らが 2002 年院外心停止の自己心拍再開後に，32 ～ 34℃で 12 ～ 24 時間体温を保つことで，昏睡状態の患者の神経学的予後を改善させることを示し，Therapeutic hypothermia, Induced hypothermia, Mild hypothermia，低体温療法などと呼ばれた．蘇生ガイドラインでも 2005 年の改訂で，心室細動からの自己心拍再開後に低体温療法の導入が推奨されるようになった．その後の 2013 年，Nielsen が管理する体温の目標を 33℃と 36℃とで比較した場合，神経学的予後に両者で違いはないことを示したことから，“低体温”ではなく“目標を設定した体温管理”という概念に変わってきた．これを Targeted Temperature Management, TTM と称している．現在でも 33 ～ 34℃の低体温管理と 36℃の平温管理の使い分けについて，明確な基準はないが，脳へのダメージが大きいと考えられる場合には低体温を選択するという意見がある．当初は冷却ブランケットを用いて体温を下げていたが，やがて自動調節する冷却デバイス（Arctic Sun®）や血管内留置型の冷却デバイス（サーモガード®）などが使用できるようになり，より簡便，正確に体温管理が可能になっている．これらのデバイスが使用できるようになるまでの間，冷生食を輸液することで体温を下げることも考慮する．

■ 2）質の高い心肺蘇生 Cardio Pulmonary Resuscitation, CPR

質の高い心肺蘇生の要素には以下が挙げられている．

- 胸骨圧迫の手の位置　胸の真ん中（胸骨の下半分）
- 胸骨圧迫の深さ　5 ～ 6cm
- 胸骨圧迫の早さ　100 ～ 120 回 / 分
- Full chest recoil 圧迫毎に胸郭を完全に元の位置に戻す（体重をかけっぱなしにしない）
- 胸骨圧迫の中断時間を最小限に（10 秒以内）．Chest Compression Fraction は蘇生活動時間に占める胸骨圧迫の時間で，60% 以上必要であるが，訓練によって 80% 以上を目指すこともできる．
- 過換気をさける
- 2 分毎，または 5 サイクル（1 サイクルは胸骨圧迫 30 回に対して人工換気 2 回）毎に胸骨圧迫をする人を交代して疲労による質の低下を防ぐ

■ 3）心停止の原因・鑑別診断 Hs と Ts

心停止に至る病態を検索し，是正する．主な原因の頭文字をとって Hs & Ts と呼ぶ．

Hypoxia　低酸素血症

Hypovolemia　循環血液量減少

Hypo-, hyperkalemia　低―，高カリウム血症

Hydrogen ion　水素イオン＝アシドーシス

Hypothermia　低体温，最近は特に夏の Hyperthermia 高体温（熱中症）も

Tension Pneumothorax　緊張性気胸

Toxin 薬物・毒物

Tamponade　心タンポナーデ

Thrombosis (Coronary)　血栓症（冠動脈）＝急性冠症候群

Thrombosis（Pulmonary）血栓症（肺動脈）＝肺血栓塞栓症

Short Lecture

自己心拍再開 Return of Spontaneous Circulation, ROSC 後のケア[1)](Box 2)

■ 1.Airway 気道管理

自己心拍再開後は自発呼吸が十分でないことが多く，人工呼吸管理が必要となることが多い．また，意識障害がある場合は誤嚥から気道を守る必要もあるため，気管挿管を考慮する．気管チューブが気管内に挿入されていることを確認するのは胸部X線を待つのではなく，波形表示式呼気CO_2モニターを用いて，二酸化炭素が検出されるのを確認する．胸部X線は，チューブの深さが適切かを確認するために撮影する．

Box 2　自己心拍再開 Return Of Spontaneous Circulation, ROSC 後の治療

自己心拍再開 Return Of Spontaneous Circulation

ABC の評価と治療

Airway 気道：気管挿管の必要性を考慮．挿入の確認には波形表示式呼気 CO_2 モニターを用い，X 線は深さの確認に用いる．

Breaths 呼吸：Spo_2 を 92 ～ 98% に維持する．過剰な酸素投与は行わない．過換気をさけ，呼気 CO_2 を 30 ～ 40mmHg にする．

Circulation 循環：収縮期血圧 >90mmHg を目安に，生理食塩水 1 ～ 2L をボーラス投与．血管収縮薬を投与（心原性ショックではドパミンよりもノルアドレナリン 0.1 ～ 0.5μg/kg/min を優先）

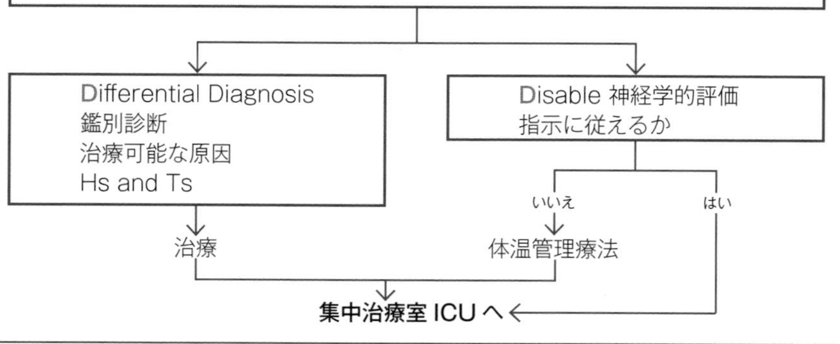

■ 2.Breathing 呼吸補助

酸素飽和度を 92 ～ 98% に保つのに最小限の酸素濃度とし，過換気を避けるようにする．このとき波形表示式呼気 CO_2 モニターで 30 ～ 40 ($PaCO_2$ 35 ～ 45mmHg) を目標にする．

■ 3.Circulation 循環補助

自己心拍再開後の血圧を測定して収縮期血圧が 90mmHg 未満の場合，生理食塩水のボーラス投与を行い収縮期血圧 >90mmHg または平均動脈圧 >65mmHg を目指す．これに反応しない場合は，血管収縮薬の投与を考慮する．

ショックに対する血管収縮薬は，ドパミンやノルアドレナリンが選択される．心原性ショックに対して，特に徐脈を認めない場合はドパミンよりもノルアドレナリンを選択する方が良いかもしれない[4)]．

■ 4.Differential diagnosis 鑑別診断

心停止に至った原因を特定して治療可能な病態を是正することは，自己心拍再開のために有用となる場合があるほか，再度心停止に陥らないようにするためにも重要である．目撃していた人や患者家族からの情報，過去の診療記録，身体所見，基本的な血液検査や超音波検査から原因を探索する．

■ 5.Disablity 神経学的障害

自己心拍再開後，意識状態を確認する．指示に従うかどうかを評価するが，患者の手を刺激して「握ってください」と言い握れるかを確認する．握ったら「離してください」と言って，離すかも確認する．この「離握手」のように，指示に従うことができなければ TTM の適応と考える．

Recommendations

□ 心停止患者に適切に対応するためには，質の高い心肺蘇生が行えるように訓練されていることが重要である.

□ 心停止に至る原因を検索し，必要な治療ができるようにする.

□ 自己心拍再開後の治療についても理解し，初期対応ができるようにするべきである.

References

本章の心肺蘇生，心拍再開後の治療の骨子についてはアメリカ心臓協会ガイドライン 2020 に基づく下記文献 1) の推奨による.

1) アメリカ心臓協会 . 二次救命処置プロバイダーマニュアル . 横浜 ; 2021.

2) Group HaCAS. Mild therapeutic hypothermia to improve the neurologic outcome after cardiac arrest. The New England Journal of Medicine. 2002; 346(8): 549-56.

3) Bernard SA, Gray TW, Buist MD, et al. Treatment of comatose survivors of out-of-hospital cardiac arrest with induced hypothermia. The New England Journal of Medicine. 2002;346(8):557-63.

4) De Backer D, Biston P, Devriendt J, et al. Comparison of dopamine and norepinephrine in the treatment of shock. The New England Journal of Medicine. 2010; 362(9): 779-89.

第Ⅱ章

循環器救急・集中治療を深く学ぶ

14 急性心筋炎の典型的な病歴を知っている ─ 典型的な急性心筋炎 ─

Learning Objectives

□ 急性心筋炎の以下のような典型的な病歴を知っている.

- ■ 先行する感染症の症状に続いて胸痛や呼吸困難を自覚する.
- ■ 動脈硬化危険因子に乏しい場合でも，虚血性変化に似た心電図変化を伴う.
- ■ 心エコーで壁運動低下を認め，時に心嚢液も認める.
- ■ ウイルス性以外の原因についても考慮する.
- ■ 劇症化する可能性を考慮する.

Challenge Case

患者：30歳代　男性

現病歴： 約10日前から発熱．最高39.2℃．近医受診し，抗菌薬と非ステロイド性解熱鎮痛薬を処方されたが，38℃台の発熱持続．胸の苦しさ，左肩痛，左上肢のしびれ，その後筋肉痛が身体のいたるところに出現したが自然に治まった．受診1日前の23時頃から急に胸痛出現．約2時間持続した午前1時，救急外来受診.

既往歴：毎年検診を受けているが軽度肥満以外に特記事項なし，喫煙歴無し.

身体所見：身長172cm，体重78kg，血圧100/60 mmHg，脈拍100回/分，呼吸数24回/分，体温39.4℃，SpO_2 97%（Room air）呼吸音正常，心音整，III音聴取．心雑音なし.

画像所見：胸部X線・心電図を **Box 1** に示す．心エコー（**Box 2**）は左心室がびまん性に壁運動低下，EF 40%，左室拡張終期径56mm，左室拡張終期中隔壁厚11.5mm，左室拡張終期後壁厚12mm，有意な弁逆流なし．心嚢液なし.

検査所見：白血球20.0 × 10^3/μL，赤血球4.54x10^6/μL，ヘモグロビン13.3g/dL，血小板369.0 × 10^3/μL，CK 449 IU/L(MB 23 IU/L, 5.1%)，トロポニンI 13047pg/mL，BNP 80.7 pg/mL

Tutorial

指導医 M：発熱後の胸痛の症例です.

総合診療医 G：胸痛が主訴なので，まず生命を脅かす疾患を鑑別したいです.

M：この患者さんはいかがでしょうか.

Box 1

a：入院時胸部 X 線：残念ながら臥位で撮られていて，心陰影の拡大や肺野の血管影の評価はできない．Box 4a に心不全悪化時の胸部 X 線（立位）を示す.

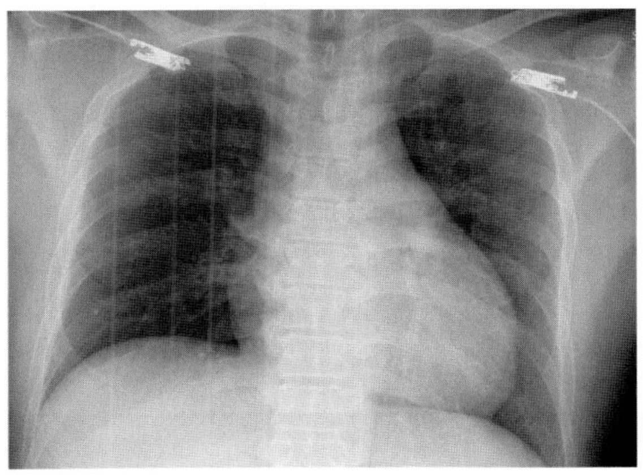

b：入院時１２誘導心電図：II,III,aVF，V6 誘導に ST 上昇を認める．急性下壁心筋梗塞を疑う所見である.

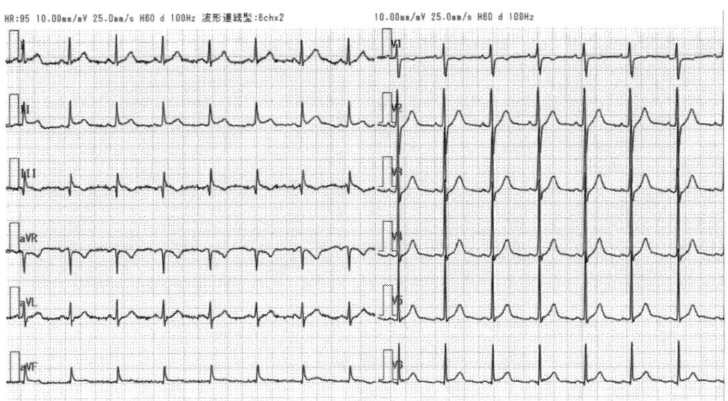

G：心電図でII,III,aVF,V6のST上昇を認めます．急性冠症候群の可能性を考えます．心筋トロポニンIの上昇もこれを支持すると思います．

M：ST上昇は軽度ですが，よく気づきました．確かに急性冠症候群は鑑別から外せないですね．ほかに気づいたことはありますか．

G：ただ，年齢や動脈硬化危険因子に乏しいのがあわないです．それから，発熱との関係も分かりません．発熱の原因もまだ分かりませんが，血液培養は採取します．

M：いいですね，菌血症の可能性も考えるわけですね．それから，救急外来で心エコーを施行していますね．

G：左心室の壁運動がびまん性に低下しています．急性冠症候群なら，この患者の場合下壁での壁運動低下を認めそうですが．

M：臨床所見や心電図変化から心エコーの所見を予想して，それと異なることに気づくのは大切なことですね．左心室はびまん性の壁運動低下に加えて，径も拡張していますね，どういう病態を予想しますか．

G：拡張型心筋症か，重症の冠動脈三枝病変でしょうか．

M：拡張型心筋症も鑑別に挙げたいところですが，心電図変化はそれだけでは説明できません．冠動脈の多枝病変にしては年齢が若く，動脈硬化の危険因子に乏しいですね．

Box 2　入院時心エコー

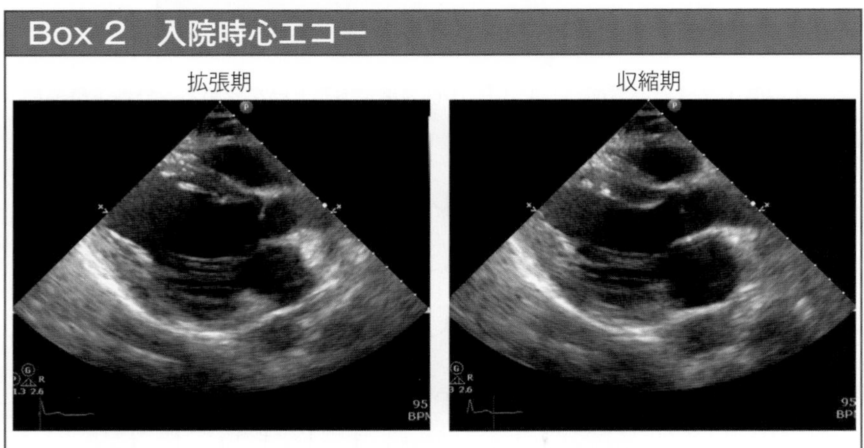

左心室がびまん性に壁運動低下，EF 40%，左室拡張終期径56mmと拡大，左室拡張終期中隔壁厚11.5mm，左室拡張終期後壁厚12mmで壁肥厚は著明ではない．有意な弁逆流なし．心嚢液なし．

G：検診も毎年受けているそうで，結果のコピーをみせてもらいましたが，糖尿病や脂質異常を見逃しているということもなさそうでした．でも，緊急冠動脈造影を施行したいです．

M：胸痛の自覚から2時間で受診しています．急性冠症候群であれば速やかに血行再建が必要ですから，確かに冠動脈造影は必要でしょう．ただ，その結果によっては心筋生検も考慮されるべきかもしれません．

G：心筋生検ですか．

M：この病歴や検査所見は，急性心筋炎 (**Glossary 1**) に典型的といえます．心電図変化を説明できる冠動脈病変がない場合，心筋生検を考慮すべきです．急性心筋炎はウイルス性であることが多いのですが，ステロイドが適応になるような巨細胞性心筋炎や好酸球性心筋炎かどうかを鑑別するのに生検所見が参考になることがあります．また，劇症化（Case 15 参照）する可能性を考えて循環補助装置の使用も可能な施設での治療を考えた方が良いかも知れません．もし，G 先生がいうように冠動脈三枝病変であった場合も冠動脈バイパス手術が適応になるかも知れませんので，いずれにしてもこれらが可能な施設での精査が好ましいでしょう．

症例は，緊急冠動脈造影が施行された．冠動脈は正常で，心筋生検が施行された．入院5日目に左室拡張終期径 57mm, EF 32%，推定右室収縮期圧

Box 3　増悪時心エコー

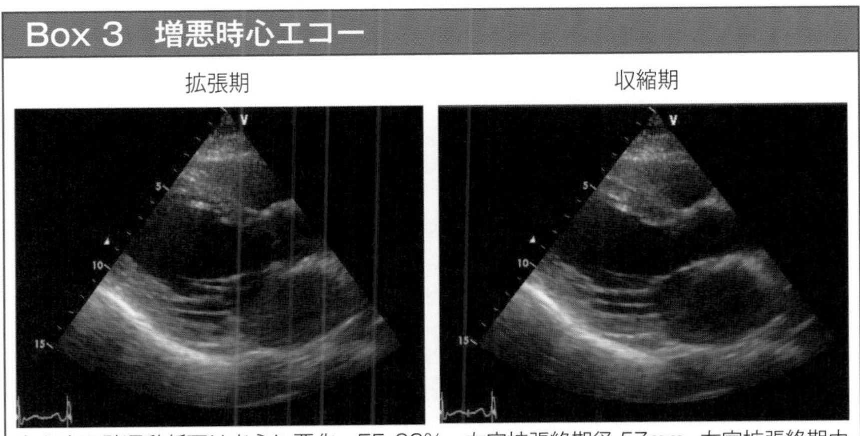

左心室の壁運動低下はさらに悪化．EF 32%，左室拡張終期径 57mm，左室拡張終期中隔壁厚 8.2mm，後壁厚 8.9mm．図には示していないが，入院時には認めなかった三尖弁逆流が出現しており，推定される右室収縮期圧 40.8mmHg と肺高血圧を呈した．

40.8mmHg と心機能は更に低下し（**Box 3**），胸部 X 線で肺うっ血を認めたため（**Box 4**），利尿剤とドブタミンを使用した．幸い心不全はそれ以上悪化することなく劇症化は免れた．心筋生検の結果はリンパ球性心筋炎で，血液培養は菌を検出せず，病歴からウイルス性心筋炎が疑われたが，病原ウイルスの同定にはいたらなかった．その後心不全は次第に改善，心機能も正常に回復し，入院 26 日目に徒歩で自宅退院した．

Box 4

a：心不全増悪時胸部 X 線：立位像で上肺野の血管影が下肺野と同等以上にみえ，肺うっ血があることがわかる．このとき酸素鼻カニュラ 3L/min，呼吸数 33 回 / 分，SpO_2 96% であった．なお，心不全が顕著でない入院時に臥位で撮られた胸部 X 線（Box1a）では，肺うっ血や心拡大を過大評価することも分かる．

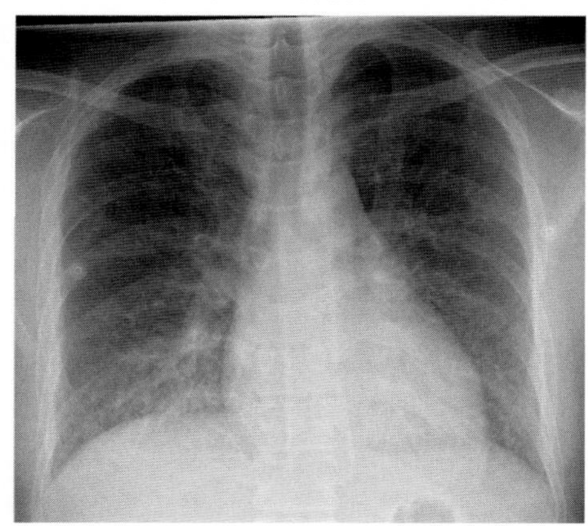

b：心不全増悪時 12 誘導心電図：新たに完全右脚ブロックになっていて，軽度の右軸偏移も認める．心筋の炎症による伝導障害である．

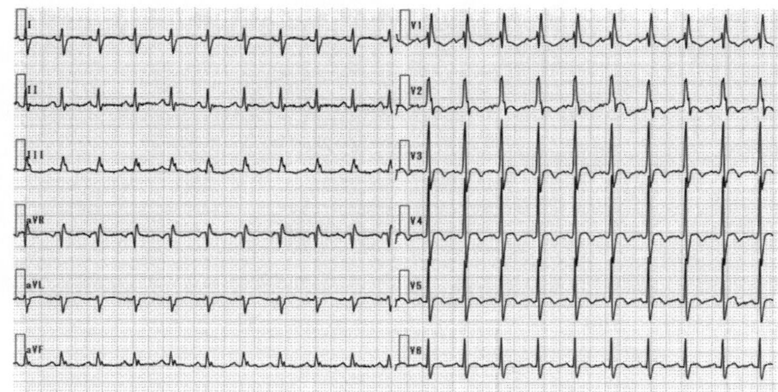

High-value Care & Low-value Care

■ 高価値な医療：

- 急性心筋炎に典型的な臨床像を知っていて，劇症化の可能性も視野に循環補助装置など高度な治療が可能な施設での精査・加療を考慮するのが高価値な医療.

■ 低価値な医療：

- 急性心筋炎の可能性を考慮せず，冠動脈病変がなくても更なる精査を怠るのは低価値な医療.
- 特に劇症化を見逃すのは低価値な医療.

Glossary

■ 1）急性心筋炎 Acute myocarditis

1996年のWHO/International Society and Federation of Cardiologyの定義[1]によれば，「炎症性心筋症は心機能障害を来す心筋炎として定義される．心筋炎は心筋の炎症で，組織学的・免疫学的，そして免疫組織学的に確立された基準で診断される．特発性，自己免疫性，そして感染性が知られている．炎症性心筋症は拡張型心筋症や他の心筋症と関連しているとされる．例，シャーガス病，HIV，エンテロウイルス，アデノウイルス，そしてサイトメガロウイルス.」とされている．現在は薬剤によるものも知られている．特にがん治療の進歩もあり，免疫チェックポイント阻害薬をはじめとした，がん治療関連心筋炎も早期に発見することが重要である．**Box 5**にリンパ球性心筋炎の原因別分類を示す[2]．頻度はウイルス性心筋炎が最多と思われるが，原因ウイルスが同定できることは少ない．また，無症状で経過する例もあるといわれている．心外膜炎を併発することも多い．2019年から世界的流行をみたCOVID-19も急性心筋炎を起こすことが知られている[3].

■ 2）劇症型心筋炎 Fulminant myocarditis

急性心筋炎のうち，数時間から数週間以内に急激に進行して血行動態が破綻し，しばしば循環補助装置（大動脈内バルーンパンピング Intra-Aortic

Balloon Pump：IABP，体外式膜型人工肺 Extracorporeal Membrane Oxygenation:ECMO，補助循環用ポンプカテーテル Impella®）を必要とする病態を，劇症型心筋炎と呼ぶ．（Case 15 参照）

■ 3）敗血症性心筋症 Septic cardiomyopathy

Box 5 に示すように，細菌感染に伴う炎症性心筋症もあり，Septic cardiomyopathy と呼ばれる（Case 7 **Glossary** 参照）．したがって急性心筋炎を疑った場合，症例のように血液培養を採ることも忘れてはならない．

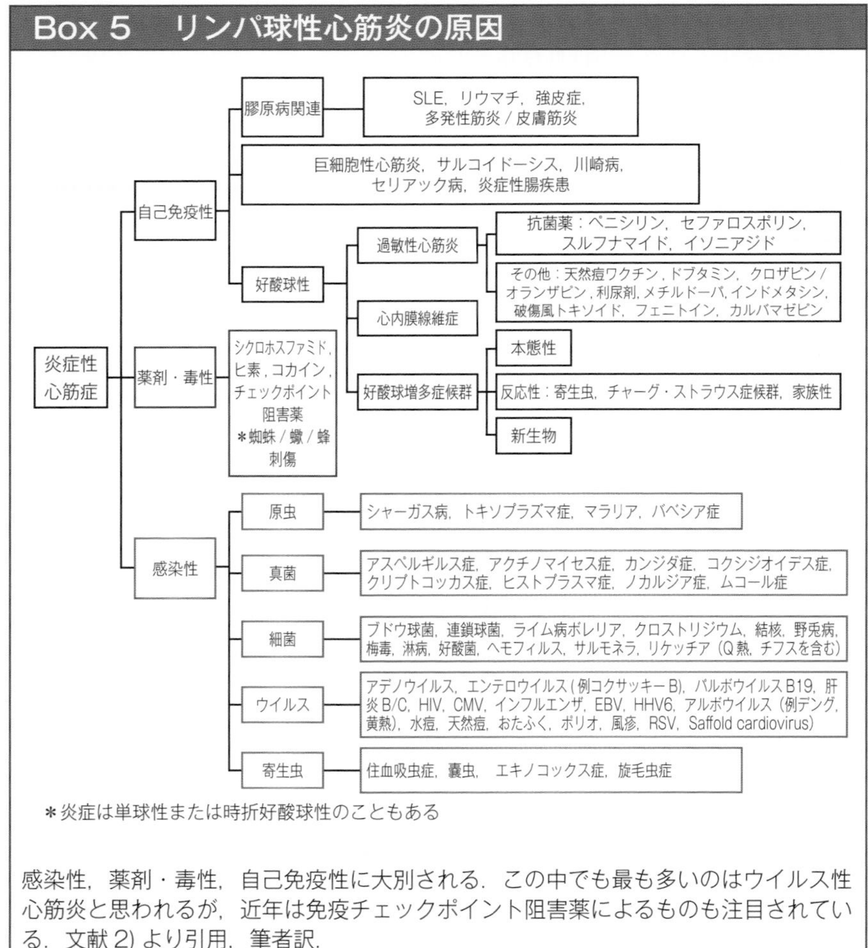

Box 5　リンパ球性心筋炎の原因

感染性，薬剤・毒性，自己免疫性に大別される．この中でも最も多いのはウイルス性心筋炎と思われるが，近年は免疫チェックポイント阻害薬によるものも注目されている．文献 2) より引用，筆者訳．

Short Lecture

急性心筋炎の病態

急性心筋炎の病態には未知の部分も多く，原因によっても異なるが，頻度が最も多いウイルス性心筋炎を例に病態を述べる[4].

■ 1. ウイルス相・急性期

ウイルスが血流やリンパ流，あるいはその両方から心筋に達し，標的とする細胞にレセプターを介して侵入し炎症を起こす．通常は短期間であると考えられる．

■ 2. 免疫相・亜急性期

侵入したウイルスを排除するために免疫が活性化する．通常は，これによってウイルスが排除され，自然軽快する．しかし，免疫反応が過剰になって炎症が激化，遷延化することが，劇症型心筋炎の原因と考えられている．症例でも幸い劇症化したとはいえないが，入院５日目に心不全が増悪したのは，免疫相で心筋の炎症が悪化したためと考えられる．

■ 3. 心筋症相・慢性期

炎症が遷延すると，心筋がリモデリングして一部は拡張型心筋症へと移行する．

■ 4. 心筋炎と心筋トロポニン

急性心筋炎の多くは，血中心筋トロポニン濃度が高値になる．しかし，心筋トロポニンが正常であった例の報告もあり[5]，心筋トロポニン濃度が正常であることをもって心筋炎は否定できないとされている[2]．筆者も受診時には心筋トロポニン値が正常で後にリンパ球性心筋炎であることが分かった症例を経験したことがある．但し，頻度はあまり高くないと考えているので，筆者は心筋トロポニンの値は心筋炎の診断で参考になると考えている．

Recommendations

- □ 急性心筋炎の典型的な病歴を知っておく必要がある．特に若年者で動脈硬化の危険因子に乏しいにもかかわらず，急性冠症候群を思わせるような心電図変化や心エコーで心収縮の低下をみた場合，冠動脈造影のみならず心筋生検や劇症化した場合の対処が可能な施設での精査を考慮することが重要である．
- □ 急性心筋炎の多くはウイルス性であるが，薬剤によるものや膠原病関連，好酸球増多症なども原因となり，敗血症に伴うものあるので，血液培養の採取を忘れてはならない．
- □ まれに心筋トロポニンが正常な例があることも知っておくべきである．

References

1) Richardson P, McKenna W, Bristow M, et al. Report of the 1995 World Health Organization/International Society and Federation of Cardiology Task Force on the Definition and Classification of Cardiomyopathies. Circulation. 1996 ; 93 (5) : 841-2.
2) Kociol RD, Cooper LT, Fang JC, et al. Recognition and Initial Management of Fulminant Myocarditis: A Scientific Statement From the American Heart Association. Circulation. 2020 ; 141(6) : e69-e92.
3) Zeng J-H, Liu Y-X, Yuan J, et al. First case of COVID-19 complicated with fulminant myocarditis: a case report and insights. Infection. 2020;48(5):773-7.
4) Sandeep Sagar M, Prof Peter P Liu M, Prof Leslie T Cooper Jr M. Myocarditis. The Lancet. 2012 ; 379 (9817) : 738-47.
5) Jani SM, Nallamothu BK, Cooper LT, et al. Beating, fast and slow. The New England Journal of Medicine. 2017 ; 377 (1) : 72-8.

15 急性心筋炎が劇症化する徴候を知る

― 劇症型心筋炎 ―

Learning Objectives

□ 急性心筋炎が劇症化する徴候を知り，初期治療が行え，補助循環装置の適応を考慮する.

- ■心電図での低電位と心エコーの左室壁の浮腫は，劇症型心筋炎を示唆する.
- ■劇症型心筋炎であっても，ウイルス性心筋炎が疑われる場合にはステロイドは一般には適応にならない.
- ■好酸球性心筋炎と巨細胞性心筋炎ではステロイドが適応になる.
- ■劇症型心筋炎では心原性ショックに対する治療を行うが，薬剤による治療には限界があるので，初期から循環補助装置の適応を念頭に，必要であれば高次医療機関への転院も考慮する.
- ■劇症型心筋炎に対する循環補助装置は，単なるブリッジではなくサイトカインストームを改善する可能性も示唆されている.

Challenge Case

患者：40 歳代　男性

現病歴：受診の 5 日前，喉の痛み，鼻汁，39℃の発熱があった．その頃より，指 3 本分くらいの範囲の胸を刺すような痛みを自覚していた．以後，時折胸の違和感を自覚していた．この日他院を受診し胸部 X 線を撮ったが，異常はなく感冒といわれたとのこと．受診 4 日前には倦怠感が強く，トイレに行くのも壁をつたうようになり，排便後に「しばらく意識がなかった」という．この頃から飲水もままならず，臥床して過ごしていた．受診当日，呼吸困難と手足のしびれが出現，胸痛が増悪したため，家族の運転する自家用車で救急外来を受診した．

既往歴：特記事項なし．飲酒なし，喫煙歴なし．

身体所見：身長 171cm, 体重 54kg, 血圧 116/72mmHg, 脈拍 118 回 / 分 , 呼吸数 30 回 / 分，SpO_2 98%，体温 36.0℃，

頸静脈怒張なし，心雑音聴取せず，肺野ラ音・喘鳴無し，浮腫を認めず．

心電図（**Box 1**）

Tutorial

指導医 M：発熱後の胸痛ですね．その後どうしたのですか？

総合診療医 G：受診時も胸痛は続いていて，心電図では胸部誘導の ST 上昇を認めたので，急性冠症候群の可能性があると考えて，緊急冠動脈造影を施行しました．

M：ST 上昇型急性冠症候群ですね．それで，どうでしたか．

G：冠動脈は正常だったので，病歴から急性心筋炎の可能性を考えて，心筋生検を施行しました．その頃には，血圧が収縮期で 70mmHg 程度になっています．

M：ショックの原因はどう考えたのですか．

G：病歴から hypovolemic shock の可能性を考えて，急速輸液を行いましたが，心エコーでびまん性の左心収縮低下を認めたため，肺動脈カテーテルで血行動態評価を行いました．

M：その結果，心原性ショックの血行動態を呈していたのですね．

G：心係数 1.6L/min/m^2，肺動脈楔入圧 14mmHg と Forrester 分類でいうと subset III（Case 4 慢性心不全の増悪 **Glossary** 参照）でしたので，輸液を増やしました．

Box 1　受診時 12 誘導心電図

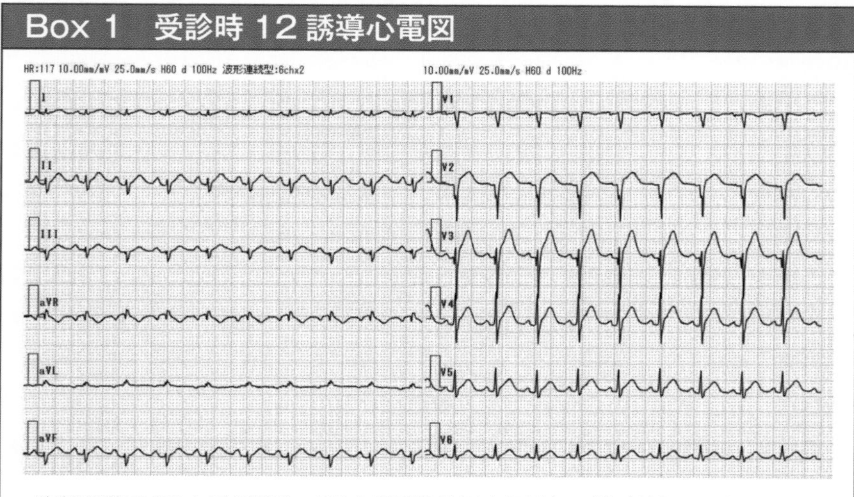

胸部誘導で ST 上昇を認め，ST 上昇型急性冠症候群との鑑別が必要である．但し，このときから急性心筋炎の可能性も考えており，冠動脈病変がない場合の心筋生検も計画していた．

M：心係数は上昇しましたか.

G：いいえ．ドブタミン 2mcg/kg/min とノルアドレナリン 0.06mcg/kg/min を使用しても収縮期血圧は 80/ mmHg 台でしたので，大動脈内バルーンパンピング (Intra-Aortic Balloon Pumping, IABP, **Glossary** 1,2) を挿入しました．それでも次第に呼吸困難が増悪しているとのことで，先ほど連絡を受けました．

M：これは，劇症型心筋炎に特徴的な病歴といえます．急性心筋炎の最初の症状がウイルス感染による感冒のような症状であることから，悪化するまで様子をみることが多いのです．特に若い方は体力があって頑張れるので，受診するときはかなり悪化していることも少なくありません．心電図をみせてください．

G：入院時と 3 時間後，6 時間後の心電図がこれです（**Box 2**）．

M：QRS 波形が減高していますね．劇症化していると思われます．いま，入院から 16 時間くらい経っていますね．もう一度心電図をとって，心エコーもみせてください．

G：現在ドブタミン 4mcg/kg/min でも心係数 1.2L/min/m^2 まで低下しています．肺動脈楔入圧は 16mmHg で適正だと思います．しかし，血中乳酸値は 3.5mmol/L まで上昇してきました．尿量も体重 / 時間あたりに換算すると 0.2mL/kg/h 程度しか出ていません．

Box 2　12 誘導心電図の経時的変化

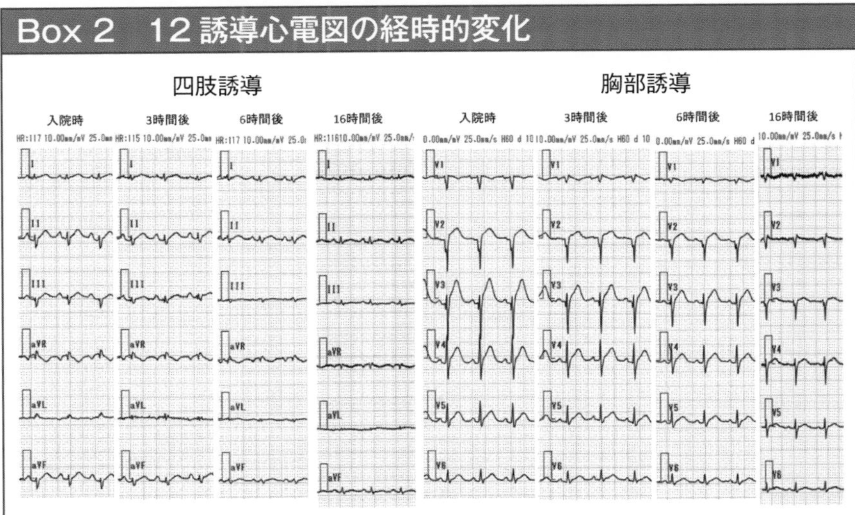

左側に四肢誘導，右側に胸部誘導，各入院時，3 時間後，6 時間後，16 時間後を示す．時間が経つにつれて次第に低電位化しているのが分かる．

M：心電図はさらに低電位化していて（**Box 2**，16時間後），心エコーでは左心室壁が浮腫のために肥厚して見え，収縮能も非常に低下しています（**Box 3**）．これらは典型的な劇症型心筋炎の所見ですね．このままでは心原性ショックの状態から脱せず，更なる循環補助装置が必要になるでしょう．手遅れになる前に気管挿管の上，膜型人工肺（Veno-arterial Extra Corporeal Membrane Oxygenation, va-ECMO，Case 18　肺血栓塞栓症参照）を挿入して，長期化する可能性も考え，補助人工心臓を挿入できる施設に転院を相談しましょう．

Box 3　受診16時間後の心エコー

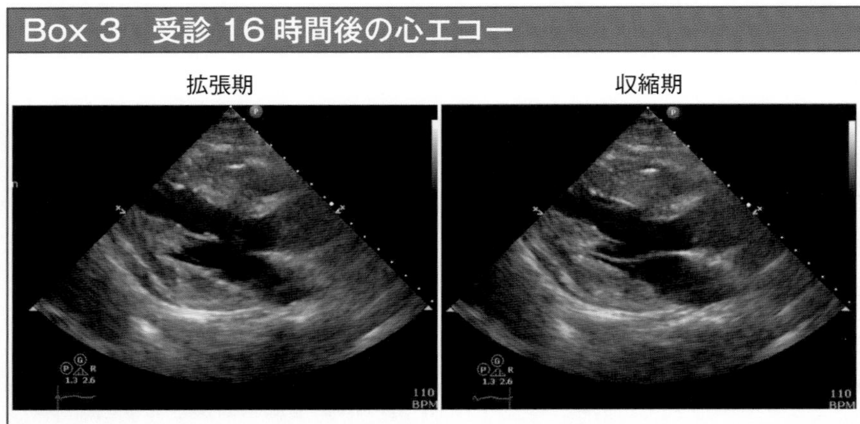

傍胸骨長軸像．左に拡張期，右に収縮期を示す．左室駆出分画20％と収縮能が低下していて，左室後壁厚12mm，左室中隔壁厚14mmと心筋壁の肥厚右（浮腫）が分かる．左室拡張終期径は37.5mmで，拡張していない．

High-value Care & Low-value Care

■ 高価値な医療：

- 急性心筋炎では臨床症状，心電図変化と心エコー所見から劇症化するのを見逃さないのが高価値な医療．特に若年者ではかなり悪化してから受診することがあることに注意．
- 劇症型心筋炎の循環補助装置の役割は，単なるブリッジではない可能性があるので，薬剤治療に固執せず循環補助装置の適応を考慮する．
- 劇症型心筋炎では，va-ECMO にとどまらず補助人工心臓が必要になる場合もあることに考慮する．

■ 低価値な医療：

- 劇症型心筋炎の治療で薬物治療に頼り循環補助装置の適応を考慮しなかったり，あるいは自施設での治療の限界を見誤ったりして対処が遅れるのは低価値な医療．

Glossary

■ 1）IABP

下行大動脈内に留置したバルーンを，収縮期に収縮させ拡張期に拡張させる．主に3つの作用が期待できる．①バルーンの容積（30 ～ 40cc）に対応する量の血液が周囲に押し出されることによる体血流増加，②大動脈拡張期圧上昇による冠血流増加，③バルーン収縮による後負荷軽減である．これまで，心原性ショックに対する循環補助装置として多く利用されてきたが近年その効果に疑問が投げかけられており[1)]，その使用は限られてくると思われる．なお，現在多く用いられるオシロメトリー法による非観血的血圧測定では，IABP 使用中は値が信頼できないことに注意．

■ 2）補助循環用ポンプカテーテル (Impella®) (Box 4)

小型軸流ポンプ（モーターに装着された羽根車～これをインペラと呼ぶのが名称の由来）を内蔵したピッグテールカテーテルを左心室内に留置し，左心室内に位置する吸入口から血液を吸い出し，上行大動脈内に位置する吐出口から排出する．通常の va-ECMO が心臓から駆出される血流に対して逆行性に送血するため，心臓にとっての後負荷が増加するのに対して，Impella® は順行送血するので後負荷は増加しない．また，左室収縮能が低下している場合，va-ECMO によって大動脈弁が開放できなくなることがあるが，この場合の左心室内での血液の停滞を防止することもできる（左心室のベント効果）．さらに左心室から血液を駆出するので左心室内圧を下げ，ventricular unloading（心室減負荷）が期待できる．左心室容量と一回拍出量も減らし，左心室の仕事量を減らすことができる．これは，特に急性冠症候群による心原性ショックで，心筋での酸素需給バランスを改善するなどの効果をもたらすと考えられている．本邦で使用できるのは，最大流量によって Impella®2.5（最大 2.5L/min），CP（最大 3.7L/min），5.0（最大 5.0L/min），5.5（最大 5.5L/min）がある．

Box 4　IABP と補助循環用ポンプカテーテル

a. IABP：心臓の拡張期にバルーンが拡張することで，バルーンの容積分の血液が周囲に押しやられる．これが①体血流増加につながる．また，冠動脈の血流は拡張期優位であるが，その駆動圧は大動脈圧と冠状静脈圧の差である．バルーンが拡張することで拡張期圧が上昇し，この駆動圧が大きくなることで②冠動脈血流が増加する．さらに収縮期にバルーンが収縮するので，容積分の血液が心室から大動脈へ吸引される．これにより③後負荷が減少して心拍出量増加が期待できる．心拍２に対して IABP1 の比で駆動させると，後負荷減少に伴う収縮期圧の低下が確認できる．

b. 補助循環用ポンプカテーテル Impella®
小型軸流ポンプを内蔵したピッグテールカテーテルを左心室内に挿入し，左心室内に位置する吸入口から血液を吸入し，上行大動脈に位置する吐出口から排出する．

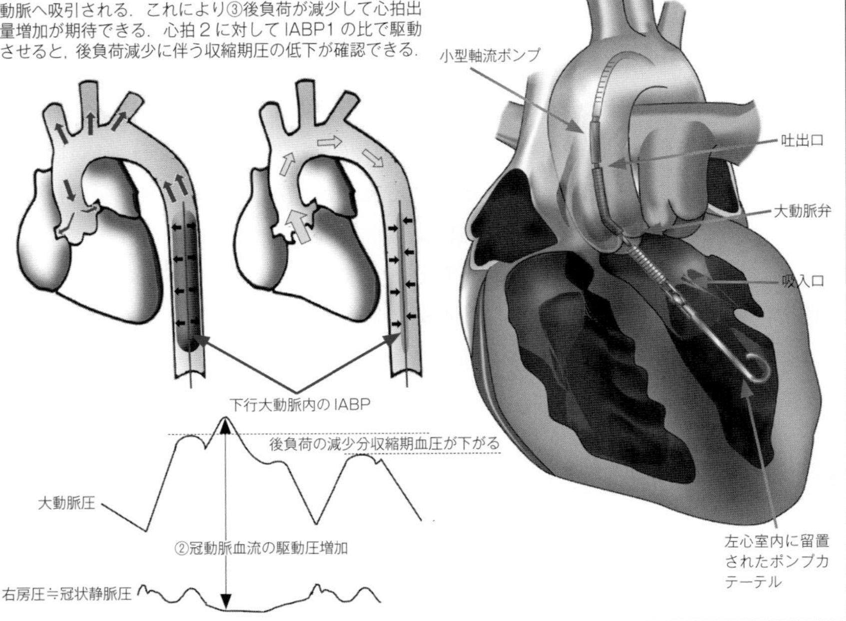

Short Lecture

劇症型心筋炎の診断・治療

■ 1. 劇症型心筋炎の診断

急性心筋炎の劇症化の徴候を診るのに心電図と心エコーが重要である．

(ア) 劇症型心筋炎の心電図

劇症型心筋炎では，心電図が低電位になることがある．心エコーで左室が肥大（実際には浮腫）して見えるのに，心電図が低電位になっている場合，臨床症状とあわせて劇症型心筋炎を疑う．この変化は，数時間で進行することがあり，急性心筋炎を疑ったら注意して観察する必要がある．劇症型心筋炎以外で左室肥大＋心電図の低電位は，心アミロイドーシスを疑う．

(イ) 劇症型心筋炎の心エコー

急性心筋炎のうち，劇症化しなかった群と劇症型心筋炎群とで心エコーの特徴を調べた報告がある[2]．これによると，両群とも左室収縮能は低下した(左室内径短縮率：17 ± 7% vs. 19 ± 4%) が，劇症化しなかった群では左室の拡大を認めたのに対し，劇症型群では正常に近かった（左室拡張期径：6.1 ± 0.8cm vs. 5.3 ± 0.9cm，$p<0.01$）．また，心筋中隔の肥厚は劇症化しなかった群より劇症化した群で厚くなった（1.0 ± 0.1cm vs. 1.2 ± 0.2cm，$p=0.01$）．本項の Challenge Case の **Box 3** と第Ⅱ章の「Case14　典型的な急性心筋炎」の心エコー所見とを比べてみて欲しい．

■ 2. 薬物治療

劇症型心筋炎の薬物治療は，心原性ショックに対する治療と劇症化の原因と考えられるサイトカインストーム（Case14　典型的な急性心筋炎参照）に対する治療がある．薬物治療では，前者はカテコラミン類，後者は免疫抑制剤等がある．

(ア) 心原性ショック．循環維持のための薬物治療

心原性ショックの初期治療において，日本循環器学会のガイドライン[3]でも「体液貯留が認められない患者における生理食塩水またはリンゲル液の急速輸液（15 ～ 30 分で 200mL 以上）」が Class Ⅰの推奨になっている．Challenge Case のように，劇症型心筋炎では脱水状態になっていることもあり，血管内水分量の適正化という意味でも輸液を増やすのは妥当であるといえる．しかし，

心収縮が極端に低下している例ではそれだけでは十分ではなく，ドブタミンやノルアドレナリンなどのカテコラミン類を必要とするが，これらは心臓にとっては「ムチ打つ」治療であり催不整脈性もあることから，初めから循環補助装置の適応を念頭に入れておくべきである．

(イ) 免疫修飾治療 immunomodulatory therapy

日本循環器学会のガイドラインでは[4)]，巨細胞性心筋炎と好酸球性心筋炎に対するステロイドは推奨されているが，劇症型心筋炎についてはステロイド単剤での有効性は確認されていない．また最も頻度が高いと思われるウイルス性心筋炎が疑われる場合には「推奨されない」とされている．急性心筋炎を疑った際に心筋生検をする最も大きな理由は，このステロイドが適応になるか否かを判断する材料になるということである．巨細胞性心筋炎については，ステロイドに加えてシクロスポリンが推奨されている[4)]．また，Kishimoto らは急性心筋炎に免疫グロブリンを静脈内投与することで 60 日後の死亡が改善すると報告した[5)]．Hang らは劇症型心筋炎に対して薬剤による免疫修飾と，血液浄化による免疫吸着 immunoadsorption と後述する循環補助装置も組み合わせて，life-support based comprehensive treatment regimen という概念を提唱している[6)]．

■ 3. 劇症型心筋炎に対する循環補助装置

循環補助装置の主な役割は，血行動態を維持して心筋の炎症が治まるのを待つ，いわば“ブリッジ”と考えられてきた．しかし最近，循環補助がサイトカインストームに影響して治療効果を発揮している可能性が示唆されている．Impella® と va-ECMO の組み合わせで循環補助することによって心筋の炎症が抑制されるとする報告[7)]や，サイトカインストームを改善させる可能性があるとする報告などがある[6, 8)]．今後の研究が待たれる．

Recommendations

- □ 急性心筋炎の多くは自然軽快するが，中には数時間から数日で急速に悪化する劇症型心筋炎と呼ばれる病態があり，特に若年者ではかなり悪化するまで受診していないこともあるので注意が必要である．

□ 急性心筋炎を疑う病歴で，心電図で低電位，心エコーで左室壁の浮腫をみたら劇症化を疑う．

□ 劇症型心筋炎では，カテコラミンなどの薬物治療のみで治療できることは少なく，循環補助装置が奏効する例もあるので，早期の導入と長期化した場合にそなえて補助人工心臓を挿入できる施設での治療も考慮する．

References

1) Inohara T, Miyata H, Ueda I, et al. Use of intra-aortic balloon pump in a Japanese multicenter percutaneous coronary intervention registry. JAMA Internal Medicine . 2015；175：1980-1982.

2) Felker GM, Boehmer JP, Hruban RH, et al. Echocardiographic findings in fulminant and acute myocarditis. JAC. 2000 ; 36 (1) : 227 - 32.

3) 日本循環器学会ほか．急性・慢性心不全診療ガイドライン (2017 年改訂版). 2018 : 1 - 154.

4) 日本循環器学会．急性および慢性心筋炎の診断・治療に関する ガイドライン．2009 : 1-36.

5) Kishimoto C, Shioji K, Hashimoto T, et al. Therapy with immunoglobulin in patients with acute myocarditis and cardiomyopathy: analysis of leukocyte balance. Heart and Vessels. 2014 ; 29 (3) : 336-42.

6) Hang W, Chen C, Seubert JM, et al. Fulminant myocarditis: a comprehensive review from etiology to treatments and outcomes. Signal Transduct Target Ther. 2020 ; 5 (1) : 287.

7) Tschöpe C, Linthout SV, Klein O, et al. Mechanical Unloading by Fulminant Myocarditis: LV-IMPELLA, ECMELLA, BI-PELLA, and PROPELLA Concepts. J Cardiovasc Transl. 2019 ; 12 (2) : 116-23.

8) Spillmann F, Linthout SV, Schmidt G, et al. Mode-of-action of the PROPELLA concept in fulminant myocarditis. European Heart Journal. 2019 ; 40 (26) : ehz124-.

16 急性冠症候群の合併症とその治療を理解する

— 心室中隔穿孔を合併した急性冠症候群 —

Learning Objectives

□ 急性冠症候群の合併症とその治療を理解している.

- ■ 急性冠症候群そのものに関連した合併症と治療を挙げることができる.
- ■ 急性冠症候群の治療に関連した合併症と治療を挙げることができる.
- ■ 合併症発見のために身体診察が重要であることを理解する.

Challenge Case

患者：83 歳 , 女性

現病歴：夕食後の 18 時頃，突然胸のつまった感じが出現した．冷汗，ムカムカする感じもあった．自宅で様子をみていたが軽快しないため約 10 時間後に前医受診した．心電図で胸部誘導の ST 上昇とⅡ度房室ブロックを認め（**Box 1**），当院搬送．ST 上昇型急性冠症候群の診断で，緊急冠動脈造影となった．

既往歴：高血圧，高脂血症，喫煙（10 本 / 日 × 60yrs）

身体所見：身長 140cm, 体重 36kg, 血圧 90/60 mmHg, 脈拍 90 回 / 分 , 呼吸数 16 回 / 分 , 体温 36.5℃

頸静脈；怒張あり（>5cm　胸骨角上）

肺野；喘鳴，ラ音なし

心音；整，心雑音なし

下肢浮腫なし

Tutorial

指導医 M：ST 上昇型急性冠症候群の診断で緊急カテーテル検査と治療が行われたのですね.

総合診療医 G：はい，昨日左冠動脈前下行枝にステント留置された後，集中治療室へ入院してもらいました.

■ 入院時心電図，胸部 X 線

M：経過はどうですか.

G：心不全による肺うっ血がありますが（Box 1），利尿剤への反応は良く，軽快してくれることを期待しています.

M：聴診してみましょう・・・収縮期雑音（Glossary 1）がありますね．しかも全収縮期雑音です．入院時には収縮期雑音はありませんでしたか.

G：入院時には聴取されませんでした.

M：すぐに心エコーで観察しましょう.

■ 心エコー図

M：携帯型心エコー (Glossary 2) では，やはり思った通り心室中隔穿孔がありますね(Box 2)．心臓外科に連絡してください．手術について相談しましょう.

G:心室中隔穿孔は，心原性ショックになったり治療に反応しない心不全になったりするものだと思っていました.

M：確かにそういうことが多いのですが，初期ではあまり重症化していない場合もあるかもしれませんね．それから，入院時に聴取されなかった収縮期雑音

Box1

1 a;入院時心電図. 胸部誘導およびI,aVL 誘導の ST 上昇を認める.

1b；入院時胸部 X 線写真（座位）；心陰影の拡大と上肺野の血管影増強（reversed perfusion）を認め，うっ血性心不全による肺うっ血の所見である.

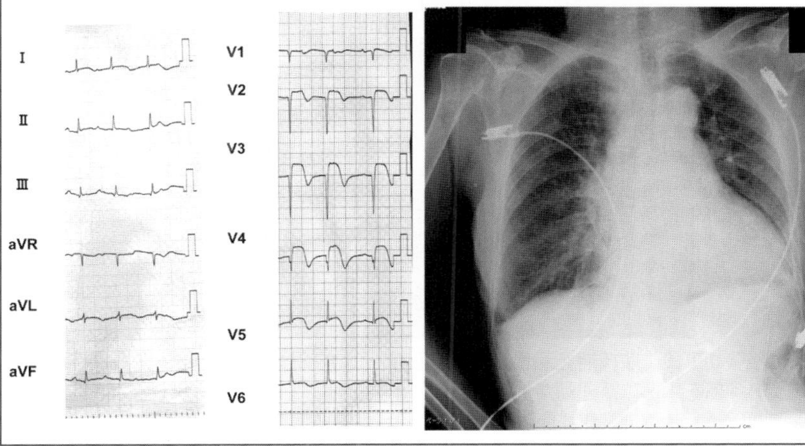

が聴取されるようになったというのが重要です．特に，全収縮期雑音が聴取されるという場合，どのような異常を考えますか．

G：普通，全収縮期雑音は僧帽弁逆流の音だと思います．

M：僧帽弁逆流の雑音が全収縮期雑音になるのはなぜですか．

G：・・・

■ 駆出性収縮期雑音と全収縮期雑音

M：Box 3 を見てください．僧帽弁や三尖弁，つまり房室弁が閉じるときの音がⅠ音ですね．Ⅱ音は大動脈弁や肺動脈弁が閉じる音です．大動脈弁狭窄や機能的雑音で収縮期雑音が聞こえる場合は，臨床的な収縮期の開始，つまりⅠ音

Box2　心エコー図

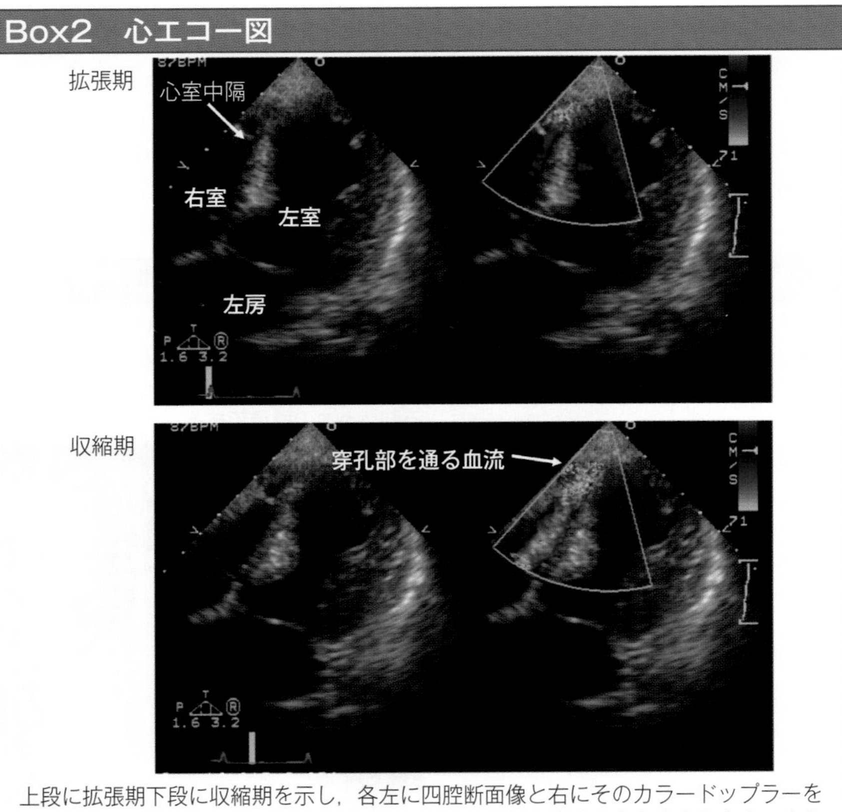

上段に拡張期下段に収縮期を示し，各左に四腔断面像と右にそのカラードップラーを示す．心尖部を中心に壁運動が低下しており，心尖部心室中隔を左室から右室へ向かう乱流が確認できる．穿孔部を通る血流で，これは拡張期にも続いているのが分かる．

の後に始まり収縮期が終わるII音と同時に血液の駆出が終了して雑音も終了します．しかし，僧帽弁逆流の場合は大動脈弁や肺動脈弁が閉じても逆流は終了しないので，雑音がII音に重なってII音をわかりにくくします．言葉を換えると，雑音がII音に重なる，あるいはII音を超えて聴取されるのが全収縮期雑音というわけです．そう考えると，心室中隔穿孔で全収縮期雑音が聴取される理由も分かりますね．

G：なるほど，穿孔した心室中隔を通る血流は大動脈弁が閉じても終了しないので，II音に重なってII音をわかりにくくする，つまり全収縮期雑音になる訳ですね．

Box 3　駆出性収縮期雑音と全収縮期雑音

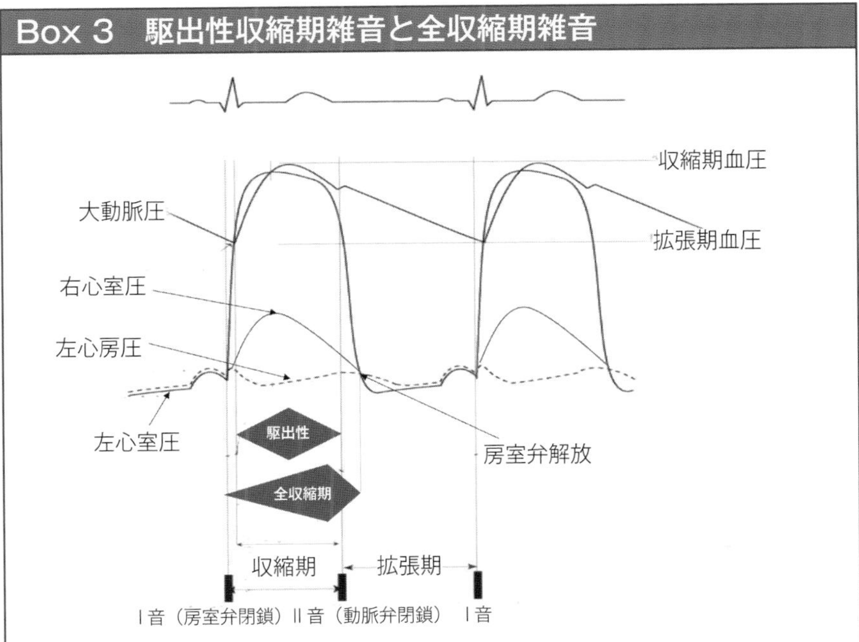

心電図，大動脈圧，左心室圧，左心房圧，右心室圧と心音の関係を示す．房室弁の閉鎖によりI音が形成され，これに引き続いて心室内圧が上昇し，動脈圧を超えるときに動脈弁の解放が起こる．動脈弁が閉鎖しII音を発し，心室圧が急激に低下する．大動脈弁狭窄症や機能的雑音では，大動脈弁の開放から駆出性雑音が始まり，大動脈弁の閉鎖と同時に雑音も停止する．これに対して全収縮期雑音は，I音と同時に始まり，II音を超えて終了する．全収縮期雑音を作るのは，僧帽弁逆流であれば左心室と左心房の収縮期圧較差で，心室中隔穿孔であれば左心室と右心室の収縮期圧較差であるので，その差が形成される時期をみれば理解できる．特に，II音が発生しても左心室と左心房，左心室と右心室の間には圧較差が存在し，房室弁の解放まで続くことに注意．

M：急性冠症候群では乳頭筋不全や乳頭筋断裂で急性の僧帽弁逆流が起こることもありますから，全収縮期雑音が聴取されるかどうかというのは重要です．聴診は手軽に行えますから，毎日ちゃんと聴診してください．

G：機械的合併症は外科手術の適応になることが多く，早期に発見することが重要という意味でも，きちんと聴診することが大事なのですね．

M：これを機会に急性冠症候群の合併症についてまとめてみましょう．

High-value Care & Low-value Care

■ 高価値な医療：

・入院後の診察は目的を持ちながら身体所見をとって状態の変化に注意し，合併症の早期発見に努めるのが高価値な医療．

・起こり得る合併症について，原因や機序に従って整理して診療にあたるのが高価値な医療．

■ 低価値な医療：

・目的を持たず検査のみに頼り，身体所見をとらないで診療するのは低価値な医療．

Glossary

■ 1）収縮期雑音 systolic murmur

収縮期雑音には駆出性雑音 ejection murmur または収縮中期雑音と，pansystolic murmur 全収縮期雑音と呼ばれる雑音がある．これらを区別するのは Tutorial にあるように，II 音との関係に注目するのがよい．但し，高度な大動脈弁狭窄などで II 音が減弱すると，駆出性雑音と全収縮期雑音の区別がつきにくくなることがある．また，僧帽弁逆流の全収縮期雑音は心尖部で強くなり，大動脈弁狭窄の駆出性雑音は心基部で強くなるのが一般的であるが，大動脈弁狭窄の駆出性雑音が心尖部で高い音として聴取できることがあり，これを Gallavardin 現象と呼ぶ．Gallavardin 現象は，大動脈弁狭窄の雑音のうち低周波部分が肺で吸収されることで高周波部分が心尖部で聴取されることによる

[1]. II 音の減弱と併せて僧帽弁逆流の全収縮期雑音と間違われることがある. 大動脈弁狭窄の存在を疑う場合, 頸動脈の触診で脈の立ち上がりが遅くないか(遅脈), 脈の tapping は正常かといった所見も併せて参考に判断する.

■ 2) 携帯型心エコー Handheld Ultrasound Device(HUD)

近年, 文字通りポケットに入るサイズの超音波診断装置が開発され普及してきている. 著者が研修医の頃から, 「これからはエコーが聴診器の延長として身体診察に使われるようになる」と言われていたが, 実際にベッドサイドで簡単にエコーを施行しており, それが本当になったという感がある. Tutorial のような, 急性冠症候群の合併症の発見にも HUD が有用である可能性があるが, トレーニングが不十分な場合は読影精度が低くなるという報告[2]もあり, 注意が必要である. European Association of Cardiovascular Imaging からの position statement[3]が発表されており, 参考にされたい.

Short Lecture

■ 急性冠症候群の合併症

急性冠症候群の合併症は, 原因や機序によって分類して憶えるとよい.

■ 1. 急性冠症候群そのものによる合併症

(ア) 不整脈；急性期, 特に発症 72 時間以内の死亡原因として重要. 早期発見には心電図モニターによる持続的監視を行う.

① 頻脈性不整脈　心室頻拍, 心室細動, 心房細動, 心房粗動

② 徐脈性不整脈　房室ブロック

(イ) 心不全；心不全の徴候を発見するには, 下記の症状, 徴候に加えて心音の III 音に注意する.

① 肺うっ血による症状, 徴候；呼吸困難, 頻呼吸, 酸素飽和度の低下, 頸静脈怒張, ラ音・喘鳴

② 心原性ショック, 低灌流による症状, 徴候；低血圧, 頻脈, 末梢冷感乏尿

(ウ) 機械的合併症

① 心室中隔穿孔：心尖部に多いが，基部中隔に起こる事もある．

② 僧帽弁逆流（乳頭筋断裂）：下壁，側壁の心筋梗塞に多い．

③ 自由壁破裂：Blow-out 型と Oozing 型（または Slow type rupture）があり，前者は突然死の原因となる．

(エ) その他

① 心筋梗塞後心外膜炎：心嚢液貯留を認めるが，Oozing 型自由壁破裂との鑑別が重要．

■ 2. 急性冠症候群の診断・治療に関係した合併症

(ア) 冠動脈造影・形成術に関連した合併症

① 手技に関連した合併症：冠動脈解離，冠動脈穿孔

② 穿刺部合併症：血腫，仮性動脈瘤，動静脈瘻がある．穿刺部に収縮期に一致した血管雑音 Bruit を聴取する場合は仮性動脈瘤を，連続性雑音を聴取する場合は動静脈瘻を疑う．

③ 造影剤による合併症：アレルギー反応，造影剤腎症（クレアチニン値の上昇は造影剤使用後 48～72 時間がピークといわれる）

④ ステント血栓症：手技後 24 時間以内を急性，2 週間以内に起こるものを亜急性と呼び，1% 弱に起こるといわれる．

(イ) 内服薬・注射薬による合併症

① 薬剤アレルギー

② 薬剤性肝障害・腎障害，抗血小板剤による造血器障害，スタチンによる横紋筋融解症

③ ヘパリン誘発性血小板減少症：稀であるが知っておくべき合併症

Recommendations

- □ 急性冠症候群の患者を入院後に診察する場合，合併症の有無を念頭に診察する．このとき，起こり得る合併症を「急性冠症候群そのものによる合併症」と「医療行為による合併症」に分け，前者は不整脈・心不全・機械的合併症に，後者を手技に関連した合併症と薬剤に関連した合併症に分けて整理する．
- □ 診察の際には，雑音が発生する機序を考えながら聴診すると，診断に結びつきやすい．
- □ 携帯型心エコーが診断に寄与する可能性があるが，必要な訓練と診断精度，費用対効果や予後の改善効果については今後の研究が待たれる．

References

1) Willis GG. 心臓病学における問題解決法．Dr ウィリス　ベッドサイド診断．東京：医学書院；2008. p. 88-95.

2) Liebo MJ, Israel RL, Lillie EO, et al. Is pocket mobile echocardiography the next-generation stethoscope? A cross-sectional comparison of rapidly acquired images with standard transthoracic echocardiography. Annals of Internal Medicine. 2011;155(1):33-8.

3) Cardim N, Dalen H, Voigt J-U, et al. The use of handheld ultrasound devices: a position statement of the European Association of Cardiovascular Imaging (2018 update). European Heart Journal - Cardiovascular Imaging. 2018; 20(3): 245-52.

その他参考にするべき名著に，

4) Constant, J 著，広沢弘七郎，宮里不二彦，関口守衛訳，ベッドサイドの心臓病学（原書第 3 版），東京，南江堂，1989.

などがある．

17

多彩な発症のしかたもある

— Acute Aortic Syndrome の症状は多彩 —

Learning Objectives

□ Acute Aortic Syndrome の発症のしかたが多彩であることを知る.

- ■ 多くは「突然」の発症であるが，例外もある.
- ■ 胸背部痛で発症するとは限らない.
- ■ 中枢血管の破綻に由来するバイタルサインの変化に注意する.
- ■ 末梢血管の血流不全により多彩な症状が生じうることに注意する.

Challenge Case

患者：60 歳代, 男性

現病歴： 夕食後からの急な嘔気を認め，持続する嘔吐および下肢筋力低下・感覚低下を主訴に当院救急搬送．当院来院時にも下肢の症状持続.

既往歴：糖尿病（経口糖尿病薬内服中），高血圧（降圧薬内服中で普段の血圧は収縮期 160 ～ 180mmHg）

身体所見：身長 165cm, 体重 60kg, 血圧 242/91 mmHg, 脈拍 75 回 / 分 , 呼吸数回 16/ 分 , 体温 35.6℃ ,

意識清明，頸静脈怒張なし，心音整，胸骨左縁第 3 肋間に最強点を有する収縮期雑音 III/VI 聴取するが，III 音なし.

Tutorial

指導医 M：それでどうしました？

総合診療医 G：脳卒中を疑って，頭部 CT を撮影しました.

M：そうですか．異常はありましたか.

G：いいえ，ありませんでした.

M：そうでしょうね．嘔気・嘔吐は脳卒中でもあり得ますが，“両下肢”の筋力低下は脳卒中らしくありませんね．もう少し, 詳しく病歴を教えてください.

夕食後とのことですが，夕食を摂った直後だったのですか．一緒に食事した方はいましたか.

G：食事はいつもご家族と一緒だったそうですが，夕食をとって「ああ，おいしかった」と言いながらお茶を飲んだ直後に「気持ちが悪い，吐きたい」といった後に嘔吐し，すぐに「足がしびれた，力が入らない」と言いながらその場に倒れ込んだそうです．

M：それは「突然」といえる発症の仕方ですね．脳卒中とは限らないまでも，心血管系の疾患を疑いますね．もう少し身体所見を丁寧にとってみてください．

G：はい，表情筋は特に問題ありませんが，下肢の徒手筋力テストでは両下肢とも大腿四頭筋，前脛骨筋の筋力低下が明らかです．それに蒼白で冷たくなっています．・・・両鼠径部以下で脈拍が触知できません．

M：上肢の血圧に左右差はありませんか．

G：右が 230/90mmHg，左は 170/80mmHg です．

M：明らかに左右差がありますね．Acute Aortic Syndrome を疑います (Glossary 1 ～ 3)．

G：すぐに造影 CT を撮ります．(**Box 1**)

Box 1 Challenge Case の造影 CT

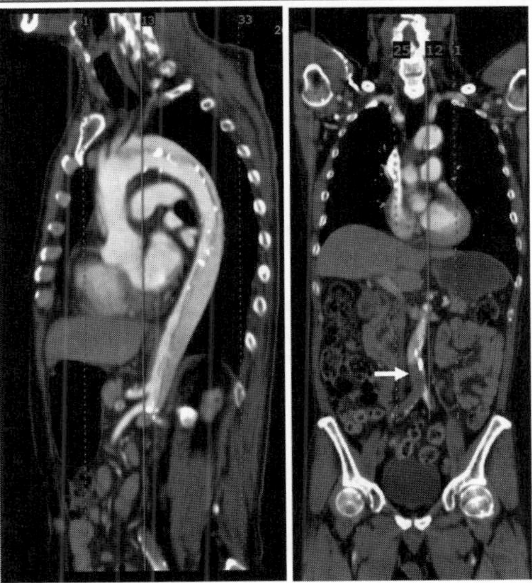

偽腔は上行大動脈，弓部大動脈，下行大動脈で開存しているものの，腎動脈下，下腸間膜動脈分枝の直下より，血栓閉鎖し（白矢印），血栓閉鎖した偽腔に真腔は圧排され，両下肢の血流障害を認める．

High-value Care & Low-value Care

■ 高価値な医療：

- 四肢の麻痺は脳卒中とは限らない．病歴と，麻痺の範囲，皮膚の冷感や脈の触知を含めた身体所見から病態を考えて診断するのが高価値な医療．
- 「突然発症」では心血管系の異常を鑑別に入れ，特にAcute Aortic Syndromeの診断と治療を遅らせないのが高価値な医療．

■ 低価値な医療：

- 四肢の麻痺＝脳卒中とステレオタイプに陥るのは低価値な医療．

Glossary

■ 1）Acute Aortic Syndrome

急性大動脈解離，Intramural Hematoma（後述），症候性大動脈潰瘍をAcute Aortic Syndromeと呼ぶことがある．筆者はこれに大動脈瘤（切迫）破裂も加えて良いと考える．大動脈壁はvaso vasorumと呼ばれる小血管が還流している（**Box 2**）．高血圧などで大動脈平滑筋の肥大が起こることや，このvaso vasorumの狭窄・閉塞が起こって血管壁が虚血に陥ることで中膜・外膜が弾性を失うが，内膜は大動脈内腔からの血液にさらされるために比較的弾性を保つ．そのため内膜と中膜との間に弾性差が生じ，これがずり応力を増加させるために血管壁内血腫や，内膜解離を引き起こすと考えられる[1]．

Box 2　大動脈のVaso Vasorum

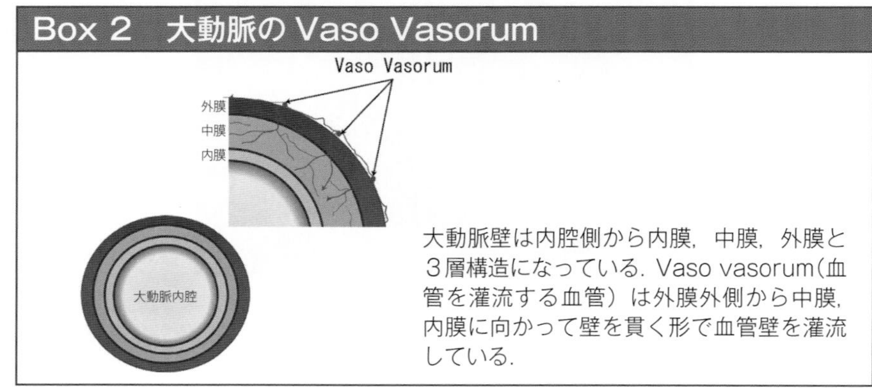

大動脈壁は内腔側から内膜，中膜，外膜と3層構造になっている．Vaso vasorum（血管を灌流する血管）は外膜外側から中膜，内膜に向かって壁を貫く形で血管壁を灌流している．

■ 2）偽腔閉塞型大動脈解離と Intramural Hematoma (IMH)

従来わが国では，大動脈解離の中でも偽腔に血流がない場合を偽腔閉塞型大動脈解離と呼んでいるが，欧米では Intramural Hematoma(IMH) と呼んでいる．わが国の 2020 年のガイドライン[2]でこれらの関係について整理している（**Box 3**）．海外の論文を読むときなどには注意したい．

Box 3　IMH（壁内血腫）の概念と表記；文献 2) より転載

概念	日本語表記	英語表記
tear（内膜裂孔）がないもの（本来は病理学的診断）	偽腔閉塞型大動脈解離	IMH
tear（内膜裂孔）が見えないもの（臨床診断）	偽腔閉塞型大動脈解離	IMH
ULP があるもの	ULP 型大動脈解離	IMH with ULP IMH with ulcer intimal defect with IMH
偽腔が開存しているもの	偽腔開存型大動脈解離	aortic dissection or classic dissection
IMH: intramural hematoma, ULP: ulcer-like projection		

ULP ulcer-like projection とは「閉塞した偽腔における頭尾方向の広がりが 15mm 未満の造影域」と定義され，文字通り血管壁に潰瘍を生じているように造影される領域である.「経過中に拡大（開存型に移行する，あるいは瘤となる）・消退して，予後の指標となることから，ULP 型解離の重要な観察ポイントである.」[2]としている.

■ 3）Aortic Root Subadventitial Hematoma

IMH のひとつと考えられる．通常の IMH は中膜のレベルで剥離してフラップを形成し，これが偽腔と真腔を分けている．上述のように大動脈壁の内膜と中膜の間の弾性差が血管内血腫を生じる原因であれば，血腫は中膜の内膜側に発生するし，実際それが多い．しかし，上行大動脈の acute aortic syndrome の臨床像を呈しながら CT でフラップが明確ではなく，手術時の所見で大動脈の外膜下に血腫を認めるが，内膜には異常を認めない症例がある（**Box 4**）．

菅野らはこれを subadventitial hematoma として，中膜外側，外膜下の血腫で，大動脈解離や IMH が vaso vasorum の破綻によるものであることを裏付けると報告している[3]．筆者が所属する施設では 120 ～ 130 例 / 年の大動脈疾患が集中治療室へ入室しているが，Aortic Root Subadventitial Hematoma は 1 例 /2～3 年程度遭遇する．心嚢液貯留やそれによる心タンポナーデで気づかれるので，Type A の大動脈解離に準じた対応が必要である．

Box 4 Aortic Root Subadventitial Hematoma の症例

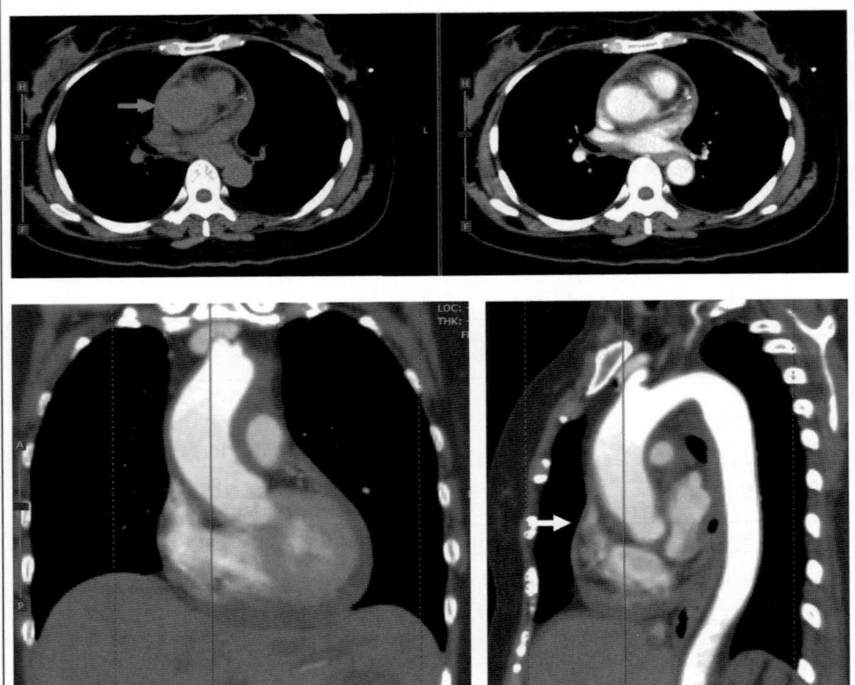

トイレに行った際に前頚部から胸背部にかけての突然の激痛あり．救急要請された．救急隊接触時はベッド上右側臥位で顔面蒼白，冷汗著明．意識清明，血圧60/40mmHg，心拍数105/分．単純CTでは心囊液貯留を認め，これによる心タンポナーデが疑われる．上行大動脈壁に薄い高CT値領域がほぼ全周に認められる（青矢印）．造影CTでは内膜側に異常はみとめない．同冠状断，矢状断でもあきらかなフラップや内膜偏位は認めないが，大動脈前面に血腫を疑う（白矢印）．緊急手術により，心囊液排出後血圧が上昇．心囊液は血性で，大動脈壁内膜側には異常を認めず外膜下の血腫を認めた．

Short Lecture

Acute Aortic Syndrome の様々な発症のしかた

実際の Acute Aortic Syndrome の症例から，発症時の症状で記憶しておいた方が良いと思われる例を列挙する（**Box 5 〜 9**）.

■ 1. 脳梗塞

Box 5　脳梗塞で発症した大動脈解離

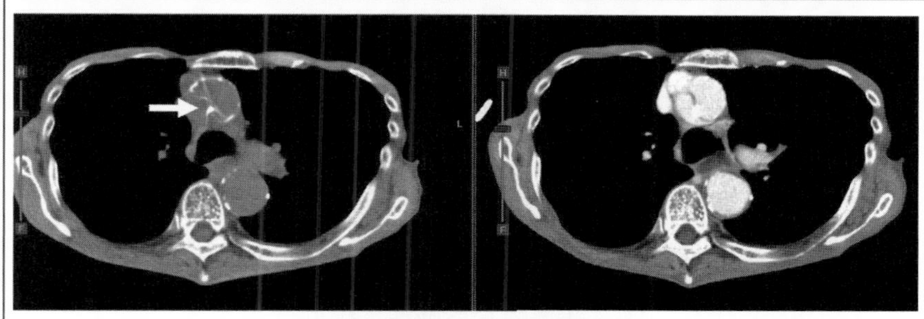

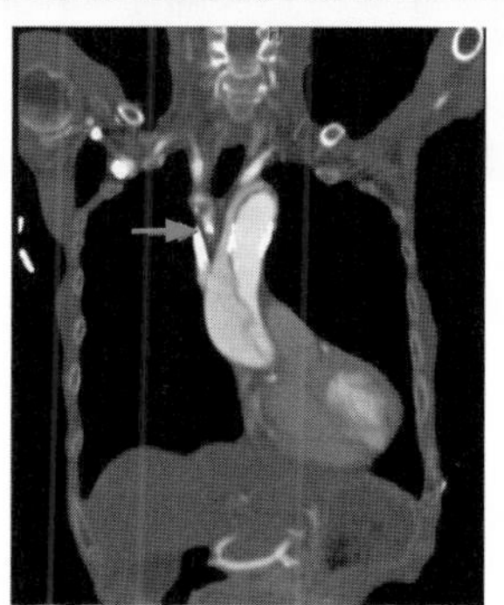

自宅で突然倒れ，左片麻痺があることから救急要請．血圧の左右差と胸部不快感を訴えたことから，CT 撮影し大動脈解離と診断．単純 CT で内膜の石灰化が内腔側へ偏位している（白矢印）．腕頭動脈から右総頸動脈に解離が及んでいたため（青矢印），脳梗塞を発症したと考えられた．

■ 2. 失神

Box 6 失神で発症したIMH

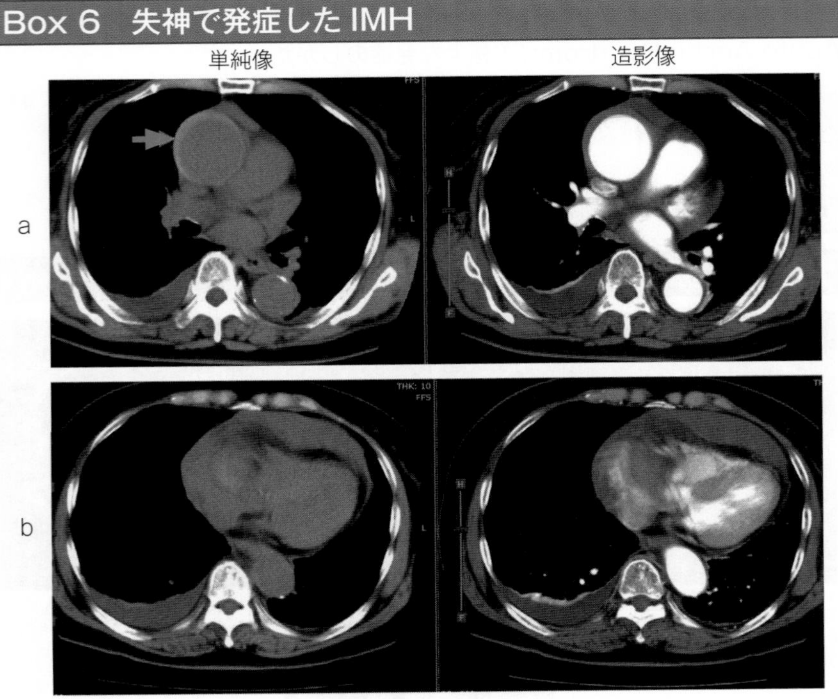

突然自宅の台所で倒れた. 家族が発見し, すぐに意識を回復し麻痺もなかった. 胸背部痛の自覚はなく, 倒れた前後の記憶がなかった. 救急車を要請して受診. 心エコーで心嚢液貯留と大動脈弁逆流を認めたため CT を撮影したところ, IMH と判明した.

a 大動脈の単純 CT, 造影 CT. 単純で大動脈壁が明らかに高 CT 値になっていることに注意(青矢印). IMH では単純像が血腫を明らかにしてくれる.

b 心嚢液貯留を認める. これによって血圧が一気に低下し, 失神を来したと考えられる.

■ 3. 両下肢痛, 胸痛

突然の胸痛と両下肢の疼痛で発症. 心電図で II,III,aVF の ST 上昇を認めた. 造影 CT で大動脈解離を認め, 解離が右冠動脈に及び閉塞していた. また, 両総腸骨動脈も解離により閉塞していた (**Box 7**).

Box 7 胸痛と両下肢痛で発症した偽腔開存型大動脈解離の CT 像

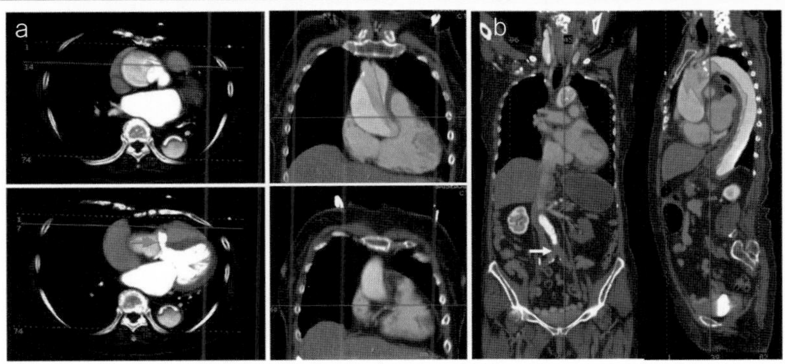

a 大動脈と右冠動脈入口部レベルの造影 CT

解離腔は全周性に広がっていて，偽腔の方が真腔よりも広くなっている．

右冠動脈入口部で造影剤が途絶しているのが分かる（青矢印）．

b 胸腹部大動脈造影 CT

腹部大動脈から両側総腸骨動脈へ分岐するところで完全閉塞している（白矢印）

■ 4. 腹痛・黒色便

Box 8 腹痛とタール便で発症した偽腔開存型大動脈解離の CT 像

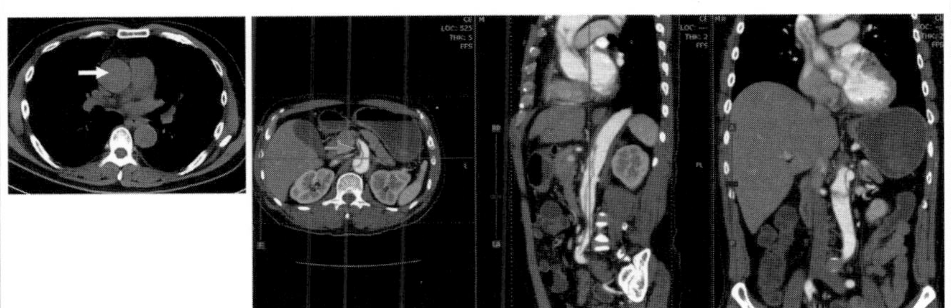

40 台男性，突然の腹痛があり，黒色便を認めたため前医受診．単純 CT，心エコーで大動脈内フラップを認め，紹介搬送．造影 CT で偽腔開存型大動脈解離を認め，上腸間膜動脈にも解離が及んでいる（青矢印）．

■ 5. 発熱と胸水貯留

Box 9　発熱精査で診断されたIMH

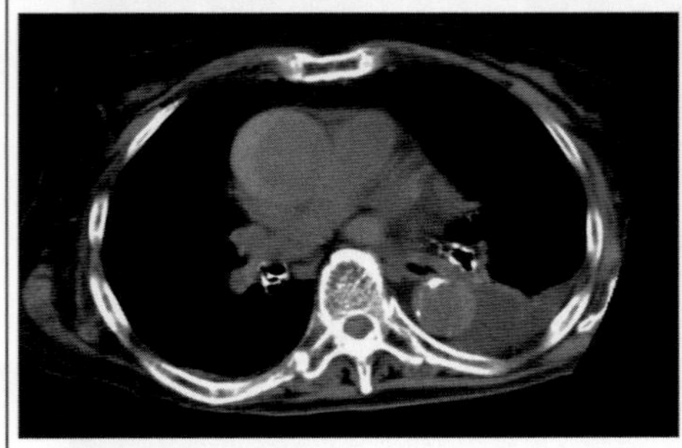

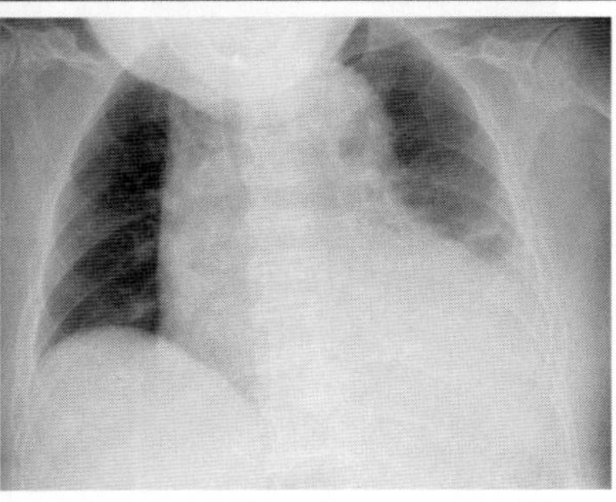

脳梗塞後遺症で介護施設入所中の方．寝たきりで症状は訴えきれない．発熱を主訴に近医受診．内服薬を処方されたが，解熱しないため紹介受診した．胸部 X 線で胸水貯留を認め，縦隔影が拡大していたため CT を撮影．大動脈解離と診断した．

Recommendations

- □ 突然の発症では，心血管系の疾患を鑑別にあげる．単に「急に」ではなく，「突然」であることを病歴から聴取することが大切である．
- □ 四肢麻痺や消化器症状といった，一見関連なさそうな症状が一度に起こる場合は，急性大動脈解離で説明できないかを考える．
- □ 脳卒中や急性冠症候群で，急性大動脈解離が原因となることがあることを忘れない．
- □ 患者を診察するときには，皮膚の冷感や四肢の脈拍の触知といった触診もていねいにとる．

References

1) Gutschow SE, Walker CM, Martínez-Jiménez S, et al. Emerging concepts in intramural hematoma imaging. RadioGraphics. 2016 ; 36 (3) : 660-74.
2) 日本循環器学会，日本心臓血管外科学会，日本胸部外科学会，et al. 大動脈瘤・大動脈解離診療ガイドライン 2020 年改訂版．2020.
3) 菅野恵，池田豊秀，館林孝幸，他．上行大動脈壁内血腫の破裂による心タンポナーデ症例．胸部外科．2000 ; 53 (1) : 64-7.

18 肺血栓塞栓症の臨床的特徴を理解する

― 手術翌日のふらつき，呼吸困難 ―

Learning Objectives

□ 肺血栓塞栓症の臨床的特徴を理解する．

- ■ 肺血栓塞栓症のリスクを挙げることができる．
- ■ 肺血栓塞栓症の症状と診断のポイントを挙げることができる．
- ■ 肺血栓塞栓症の病態を考えた初期治療について述べることができる．

Challenge Case

患者：53歳，男性

現病歴：前日に腹腔鏡下に腎癌の待機的手術を受けている．術後はベッド上安静の指示があり，術翌日の昼前にトイレへ行こうとナースコールした．立ち上がった時には異常なくスムーズに歩き出したが，30m程歩いたところで「立ちくらみみたいな感じがする」と，その場にしゃがみ込んだ．顔面蒼白で冷汗をかき，すぐに後ろに倒れ込んで頻呼吸となったためナースがMedical Emergency Team, MET(Glossary参照)コールした．その直後，背部痛を訴えた．

既往歴：特記事項なし．

身体所見：身長180cm, 体重75kg, 血圧90/60 mmHg（入院時140/90mmHg），脈拍64回/分，呼吸数36回/分，SpO_2 80%（room air），皮膚冷感著明．

MET，主治医到着時；血圧78/44mmHg, 脈拍40/min,SpO_2 80%(酸素6L/min, マスク)となり，生食500mLボーラス投与開始．約5分後に血圧130/60mmHg, 脈拍60/minとなったが，「胸が痛い」といい，すぐに血圧64/50mmHg，脈拍60/minに低下．不穏状態となり酸素マスクをはずそうとする．ストレッチャーで集中治療室へ入室した．

Tutorial

総合診療医G：先生，METからの連絡で呼吸困難と血圧低下の方の入室依頼です．

指導医M：ショック状態のようですね．すぐに救急カートとモニター付除細動器を準備しましょう．他に情報はありますか．

G：昨日，腹腔鏡下に手術をした方で，トイレに行こうとして突然発症したようです．あ，来ました．

MET Dr.：M 先生，昨日腹腔鏡で腎癌の手術をした方です．トイレへ行こうと歩いたところで，ふらつき，間もなく倒れ込んで呼吸困難を訴え始めました．酸素投与にも関わらず SpO_2 が上がりません．今，リザーバーマスク酸素 15L/min で SpO_2 82% です．直近の血圧は 80/ mmHg 程度で，脈拍は 110/min です．

■ 経胸壁心エコー

M：分かりました，G 先生エコーを．腹部と心臓をみます．気管挿管の準備もしてください．

G：先生，エコーもってきました．

M：・・・心臓は・・やはり右心室の拡大が著明で壁運動が低下しています (**Box 1 a**)．・・・腹腔内に出血を疑う所見はありません．ドレーンの排液をみても出血はなさそうです．主治医の先生，術後ということですがヘパリンを使用しても大丈夫ですか．

主治医：止血はしっかりできていると思います．出血するリスクはもちろんありますが，必要なら投与してください．

M：ヘパリンを 6,000 単位静脈内投与してください．

G：M 先生，ヘパリン静注しました．気管挿管の準備をします．

M：輸液はどのくらい入りましたか．

MET Dr.：生食 500mL ボーラス投与の後，更に 500mL の生食をつないで全開で投与中です．

M：輸液は中止してください．昇圧のためにノルアドレナリンを開始しましょう．ドブタミンも開始します．臨床工学技士は，ECMO（Extra Corpreal Membrane Oxygenation，**Glossary** 参照）の準備をしてください．心停止に至るかもしれません．

G：気管挿管します．・・・M 先生，ドブタミンとノルアドレナリンが効いて血圧が 100/80mmHg まで上昇してきました．ECMO は必要なさそうです．

(気管挿管・人工呼吸開始)

M：いや, ECMO の準備は続けてください. 両そけい部を消毒して清潔にドレープします．・・・血圧が下がって，脈拍が下がってきました．心拍数が 20/min まで下がっています．内頚動脈は触れますか．ECMO 導入します．カニューレをください．

Box 1　症例の心エコーと心電図

a 症例の経胸壁心エコー；右心室が拡大しており（右心室横径 / 左心室横径 >0.9），収縮が低下している．動画でみると心尖部（大矢印）の動きは比較的保たれているのが分かる（McConnell's Sign）．心室中隔（小矢印）は拡張期に左心室側へ，収縮期に右心室側へ偏位して奇異性運動を見せる．

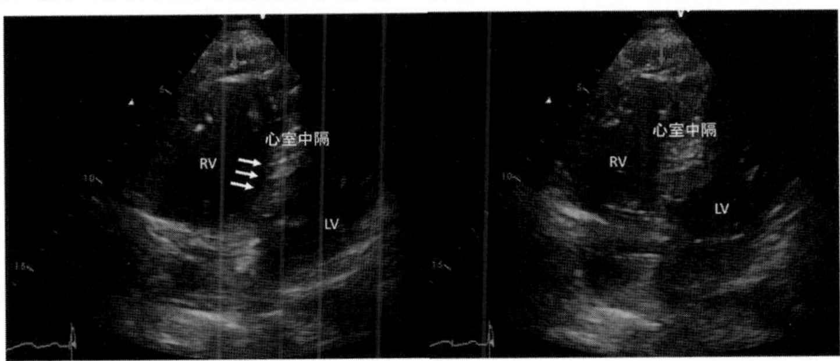

b　症例の発症直後の 12 誘導心電図；この時は，肺血栓塞栓症に特徴的な所見は認めない（c に他症例の典型的な心電図を示す）．鑑別に挙がる右室梗塞を示唆する所見，下壁誘導の ST 上昇を認めないことが重要．

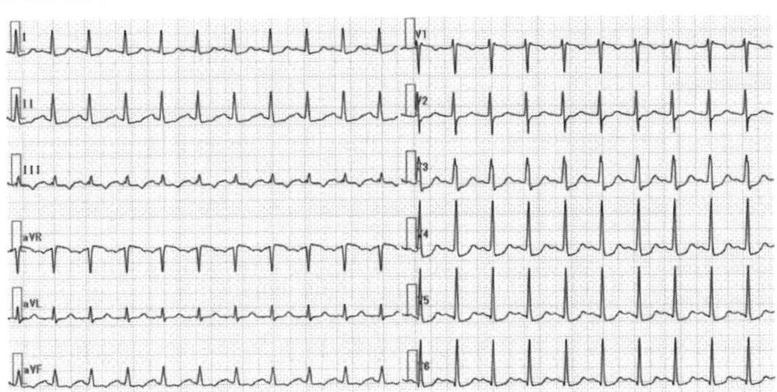

c　他の肺血栓塞栓症患者の心電図・典型例；I 誘導の S 波，III 誘導の q 波，陰性 T は S1Q3T3 と呼ばれて有名だが，頻度は 50% 程度とされる．むしろ胸部誘導の T 波の陰転が 85% と多い．

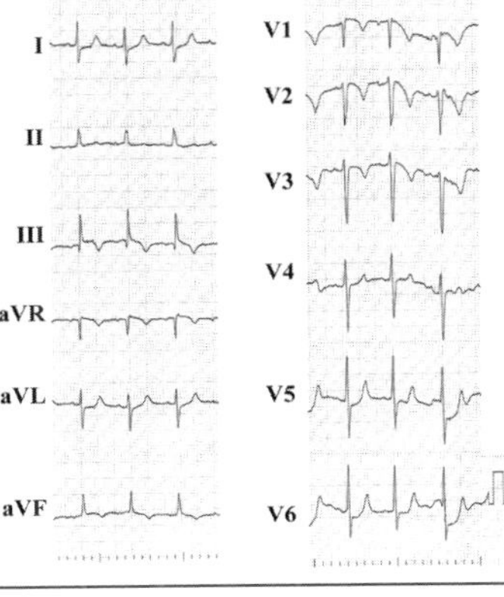

G：内頸動脈触れません．心肺蘇生開始します．

（胸骨圧迫開始，アドレナリン 1mg 静注後 2 分経っても頸動脈触れず，更に 2 分の胸骨圧迫後に自己心拍再開）

M：血圧を測ってください．

G：現在血圧は 60/ mmHg 程度です．

M：カニューレ入りました．ECMO 開始します．

（ECMO 作動開始）

G：血圧が 120/90mmHg，脈拍 120/min で洞性頻脈です．

M：動脈圧ラインを挿入してください．手術後ですが，ECMO のために抗凝固薬のヘパリンを持続投与する必要があります．APTT を 6 時間毎に測定してコントロールの 1.5 ～ 2.5 倍に調整します．腹腔内出血に注意してください．もし出血した場合，放射線科に血管造影と血管内治療のコンサルトをします．ところで G 先生，この方に何が起こったと思いますか．

G：肺動脈造影や CT 検査はしていませんが・・・肺血栓塞栓症でしょうか．

M：その通りです．典型的な肺血栓塞栓症の病歴です．バイタルサインが落ち着いたら，造影 CT で確定しましょう（**Box 2**）．その上で今後の治療を考えます．肺血栓塞栓症の高リスクとなる因子，典型的な症状，初期治療を憶えておいてください．

G：はい．ところで，昇圧薬を用いながら気管挿管したところでバイタルサインが安定してきたと思ったのですが，M 先生はどうして ECMO が必要になると思ったのですか．

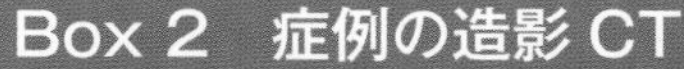

Box 2　症例の造影 CT

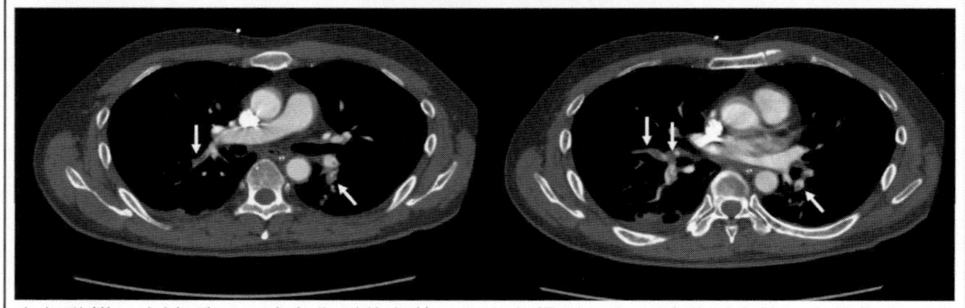

血行動態，血液ガスの酸素化が落ち着いてから撮影した．肺動脈末梢に血栓像を認める（白矢印）．主肺動脈や分岐部といった中枢側には血栓を認めなかった．

M：肺血栓塞栓症の病態を考えてみましょう（Short Lecture 参照）．重症の場合大量輸液の後に気管挿管をして人工換気をすると，心停止するリスクが高いのです．酸素化を改善させなければなりませんが，リザーバーマスクと自力呼吸では不十分でしたから気管挿管しての人工換気はやむを得ません．血圧が低い時に原因が分からない時点で輸液をするのも常套手段ですから，これもやむを得ないでしょう．しかし，その後に血圧が低下して心停止になる可能性を見越して備えておくことが重要です．

G：肺血栓塞栓症の病態は，前にきいた右室梗塞に似ていますね．

M：急性右心不全という意味では同じですね．ただ，大量輸液については圧負荷が強い肺血栓塞栓症の場合と，心拍出量が前負荷に依存するといわれる右室梗塞とは違うということも憶えておいてください．

Short Lecture

肺血栓塞栓症の病態・診断と初期治療

■ 1. 肺血栓塞栓症の病態（Box 3）[5)]

下肢などに深部静脈血栓症を生じ，これが遊離して下大静脈から右心房右心室を経由して肺動脈へ至り，塞栓症を生じるのが肺血栓塞栓症である．肺動脈が血栓によって物理的に閉塞することで，換気血流不均衡が増大し低酸素血症になる．更に，肺血管抵抗が増大するので右心室に圧負荷がかかり，右室壁運動が低下する．肺血管抵抗の増大は血栓による物理的閉塞以外に，低酸素血症や神経体液性因子の作用による肺動脈の攣縮も関与している．低酸素血症に加え，右心室の圧負荷により右心室が拡大し心室壁が伸展することで心筋虚血を生じることも，右心室の壁運動が低下する機序に関与している．肺動脈の物理的閉塞と右心室の壁運動低下は肺血流を減少させ，これは左心系の前負荷の低下を意味し，心拍出量を減少させる（直列心室間相互作用）．また，右室の拡大は左室拡張末期容積の減少と心室中隔の奇異性運動を生み（reverse Bernheim effect），さらに心嚢内圧を上昇させることで左室の拡張制限をもたらし心拍出量が減少する（並列心室間相互作用）．急速輸液と気管挿管後の陽圧換気は，右心室の拡大と胸腔内圧の上昇によって左心室の拡張障害を悪化させる．日本循環器学会のガイドライン[4)]では，右心負荷がある例，低血圧例に対する容量負荷は class III（有害）で，人工呼吸管理の際には「一回換気量を 6mL/kg 以下，(Class I)」として胸腔内圧の上昇を防ぐよう推奨している．

Box 3 肺血栓塞栓症の病態（文献 5）より引用，筆者訳）；詳細は Short Lecture 参照

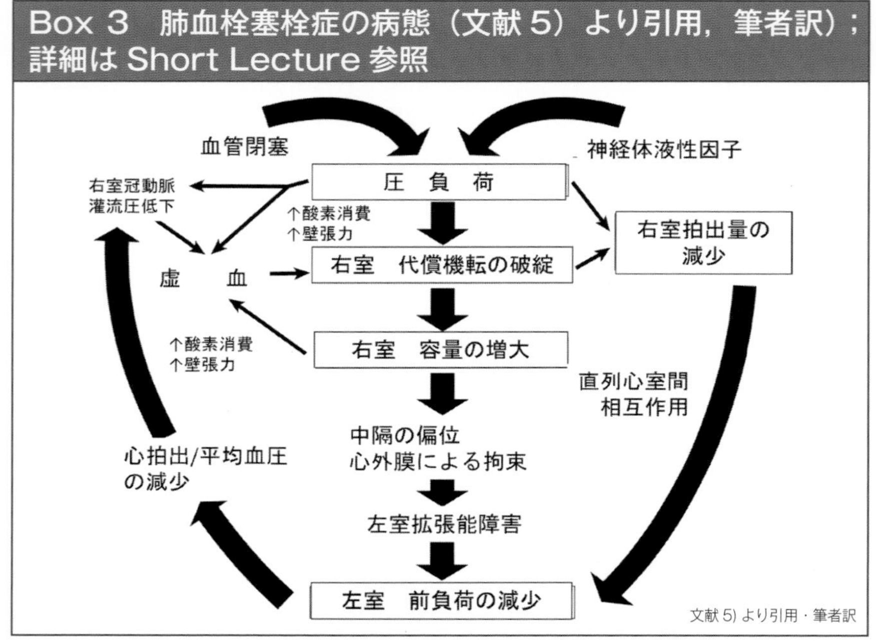

文献 5) より引用・筆者訳

■ 2. 肺血栓塞栓症のリスク因子・スコア：

急性肺血栓塞栓症のリスク因子は，長期臥床，肥満，心肺疾患，長時間の座位，手術，全身麻酔，妊娠，悪性腫瘍，薬物（経口避妊薬など）等多岐にわたる．診断のために検査前確率を見積もるスコアがあり，Well's スコアと Geneva スコア，改訂 Geneva スコアが有名である．多少の違いはあるが，これらのスコアに共通しているのは，年齢，悪性腫瘍，immobility（不動，活動制限），静脈血栓症の既往・有無，心拍数，呼吸器症状等である（**Box 4**）[6, 7]．

これらのスコアで低リスクと判断された場合に，Pulmonary Embolism Rule-Out Criteria, PERC（年齢 <50 歳，脈拍 <100/min，SpO_2>94%，片側下肢腫脹がない，血痰がない，最近の手術がない，肺血栓塞栓症や深部静脈血栓症の既往がない，経口ホルモン剤の内服がない）をすべて満たす場合の尤度比は 0.17(95%CI 0.13 ～ 0.23) とされ，肺血栓塞栓症は否定できるとされる．

PERCをすべて満たさない場合でも，D-dimerの上昇がなければ肺動脈血栓症は否定される[7]．なお，手術後はそれだけでD-dimerは上昇するので，判断に注意を要する．日本循環器学会のガイドラインによる，診断手順アルゴリズムを**Box 5**に示す[4]．

Box 4　肺血栓塞栓症の診断のための臨床的スコア（文献4),6),7) より作成）

		Genevaスコア	改訂Genevaスコア	Wellsスコア	左記で低リスクを条件にPERC
年齢	60～65歳	1			<50歳
	66～79歳		1		
	80歳以上	2			
悪性腫瘍	癌・活動性の癌		1	1	
Immobility 不動	長期臥床			1	
	最近の手術	3			なし
	1ヶ月以内の手術 / 骨折		1		
静脈血栓症	PTEあるいはDVTの既往	2	1	1	なし
	DVTの臨床的徴候			1	
	一側の下肢痛		1		
	下肢深部静脈の触診による痛みと片側性浮腫		1		なし
心拍数	75～94/min		1		
	95/min以上		2		
	>100/min	1		1	<100/min
呼吸器症状，徴候	血痰		1	1	なし
	無気肺	1			
	一側の横隔膜挙上	1			
低酸素	$PaCO_2$				
	<36mmHg	2			
	36～38.9mmHg	1			
	PaO_2				SpO_2>94%
	<48.7mmHg	4			
	48.7～59.9mmHg	3			
その他					経口ホルモン剤の内服がない
検査前確率	低い	0～4	0～1	0～1	低いかつ，PERCに合致すれば否定的
	中等度	5～8	2～4		
	高い	9以上	5以上	2以上	

各スコアとも年齢（Wells以外），悪性腫瘍，immobility，静脈血栓症，心拍数，呼吸器症状，低酸素等に注目している．PERCスコアはWellsやGeneva等で事前確率が低い場合に使用する．症例はいずれのスコアでも中等度の検査前確率であるが，心エコーの所見を併せてほぼ確実に肺血栓塞栓症と診断し対処した．

Box 5　急性肺血栓塞栓症の診断手順（文献 4 より引用）

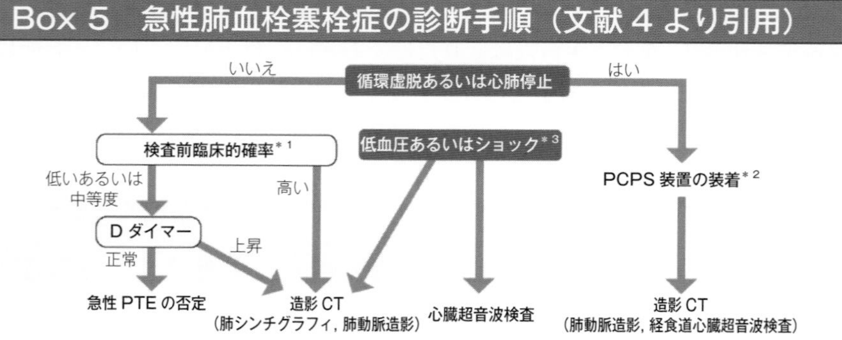

PTE を疑った時点でヘパリンを投与する．DVT も同時に探索する．

＊1：スクリーニング検査として胸部 X 線，心電図，動脈血ガス分析，経胸壁心臓超音波検査，血液生化学検査を行う．

＊2：PCPS 装置が利用できない場合には胸骨圧迫，昇圧薬により循環管理を行う．

＊3：低血圧あるいはショックでは，造影 CT が可能なら施行するが，施行が難しい場合には心臓超音波検査の結果のみで血栓溶解療法などを考慮してよい．

■ 3. 肺血栓塞栓症の初期治療

肺血栓塞栓症を疑ったら，その時点で禁忌がないかぎり抗凝固療法を開始する．ヘパリンによって APTT をコントロールの 1.5 ～ 2.5 倍にすることで，再発と死亡を減らすことができる．このとき，ヘパリンを「10,000 単位 / 日」などと“どんぶり勘定”で投与するのではなく，6 時間ごとの測定と増減で調整することが重要である．体重で調整したヘパリン投与法を示す（**Box 6**）[8]．肺血栓塞栓症と診断されれば，Pulmonary Embolism Severity Index, PESI またはこれを簡易型にした Simlified PESI（**Box 7**）[9] によってリスク評価して治療方針を決める（**Box 8**）[4]．

Box 6 体重で調整したヘパリンの使用法（文献 8）より引用，筆者訳）

初期投与量	80u/kg　ボーラス，その後 18u/kg/h 持続静注
APTT<35 秒（<1.2x control）のとき	80u/kg　ボーラス，その後 4u/kg/h 増
APTT, 35 ～ 40 秒 (1.2 ～ 1.5x control) のとき	40u/kg ボーラス，その後 2u/kg/h 増
APTT, 46 ～ 70 秒（1.5 ～ 2.3x control）のとき	変更なし
APTT, 71 ～ 90 秒（2.3 ～ 3x control）のとき	持続量を 2u/kg/h 減量
APTT>90 秒（>3x control）のとき	持続を 1 時間中止，その後 3u/kg/h 減量して再開

APTT=Activated partial thromboplastin time.

Box 7 Pulmonary Embolism Severity Index (PESI) と Simlified PESI（文献 9）より作成）

変数		スコア	
		オリジナル PESI	簡易型 PESI
年齢		年齢の数値	>80 で 1
男性		+10	
癌の既往		+30	1
心不全の既往		+10	1
慢性肺疾患の既往		+10	
脈拍 >=110/min		+20	1
収縮期血圧 <100mmHg		+30	1
呼吸数 >=30/min		+20	
体温 <36℃		+20	
意識変容		+60	
動脈血酸素飽和度 <90%		+20	1
合計	Class Ⅰ Low risk	<65	0 は Low risk,
	Class Ⅱ Low risk	66 ~ 85	1 以上は High risk
	Class Ⅲ Intermediate	86 ~ 105	
	Class Ⅳ High risk	106 ~ 125	
	Class Ⅴ Very high	>125	

オリジナルの PESI は合計点に応じて class I ~ V に分ける．Class I と class II が low risk，class III は intermediate risk，class IV が high risk，class V は very high risk である．簡易型 PESI は 0 ポイントが low risk で，1 ポイント以上あれば high risk になる．

Box 8 急性肺血栓塞栓症のリスクレベルと治療アプローチ（文献 4 より引用）

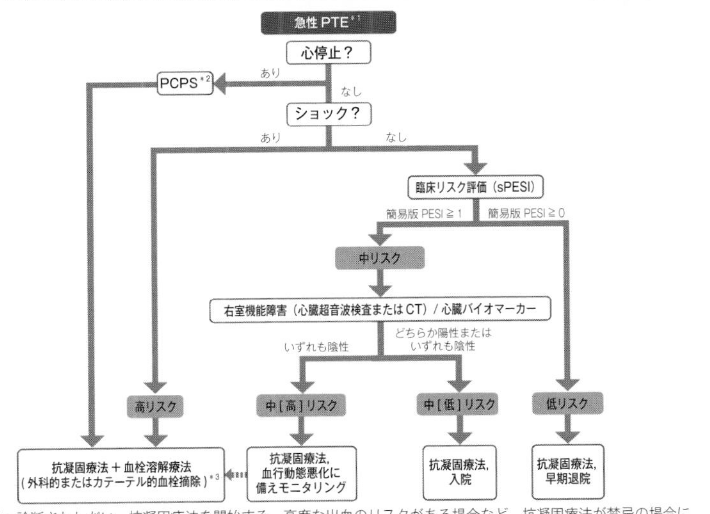

*1：診断されしだい，抗凝固療法を開始する．高度な出血のリスクがある場合など，抗凝固療法が禁忌の場合には下大静脈フィルター留置を考慮する
*2：施設の設備や患者の状態により，装着するか否かを検討する
*3：施設の状況や患者の状態により，治療法を選択する

High-value Care & Low-value Care

■ 高価値な医療：

- バイタルサインの急激な悪化をみたら，発症の状況から可能性の最も高い疾患，病態を考え，いわゆるKiller diseaseの鑑別を先に行う．さらに病態を考えて，先に起こる事を予測しながら診療にあたるのが高価値な医療．
- 肺血栓塞栓症のリスクや典型的な病歴を知り，事前確率を見積もることができる．疑わしいときには禁忌がない限り確定診断の前に抗凝固療法を開始する．ヘパリンを用いるときはAPTTを6時間毎に測定して治療域に調整するのが高価値な医療．

■ 低価値な医療：

- 原因や病態の探求を怠り，バイタルサインの維持のみを目的とするのは低価値な医療．
- ヘパリンを用いるのに適切な調節をしないで，1日あたりの投与量のみを指示するのは低価値な医療．

Glossary

■ 1）Rapid Response System, RRSとMedical Emergency Team, MET

「患者に対する有害事象を軽減することを目指し，迅速な対応を要するようなバイタルサインの重大な増悪を含む急激な病態変化を覚知して対応するために策定された介入手段」を「院内迅速対応システムRapid Response System, RRS」と呼ぶ[1]．RRSを構成する要素のうち，核となるのは対応チームであるが，「医師を1名以上含み，気管挿管などの二次救命処置をベッドサイドで開始できる能力を備えた対応チーム」のことを，Medical Emergency Team, METと呼ぶ[1]．対応チームには他に医師を必ずしも含まないRapid Response Team, RRTなどがある．RRSは具体的な起動基準（**Box 9**）を決めて，患者がそれにあてはまれば，気づいた医療スタッフが対応チームをコールすることで，院内急変に至る前，または早期に迅速に対応するシステムである．RRSは院内死亡を減らすことが知られており，我が国でも採用する施設が急速に増えてきている．

Box 9　RRS 起動基準の例

・「なにかおかしい」「いつもと何か違う」と感じたとき
・下記の徴候を新たに認めたとき

神経系	意識障害または麻痺，けいれん
呼吸器系	呼吸数 >26 回 / 分，<8 回 / 分
	SpO_2 <90%
循環器系	脈拍数 >130/min, 40/min
	収縮期血圧 <90mmHg
	または前回測定時より 40mmHg 以上の低下
	胸痛の出現
腎・泌尿器系	尿量 <50mL/4hrs

Rapid Response System 起動基準の例；重篤化するのを未然に防ぐのが目的なので，「なにかおかしい」と感じたときも起動してよい．実際にはなにもなかったような場合でも，「呼んでくれてありがとう」という態度で接することができる対応チームであることが重要．

■ 2）経皮的心肺補助法 Percutaneous Cardio-Pulmonary Support, PCPS, 体外式膜型人工肺 Extra-Corporeal Membrane Oxygenation, ECMO

我が国では「原則的に大腿静脈より右房に挿入したカニューレから遠心ポンプで脱血し，膜型人工肺で酸素化した血液を大腿動脈より挿入したカニューレから逆行性に送血し全身へ灌流する閉鎖回路による補助循環」(**Box 10 a**)を,「経皮的心肺補助法 Percutaneous Cardio-pulmonary support, PCPS」と呼び[2]，特に循環器領域ではこの名称を用いることが多い．しかし，諸外国では PCPS の名称を用いることは少なく（本稿執筆時点において PubMed で Percutaneous Cardio-pulmonary Support で検索すると 26 件あり，そのうち 21 件が日本人の筆者による論文である.），Extra-Corporeal Membrane Oxygenation, ECMO の名称を用いることが多い．但し，日本でも呼吸器科領域では ECMO の名称を用いる．竹田, 青景は[3], ECMO は「重症呼吸不全患者または重症心不全患者（時に心肺停止状態の蘇生手段として）に対して行われる生命維持法で，前者は respiratory ECMO, 後者は cardiac ECMO（蘇生手段として用いられる場合は, Extracorporeal Cardio-Pulmonary Resuscitation, ECPR）とよばれている」としている．ここで respiratory ECMO の場合，大腿静脈から右房に挿入したカニューレで脱血し，内頚静脈から上大静脈などへ挿入したカニューレで送血することで肺機能を補助することを目的とし，体循環の補助は行わない場合が多い（**Box 10 b**）．集中治療領域では，PCPSの形態をvenoarterial ECMO, va-ECMO，respiratory ECMOの形態をvenovenous ECMO, vv-ECMOと呼ぶようになってきた．症例の場合は，体循環の補助が必要なのでva-ECMOである．日本循環器学会の肺血栓塞栓症ガイドライン[4]では，「心肺蘇生困難例，薬物治療でも呼吸循環不全を安定化できない例にPCPSを導入」をclass Iとしている．

Box 10　経皮的心肺補助 Percutaneous Cardio-Pulmonary Support, PCPS 体外式膜型人工肺 Extra-Corporeal Membrane Oxygenation, ECMO

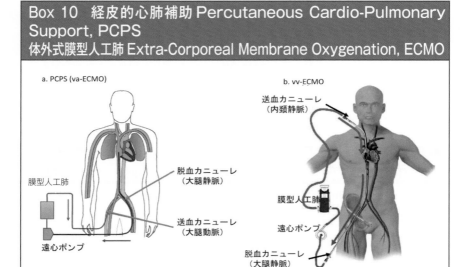

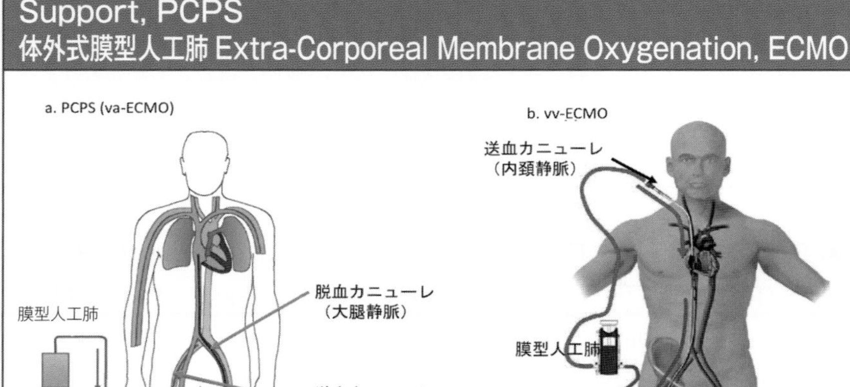

a. PCPSまたはva-ECMO；遠心ポンプを用いて大腿静脈から脱血，膜型人工肺で酸素化し二酸化炭素を除いて大腿動脈へ送血する．肺血栓塞栓症に使用すると，右心室の負荷をとり体循環の補助ができるので良い適応である．

b. vv-ECMO；大腿静脈から挿入したカニューレでの脱血，膜型人工肺によるガス交換はva-ECMOと同様であるが，静脈系に送血するのが異なる．図では内頚静脈に挿入し右心房へ送血しているが，下大静脈から脱血，ガス交換した後，大腿静脈から挿入して右心房に達したカニューレで送血する方法や，ひとつのカニューレがダブル・ルーメンになっている等の脱・送血法がある．

Recommendations

□ 患者の状態が急変したら，気道，呼吸，循環を補助しながら病歴と身体所見等から原因，病態を探り，病態に即した対応をするべきである．そのために，生命を脅かす疾患，病態についてはその特徴を知り迅速かつ適切に対応できるようにしなければならない．

□ Rapid Response System は院内急変を早期に察知して，重症化を防ぐために組織されるが，上記のような対応ができるチームを作り，訓練することが重要である．

References

1) 日本集中治療医学会日本臨床救急医学会 RapidResponseSystem 合同委員会，日本集中治療医学会 RapidResponseSystem 検討委員会．Rapid Response System に関わる用語の日本語訳と定義．日集中医誌．2017; 24(3): 355-60.
2) 荒木康幸．PCPS. 副島秀久監修 荒木康幸編．IABP・PCPS・CHDF・ペースメーカ　アラーム & トラブル対応．（初版）名古屋：日総研出版，2015. p. 66-115.
3) 竹田　晋，青　景　聡．Topics 6 Extracorporeal membrane oxygenation (ECMO). 日本呼吸器学会雑誌．2014; 3(6): 777-82.
4) 日本循環器学会，日本胸部外科学会，日本心電学会他．肺血栓塞栓症および深部静脈血栓症の診断治療予防に関するガイドライン (2017 年改訂版) 2018 [updated Aug 29. 1-93]. Available from: http://www.j-circ.or.jp/guideline/pdf/JCS2017_ito_h.pdf.
5) Wood KE. Major pulmonary embolism: review of a pathophysiologic approach to the golden hour of hemodynamically significant pulmonary embolism. Chest. 2002;121(3):877-905.
6) Penaloza A, Verschuren F, Meyer G, et al. Comparison of the unstructured clinician gestalt, the Wells Score, and the Revised Geneva Score to estimate pretest probability for suspected pulmonary embolism. Annals of Emergency Medicine. 2013; 62(2): 117-24.e2.

7) Kline JA. Diagnosis and exclusion of pulmonary embolism. Thrombosis Research. 2018;163(C):207-20.
8) Raschke RA, Reilly BM, Guidry JR, et al. The weight-based heparin dosing nomogram compared with a "standard care" nomogram. A randomized controlled trial. Annals of Internal Medicine. 1993;119(9):874-81.
9) Jiménez D, Aujesky D, Moores L, et al. Simplification of the pulmonary embolism severity index for prognostication in patients with acute symptomatic pulmonary embolism. Archives of Internal Medicine. 2010;170(15):1383-9.

19 高血圧性緊急症の概念と治療を知る

― 繰り返す電撃性肺水腫 ―

Learning Objectives

□ 高血圧性緊急症の概念と治療について知っている．

- ■ 電撃性肺水腫が高血圧性緊急症であることを認識している．
- ■ 電撃性肺水腫の原因のひとつに，腎動脈狭窄があることを知っている．
- ■ 腎血管性高血圧，Pickering症候群の診断と治療を知っている．

Challenge Case

患者：60歳代，男性

現病歴： 電撃性肺水腫で入院した患者．最初の肺うっ血は急性冠症候群によるもので，冠動脈インターベンションを施行した．これが奏効して，肺うっ血は改善し一般病棟へ移動したが，その後入院時と同様の，急速に増悪する呼吸困難を呈する肺うっ血を2度繰り返している．

既往歴：糖尿病，高血圧，陳旧性心筋梗塞（前壁中隔）

身体所見：身長160cm, 体重56kg, 血圧220/110 mmHg, 脈拍110回 / 分 , 呼吸数42回 / 分 , SpO_2 76%, 両側全肺野に喘鳴聴取，下腿浮腫なし．

Tutorial

指導医M：入院後，いったん落ち着いたけれども，その後急に悪くなるというエピソードを繰り返しているのですね？

■ 電撃性肺水腫再発時の胸部X線と心電図

総合診療医G：そうです．入院の時と同じような症状で，胸部X線でもやはり肺うっ血を認めます．入院時は明らかなST上昇型急性冠症候群で，冠動脈インターベンションがうまくいきました．その後落ち着いていたのですが，急に心不全が増悪し，このときの心電図は陳旧性心筋梗塞の所見はありますが，新しい虚血発作を示唆する所見はありません（**Box 1**）．

M：他の心不全を増悪させる病態はどうですか．

G：心機能は陳旧性心筋梗塞のために低下していますが，心筋逸脱酵素の動きは再上昇することはありませんし，心筋炎のように高値が遷延するということもありません．大動脈弁狭窄や僧帽弁逆流も認めませんでした．

M：増悪するときはいつもクリニカルシナリオ CS1，つまり収縮期血圧が高いのですね．

G：はい，収縮期血圧は 180 ～ 200mmHg を超えるような高さです（**Glossary 1**，2）．

Box 1　Challenge Case の電撃性肺水腫再発時の胸部 X 線と心電図

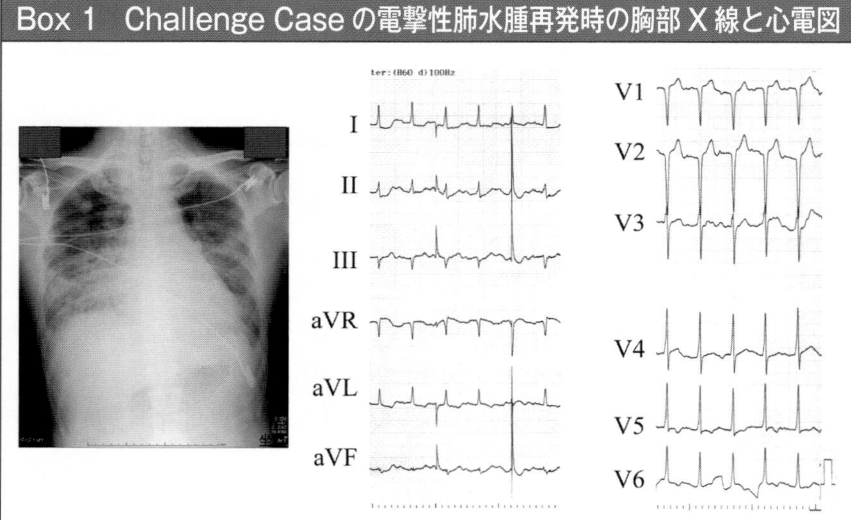

著明な両側肺水腫を認める．心電図では前壁中隔の陳旧性心筋梗塞の所見があるが，冠動脈の再閉塞を疑う ST の再上昇はない．

■ 腎動脈画像

M：それでは，腎動脈エコーをオーダーしてください．

G：腎動脈狭窄症を疑うということですか．腹部血管雑音は聴取されませんでしたが．

M：腹部血管雑音の腎動脈狭窄に対する感度，特異度の評価は一定していません．エコーは最も非侵襲的で感度，特異度とも優れています．

G：そうなのですね．

M：腎動脈狭窄，特に両側の腎動脈狭窄があれば機械的インターベンションの適応になります．特に繰り返すCS1心不全の場合，腎動脈狭窄がないかを検索することは重要です．

G：わかりました．

Box 2 Challenge Case の腎動脈画像

a. MRA 両側腎動脈に99%狭窄を認める．bのDSAよりも高度に見える．

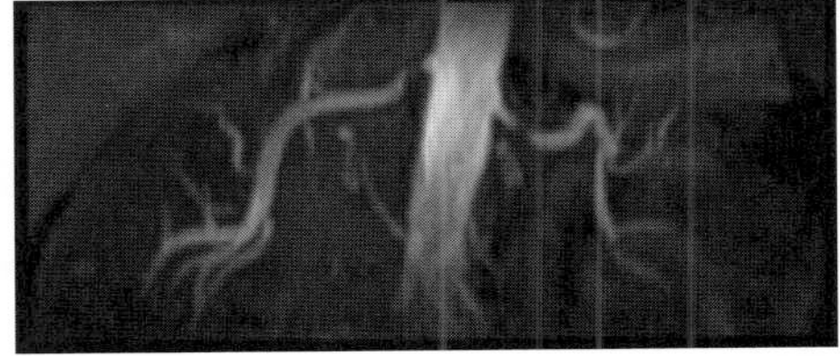

b. 腎動脈のDSA．両側腎動脈に90%狭窄を認める．

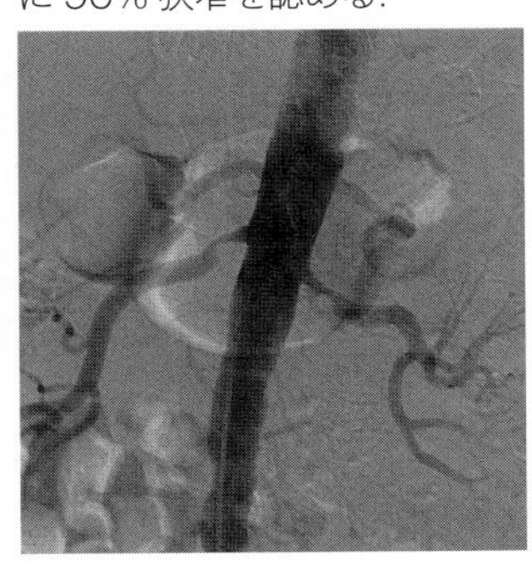

c. 経皮的腎動脈形成術・ステント留置術後

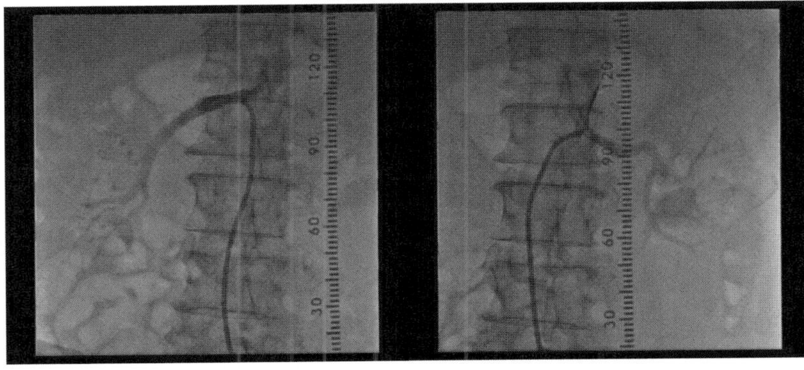

High-value Care & Low-value Care

■ 高価値な医療：

・CS1 心不全（電撃性肺水腫）が高血圧性緊急症であると認識し，腎動脈狭窄の有無を検索するのは高価値な医療.

・腎動脈狭窄の頻度自体は多くはないが，腎血管エコーは非侵襲的で，狭窄があれば治療に結びつくので高価値である.

■ 低価値な医療：

・急性肺水腫の治療のみで，原因について検索しないのは低価値な医療.

Glossary

■ 1）腎血管性高血圧を疑う状況[1)]

(ア) 若年性高血圧，突然発症の高血圧
(イ) 治療抵抗性高血圧
(ウ) 悪性高血圧
(エ) 尿毒症；ACE 阻害薬や ARB 投与で惹起された場合など
(オ) 予想外に左右で腎の大きさが異なる（1.5cm 以上の差）
(カ) 予想外の腎萎縮
(キ) （繰り返す）電撃性肺水腫

■ 2）高血圧緊急症・切迫症 (Box 3)[2)]

単に血圧が高いだけではなく，速やかに降圧しなければ心臓，腎臓，脳などの重要臓器に障害が及ぶ状態．高血圧が原因である場合もあるが，高血圧が原疾患や病態を悪化させる場合も含む．高血圧緊急症は入院加療が必要で，経静脈的に降圧薬を使用して治療することが多い．これに対して，高度な高血圧ではあるが臓器障害の急速な進行がない場合は高血圧切迫症と呼ぶ．切迫症は慢性経過のことが多く，降圧は経口薬で行われることが多い．降圧目標は，緊急症か切迫症か急性経過か慢性経過かで異なる．経過が長いほど急で過度な降圧は避ける.

■ 3）悪性高血圧

拡張期血圧が≧ 120 ～ 130mmHg で，腎機能障害が急速に進行し，網膜出血や乳頭浮腫を認める．切迫症として扱われるが，緊急症に準じて治療されるべきとされている[3)]．

Box 3 高血圧緊急症の分類（文献 2 より引用）

加速型−悪性高血圧（網膜出血や乳頭浮腫を伴う高血圧）

高血圧性脳症

急性の臓器障害を伴う重症高血圧

- 脳出血
- くも膜下出血
- アテローム血栓性脳梗塞
- 頭部外傷
- 急性大動脈解離
- 急性心不全
- 急性冠症候群
- 急性または急速進行性の腎不全（腎移植後を含む）

脳梗塞血栓溶解療法後の重症高血圧*

カテコールアミンの過剰

- 褐色細胞腫クリーゼ
- モノアミン酸化酵素阻害薬と食品・薬物との相互作用
- 交感神経作動薬の作用
- 降圧薬中断による反跳性高血圧
- 脊髄損傷後の自動性反射亢進

収縮期血圧≧ 180mmHg または拡張期圧≧ 12-mmHg の妊婦

子癇

手術に関連したもの

- 緊急手術が必要な患者の重症高血圧
- 術後の高血圧
- 血管縫合部からの出血

冠動脈バイパス術後

重症火傷

重症鼻出血

加速型−悪性高血圧，周術期高血圧，反跳性高血圧，火傷，鼻出血などは重症でなければ切迫症の範疇に入りうる．
*ここでの「重症高血圧」は各病態に応じて緊急降圧が必要な血圧レベルが考慮される．

Short Lecture

■ Pickering 症候群

Pickering は 1988 年 11 例の繰り返す肺水腫の患者の 7 人に両側腎動脈狭窄を，2 人に単腎で腎動脈狭窄を，残り 2 人に片側腎動脈狭窄を認め，血行再建をすることで肺水腫を繰り返さなくなったと報告した[4]．腎動脈狭窄，特に両側に狭窄がある場合は，明らかに急性肺水腫の頻度が高く，その機序も独特であることから Pickering 症候群と呼ばれる．

■ 1. 腎動脈狭窄と急性肺水腫の頻度

腎動脈狭窄患者の 15.3% で，電撃性肺水腫を起こすとされており，両側腎動脈狭窄の 14.3%, 片側腎動脈狭窄でも 3.5% で電撃性肺水腫を起こすとされる[5]．

また，Oana らによると，若年発症の高血圧やコントロール不良の高血圧，予想外の腎機能障害・腎萎縮の患者などで腎動脈狭窄を検索した場合，189 人中 35 人（19%）で片側腎動脈狭窄が，20 人（10%）で両側または単腎と残存腎の動脈狭窄があるとされ，各々 8 人（23%），4 人（20%）で急性肺水腫の病歴があって，腎動脈狭窄を認めない 134 人の頻度 11 人 (8%) よりも高かったという[6]．

■ 2. 腎動脈狭窄が電撃性肺水腫を起こす機序[5]

Pickering 症候群では，両側腎動脈狭窄によりナトリウム利尿が阻害され，ナトリウムと水分貯留が起こる．また，レニン・アンギオテンシン・アルドステロン系が活性化することと，交感神経系の活性化により血管収縮による血圧上昇が左室拡張能障害と併せて左室拡張終期圧の上昇をもたらす．肺ではカテコラミンの上昇，一酸化窒素の低下などにより毛細血管のガス - 血液関門の破綻が起こる（**Box 4**）．腎血管性高血圧を基礎とした左室拡張能障害と動脈硬化を素因として，急性の血圧上昇や容量負荷，心筋虚血を引きがねにして電撃性肺水腫を来す（**Box 5**）．

■ 3. 腎動脈狭窄の診断

腎動脈狭窄を疑った場合，まず考慮すべきは腎動脈エコーである．カラードップラーで腎動脈血流の乱流が認められ，収縮期ピーク血流と，腎前腹部大動脈

Box 4 Pickering syndrome. 電撃性肺水腫の進展に寄与する3つの主な機序

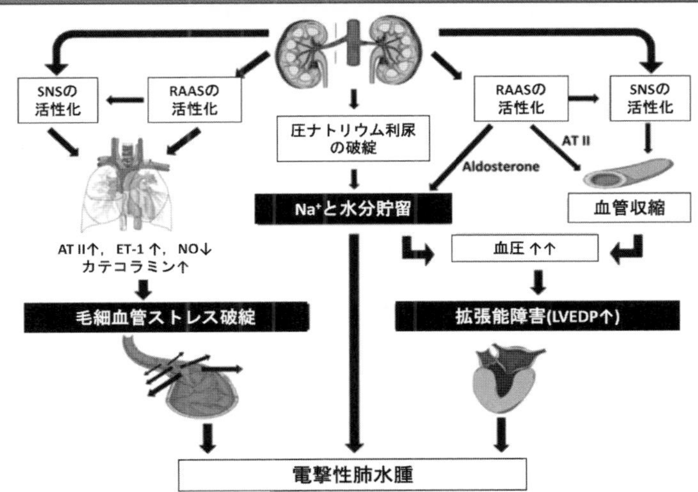

Pickering syndrome. 電撃性肺水腫の進展に寄与する３つの主な機序；圧ナトリウム利尿の破綻でナトリウムと水分貯留が起こり，左室肥大とスティッフネスに関連して左室拡張終期圧が上昇，肺毛細血管の血液 - ガス関門が破綻する．RAAS, レニン―アンギオテンシン―アルドステロン系；SNS, 交感神経系；Na+, ナトリウム；A II, アンギオテンシンII；ET-1, エンドセリン -1； NO, 一酸化窒素（文献５より引用，筆者訳）

Box 5 電撃性肺水腫の発症素因と増悪因子

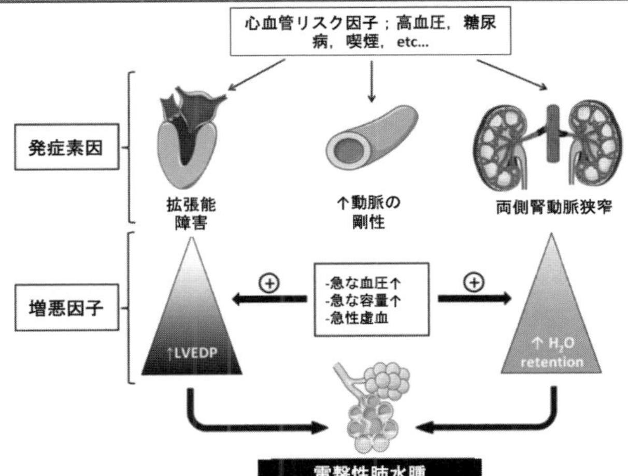

鍵になる素因（左室拡張能障害，動脈の剛性の上昇，両側腎動脈狭窄）と増悪因子（急な血圧かつ / または 血管内容量の上昇，急性心筋虚血）．RAS, renal artery stenosis 腎動脈狭窄．LVEDP left ventricular end-diastolic pressure 左室拡張終期圧．（文献５より引用，筆者訳）

/腎動脈血流比が上昇する．但し，腎動脈エコーは肥満や腹部ガスの貯留などがあると，所見が得られにくいという欠点がある．ガドリニウムを使ったMagnetic Resonance Angiography，MRAは，これらによらず感度が高いが，狭窄を過度に評価する傾向がある（**Box 2a,b**）．また，腎機能障害が高度な場合は腎性全身性線維症 (Nephrogenic system fibrosis; NSF) を合併する恐れがあり，施行できない．後述する腎動脈ステント留置後も，アーチファクトのため施行できない．Computed Tomography Angiogram; CTAはステント留置後の評価に適している．腎動脈造影は侵襲的であるが直接狭窄度を評価でき，腎動脈形成・ステント留置術へ移行できる（**Box 2c**）．Rountasらの報告[7)]によるDigital Subtraction Angiography (DSA) をスタンダードにした場合の，腎動脈エコー，CTA，MRAの感度，特異度を**Box 6**に示す．

Box 6　腎動脈エコーUS, CT Angiography CTA, MR Angiography MRAの感度・特異度（文献7より筆者作成）

	狭窄<50%（例）	狭窄50-90%（例）	FMD（例）	感度%	特異度%	陽性予測精度%	陰性予測精度%
US	6	5	4	75	89.6	60	94.6
CTA	1	12	4	94	93	71	99
MRA	0	14	4	90	94.1	75	98
DSA	4	12	4				

Digital Subtraction Angiography (DSA) をゴールドスタンダードにした．USはドップラーで最大収縮期血流速度が<100cm/secを正常，100-200cm/secを軽度狭窄（<50%狭窄），>200cm/secを高度狭窄（50-99%狭窄）とした．腎動脈-大動脈血流比 Renal-Aortic Ratio (RAR) は3.0より大きい場合を有意狭窄ありとしている．CTAおよびMRAは血管茎の狭窄が<50%を軽度，50-99%を高度，そして完全閉塞に分類した．FMD (fibromuscular dysplasia)：繊維筋性異常症

■ 4. 腎血管性高血圧・Pickering syndrome の治療

内科的には，片側腎動脈狭窄に対してはアンギオテンシン変換酵素阻害薬 Angiotensin Converting Enzyme Inhibitor（ACE-I）やアンギオテンシン受容体拮抗薬 Angiotensin Receptor Blocker（ARB）が用いられるが，両側腎動脈狭窄や片腎で残存腎の動脈狭窄がある場合には用いない．そのほか，カルシウム拮抗薬や β 遮断薬などの降圧薬が用いられるが，降圧に伴って腎機能が悪化することもあるので，注意が必要である．

Pickering syndrome は腎動脈血行再建術の良い適応である．カテーテルによる経皮的腎動脈形成・ステント留置術と外科的血行再建がある．米国心臓協会 American Heart Association（AHA）のガイドライン[8]では，急性肺水腫など血行動態に影響する腎血管性高血圧は経皮的腎動脈形成術の class I の適応である．外科的血行再建は経皮的腎動脈形成が，解剖学的に不適な場合に良い適応である．

Recommendations

- □ 電撃性肺水腫を単なる CS1 の心不全として治療するのではなく，高血圧緊急症と認識する．
- □ 高血圧緊急症と認識することで，二次性高血圧の可能性についても考える．
- □ CS1 心不全の中での腎血管性高血圧は，必ずしも頻度は高くないが，腎動脈エコーは非侵襲的であり，腎動脈狭窄を認めれば血行再建術の良い適応となるので，CS1 の心不全では初発でも調べておくことを勧めたい．

References

1) Bhattad PB, Jain V. Renal artery stenosis as etiology of recurrent flash pulmonary edema and role of imaging in timely diagnosis and management. Cureus. 2020 ; 12 (4) : e7609.

2) 日本高血圧学会 . 第 12 章　特殊条件下高血圧 . 高血圧治療ガイドライン 2019, ライフサイエンス出版 , 2019, p168-78.

3) 崎間敦 , 大屋祐輔 . 高血圧緊急症の診断と治療の ポイント . 日本内科学会雑誌 . 2015; 268-74.

4) Pickering T, Devereux R, James G, et al. Recurrent pulmonary oedema in hypertension due to bilateral renal artery stenosis: treatment by angioplasty or surgical revascularisation. The Lancet. 1988 ; 551-2.

5) Messerli FH, Bangalore S, Makani H, et al. Flash pulmonary oedema and bilateral renal artery stenosis: The Pickering Syndrome. European Heart Journal. 2011 ; 2231-5.

6) Roxana Oana D. Renal Artery stenosis and acute pulmonary edema-a possible correlation beyond pickering syndrome. Journal of Clinical & Experimental Cardiology. 2015 ; 6 : 6

7) Rountas C, Vlychou M, Vassiou K, et al. Imaging modalities for renal artery stenosis in suspected renovascular hypertension: Prospective intraindividual comparison of Color Doppler US, CT angiography, GD-enhanced MR angiography, and digital substraction angiography. Renal Failure. 2007 : 295-302.

8) Hirsch AT, Haskal ZJ, Hertzer NR, et al. ACC/AHA 2005 practice guidelines for the management of patients with peripheral arterial disease (Lower extremity, renal, mesenteric, and abdominal aortic). Circulation. 2006 ; e463-e654.

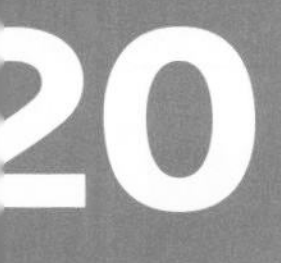

利尿剤の副作用の機序と対処法を知っている ― 心不全と CO_2 ナルコーシス ―

Learning Objectives

□ 利尿剤の副作用について，機序と対処法を知っている．

- ■ 濃縮性アルカローシス･Cl 欠乏性アルカローシスの機序と対処法を知っている．
- ■ CO_2 ナルコーシスと酸素誘発性高 CO_2 血症の成因，違いと治療法を知っている．

Challenge Case

患者：92 歳，男性

現病歴：高齢者療養施設入所中の方．認知症はなく手押し車を支えに歩行が可能で，摂食は自分でできる．約 20 年前に，心筋梗塞に対しカテーテル治療歴がある．

来院 1 か月前より下腿浮腫が出現し，来院 2 週間前頃より顔面浮腫を認め，食思低下，Activities of Daily Living（ADL）の低下，さらに「動けなくなった」ため受診された．

既往歴：慢性心不全．これまで心不全の増悪で 6 回入院しており，最近 3 回は人工呼吸管理されている．患者と家族ら，主治医との話し合いで，次回増悪した場合には気管挿管による人工呼吸管理はせず，非侵襲的に治療し，回復不可能と判断された場合には緩和ケアのみとすることで合意している．

身体所見：身長 160cm，体重 53kg，血圧 147/88 mmHg，脈拍 70 回 / 分，呼吸数 24 回 / 分，体温 36.3℃，SpO_2 85%．頚静脈怒張あり，心音整，III 音あり．肺野は両側に軽度の喘鳴を聴取．両下腿に著明な slow pitting edema を認める．

Box 1　入院時胸部X線像（座位），両側胸水と肺うっ血を認める．

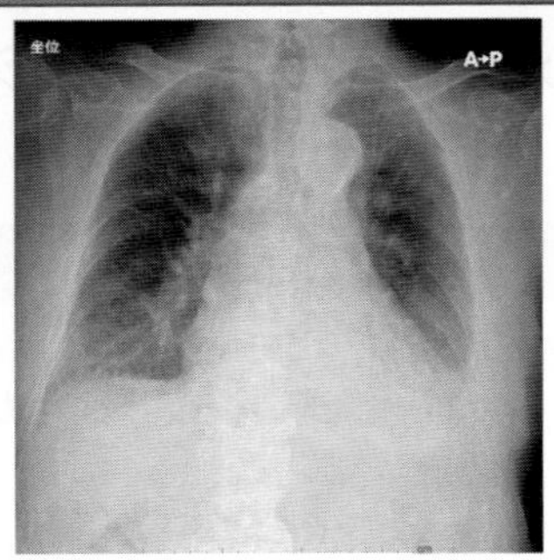

血液検査

ナトリウム	137 mEq/L
カリウム	4.72 mEq/L
クロール	98 mEq/L
血中尿素窒素	19.9 mg/dL
クレアチニン	0.85 mg/dL
BNP	320.6 pg/mL
アルブミン	3.6 g/L

動脈血液ガス分析（O_2 鼻カニューレ 2L/min）

pH	7.321
pCO_2	69.5 torr
pO_2	122.0 torr
HCO_3^-	34.8 mEq/L

血液検査ではBNP 320pg/mLと上昇，動脈血ガス分析では呼吸性アシドーシスと代謝性アルカローシスを認める（Lecture参照）．

Tutorial

指導医M：入院後はどう治療したのですか？

総合診療医G：Clinical Scenario；CS2の心不全ですので，フロセミドを静脈注射しています．それから，トルバプタンを7.5mg開始しました．酸素は鼻カニューレ3L/minでSpO_2 96%まで上昇しました．

M：尿量はどうですか．

G：1日に1200～1900mL，体重/時間あたりでいうと0.9～1.5mL/kg/時出て，SpO_2も96～98%維持しています．でも，入院後4日目の今朝になって，意識障害があるということで呼ばれました．

M：詳しく教えてください．

G：昨日の午後，SpO_2が85%まで低下したというので，酸素をリザーバ付き鼻カニューレ5L/minに変えています．今朝7:00頃，傾眠状態になっているのに看護師が気づいています．このときは，呼吸数22回/分，SpO_2 96%でしたので，様子をみることにしたようです．それから1時間くらい後で訪室すると，やはり傾眠で，呼びかけに対してさらに反応が鈍くなっていたということです．この時の呼吸数は36回/分で，SpO_2は88%です．四肢は冷たくて，喘鳴も聴取されたといいます．麻痺はなく，頭部CTで頭蓋内病変は認めませんでした．

M：動脈血液ガス分析ABGの結果はどうですか．

G：pH 7.216, $PaCO_2$ 117torr, PaO_2 64.7torr, HCO_3^- 45.6mEq/L です．心不全の増悪で“CO_2 ナルコーシス”になったのでしょうか．利尿剤が足りないのでしょうか．

M：CO_2 ナルコーシスについては，後でゆっくり話しましょう（Lecture 参照）．ところで，この方は気管挿管による人工呼吸管理を拒否しているのですね．

G：はい，これまで何回か人工呼吸管理を経験していて，それが辛かったというので，本人と家族と主治医との間で，今後は非侵襲的な治療で改善できるところまで治療するということになっています．高齢でもあり，気管挿管してまで寿命を延ばすことに執着がないと，ご本人が言っています．

M：それでは非侵襲的陽圧換気 Non-Invasive Positive Pressure Ventilation（NPPV）を装着しましょう．酸素濃度は最小にしてください．呼吸状態とバイタルサインは注意深く観察する必要があります．

G：はい，NPPV をつけて ICU へ移動します．

M：NPPV 装着後３時間ほど経ちましたが，どうですか．

G：はい，呼吸数は 20 ～ 23 回 / 分で SpO_2 は 90 ～ 95%，喘鳴は消失しています．

M：喘鳴が消失したのは，陽圧換気のおかげかもしれませんね．意識状態と ABG の結果を教えてください．

G：意識状態は相変わらず傾眠で，Glasgow Coma Scale, GCS は E2,V3,M6 です．四肢麻痺は認めません．血液ガス分析は pH7.397, $PaCO_2$ 73.1torr, PaO_2 78.2torr, HCO_3^- 44.1mEq/L です．NPPV での換気補助がうまくいったようです．

M：確かにアシデミアは改善していますが，意識状態は充分には改善していませんし，羽ばたき振戦 asterixis(**Glossary 3**) も認めますね．これらのことから，CO_2 ナルコーシスといえるでしょう．本来，意識障害を伴う呼吸不全は気管挿管して人工呼吸管理をするべきかもしれませんが，それは拒否されているということですし，幸い $PaCO_2$ は低下してきていますので，このまま NPPV を続けてください．

G：M 先生，さらに３時間後の血液ガス分析の結果です．呼吸数は 20 回 / 分で，pH7.448, $PaCO_2$ 66torr, PaO_2 70.4torr, HCO_3^- 44.9mEq/L です．意識状態も改善してきて，呼びかけに応答できるようになり，自分の名前を言えるようになりました．

M：$PaCO_2$が下がって意識状態が改善してきましたので，やはりCO_2ナルコーシスだったと言って良いでしょう．入院時の ABG では，HCO_3^-が 34.8mEq/L と上昇しています．Henderson-Hasselbalch の式によれば，pH が 7.4 になる$PaCO_2$は 58torr です．つまり，慢性呼吸性アシドーシスがあったと考えられます．重症の慢性閉塞性肺疾患もないようですし，慢性呼吸性アシドーシスの原因は分かりませんが，入院後，酸素誘発性高CO_2血症（Lecture 参照）に陥ったと思われます．この方は普段から利尿剤を内服しているのですか．

G：はい，かかりつけ医からの処方で，フロセミド 20mg を内服しています．

M：利尿剤の影響による，慢性的な濃縮性アルカローシス，または Cl 欠乏性アルカローシスもあったのかもしれません（**Glossary 2**）．そこへ利尿剤を強化した影響で，さらに代謝性アルカローシスを進行させたのでしょう．CO_2ナルコーシスに至った機序については，ゆっくり考えましょう（Lecture 参照）．

胸水も肺うっ血も残っているようで，まだ利尿を続けたいところですが，高CO_2血症が改善してアルカレミアになっていることですし，フロセミドとトルバプタンを中止してアセタゾラミドに変更してください．

High-value Care & Low-value Care

■ 高価値な医療：

- 病態生理を正しく理解して，適切に診断して適切な治療に結びつけるのが高価値な医療．
- 利尿剤の副作用に代謝性アルカローシスがあることを知り，これに関連した高CO_2血症が起こり得ることと，対処法を知っているのは高価値な医療．

■ 低価値な医療：

- 誤った病態生理の理解で，適切な診断と治療に結びつかないのは低価値な医療．
- 普段使い慣れた薬剤について，頻度は少なくても重要な副作用と合併症を知らないのは低価値な医療．

Glossary

■ 1）アルカローシス，アシドーシス，アルカレミア，アシデミア

代謝性，呼吸性のプロセスで血液が酸性に向かおうとすることを acidosis アシドーシス，逆にアルカリ性に向かおうとすることを alkalosis アルカローシスとよび，これらの結果として血液が酸性になっている状態を acidemia アシデミア，アルカリ性になっていることを alkalemia アルカレミアと呼ぶ．例えば Challenge Case の入院時 ABG で，$PaCO_2$ 69.5torr は呼吸性アシドーシス，HCO_3^- 34.8 mEq/L は代謝性アルカローシスであるが，血清 pH7.321 は軽度のアシデミアである．慢性的に $PaCO_2$ が貯留する呼吸性アシドーシスと代謝性アルカローシスで pH は代償されていたが，心不全の悪化にあわせて呼吸性アシドーシスが増悪しつつあると考えられる．

■ 2）濃縮性アルカローシス，Contraction alkalosis，Cl 欠乏性アルカローシス，Chloride depletion alkalosis

細胞外液が，HCO_3^- を含まない状態で失われると，細胞外液量は HCO_3^- 量の変化を伴わずに減少するので，結果として HCO_3^- 濃度が上昇する（**Box 2**）[1]．

これを濃縮性アルカローシス，contraction alkalosis と呼ぶ．しかし，最近はアルカローシスの成因には，細胞外液の喪失そのものよりも Cl の喪失による影響が強いとされ，Cl 欠乏性アルカローシス，Chloride depletion alkalosis ともいわれる[2]．筆者の経験では，心不全のために慢性的に利尿剤を内服している患者では，様々な程度に HCO_3^- 濃度が上昇していることが多い．濃縮性・Cl 欠乏性アルカローシスで血管内容量が減少している場合は生食輸液で改善するが，Cl 欠乏性アルカローシスということからも分かるように，Cl^- が補充されなければアルカローシスは是正されにくい（**Box 3**）[3]．K^+ も失われている場合が多く，低カリウム血症があれば KCl を同時に補充するとよい．血管内容量が減少しておらず，まだ利尿が必要な場合は，後述するようにアセタゾラミドを用いる．

Box 2 Contraction alkalosis 濃縮性アルカローシスの機序

細胞外液

HCO_3^-総量＝528mEq

$[HCO_3^-]$=24mEq/L

22 L

(a)

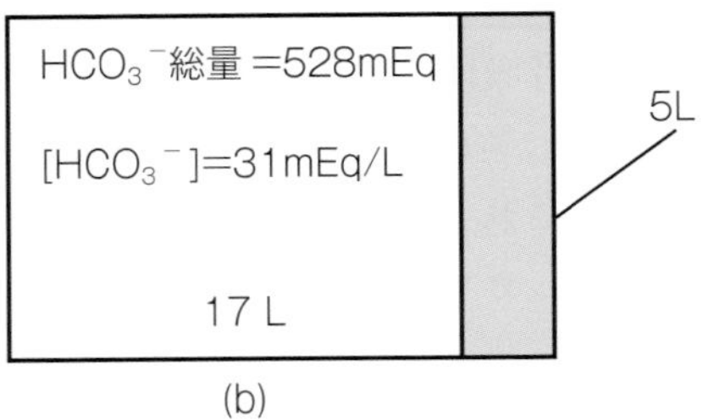

(b)

(a) 未治療の心不全のために細胞外液量が 17L から 22L に増加している 70kg の人の，細胞外液量と HCO_3^-濃度を考える．
(b) もし過剰な NaCl が，利尿剤の投与によって等張性に排出されたら，細胞外液量は減少する．細胞外液の HCO_3^-は初めから変わらないので，細胞外液の HCO_3^-濃度は 24mEq/L から 31mEq/L に増える．文献 1 より引用，筆者訳

Box 3 尿細管間在細胞のサブタイプ

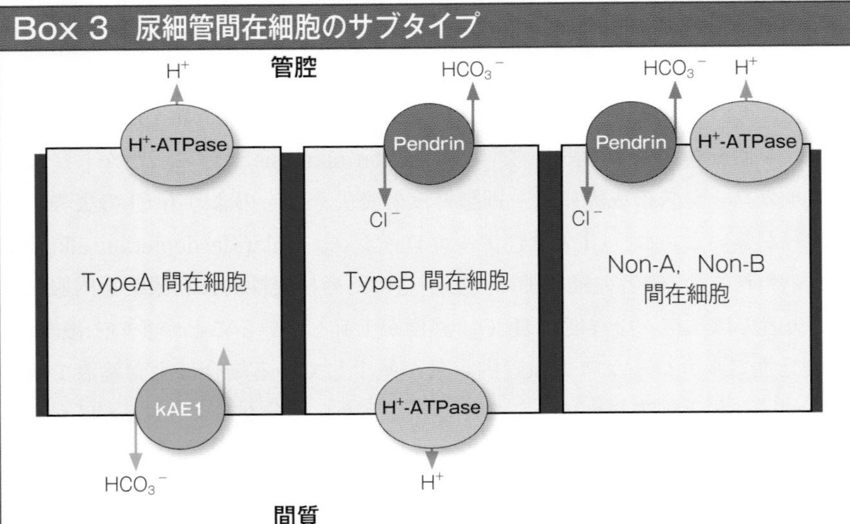

Pendrin は type B と non-A, non-B 間在細胞の頂端膜に位置している．文献 3 より引用，筆者訳．尿細管の間在細胞で Pendrin は HCO_3^-の排泄の際に Cl^-を再吸収する．従って，Cl を補充しないと代謝性アルカローシスは是正されない．

■ 3）羽ばたき振戦 Flapping tremor, Asterixis

肝性脳症，CO_2 ナルコーシス，尿毒症などの代謝性脳症で認められる[4]．両上肢を水平に伸ばして手を背屈したまま維持するように指示すると，筋緊張が瞬間的に欠如するので，羽ばたくように動く（**Box 4**）．“振戦”というが，通常の振戦 tremor のように左右対称でも律動的でもない[5]．

Box 4　羽ばたき振戦 asterixis をみる肢位

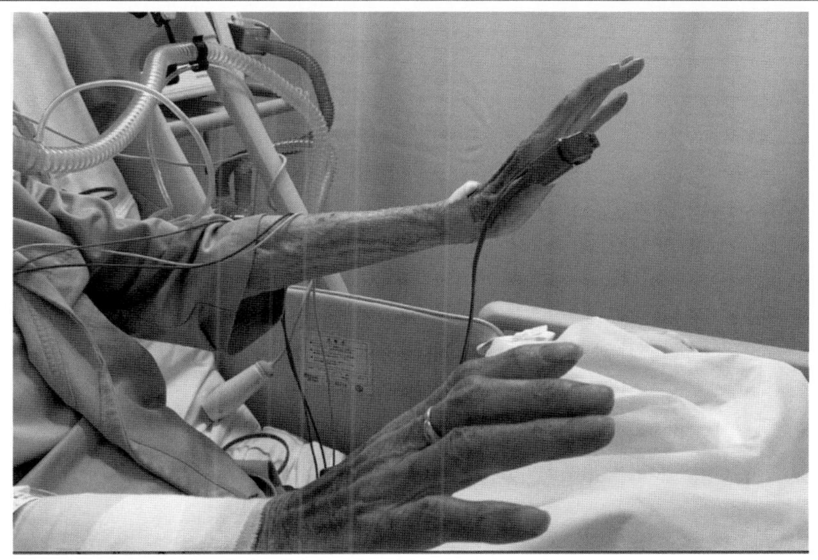

手を背屈したままにするよう指示すると，左右の手が非対照に羽ばたくように動く．

Short Lecture

CO_2 ナルコーシスと酸素誘発性高 CO_2 血症

■ 1.CO_2 “ナルコーシス” とは

Hickman が 1820 年に子犬をガラスのケースに閉じ込めて，呼吸停止した後に小手術を行い，その後呼吸させると子犬は意識をとりもどした．Hickman は，これを低酸素血症やアシドーシスによるものではなく，血中 CO_2 濃度が高くなったことによるもので，ヒトの麻酔にも応用できるとした[6]．この報告は長く顧みられることはなかったが，1950 年代に Hickam（Hickman ではない）らがCOPDの患者の高 CO_2 血症について「CO_2 の麻酔作用として知られている」として紹介した[6]．このように，CO_2 ナルコーシスという言葉は，CO_2 が持つ麻酔作用に対する呼称であった．その後，$PaCO_2$ が 62mmHg あっても，同時に酸素飽和度が 71% と低い意識障害例を CO_2 ナルコーシスとして報告したり，逆に $PaCO_2$ が 130mmHg 以上あっても，pH が中性に保たれていれば意識障害を来さない例が報告されたりするなどして，CO_2 ナルコーシスという現象そのものに疑問が持たれた．Gilbert らは，CO_2 ナルコーシスという現象は通常起こらず，“Pathological（病理学的）ではなく，Pathillogical（patho-「苦しみ，病気」と，illogical「非論理的」を合わせた造語）である” としている[6]．筆者は，Challenge Case のように CO_2 の麻酔作用による意識障害を疑う症例は実際にあると考えるが，それと分かる例は非常に少ない．よく「CO_2 ナルコーシス」とされている症例では，急性 II 型呼吸不全で呼吸性アシドーシスがひどく，高度のアシデミアになった例や，低酸素血症による意識障害との鑑別ができない状態のことが多い．アシデミアや低酸素血症による意識障害ではないことを示さなければ，CO_2 の麻酔作用であるとはいえない．そのような臨床状況は，そう多くはない．

CO_2 ナルコーシスでは，グルタミンや γ アミノブチル酸が増加してグルタミン酸が減少することが意識障害に関与しているという[7]．また，脳血管を拡張して脳血流が増加し，脳圧が上昇するともいわれる．CO_2 ナルコーシスの起こりやすさは，平常時の $PaCO_2$ と関係があって，平常時の $PaCO_2$ が正常の場合よりも，慢性的に高 CO_2 血症がある場合の方がより高い $PaCO_2$ でないと出現しないとされる．

■ 2. 酸素誘発性高 CO_2 血症

よく CO_2 ナルコーシスと間違われる病態に，酸素誘発性高 CO_2 血症がある．

これは，呼吸不全の患者に酸素を吸入させると $PaCO_2$ が上昇する現象のことである．CO_2 ナルコーシスは上記の通り，CO_2 が麻酔作用を発揮することをいうのであり，酸素吸入が $PaCO_2$ を上昇させる現象とは別である．酸素誘発性高 CO_2 血症の機序は，いくつかあると考えられている．以前は，正常であれば血中 CO_2 濃度に応じて分時換気量が調整されている（CO_2 drive）が，慢性的に高 CO_2 血症があると CO_2 drive がかからず血中 O_2 濃度の低下によって分時換気量が調整されていて (O_2 drive), そこへ酸素療法で PaO_2 が上昇すると，O_2 drive がかからなくなり，分時換気量が低下するので $PaCO_2$ が上昇すると考えられてきた．しかし, 現在はこの機序の関与は小さいといわれている（**Box 5a**）[8]．これに代わって，換気血流比不均等の増大が高 CO_2 血症に関与しているとされている[7,8]．通常は低換気に陥った肺胞では，PaO_2 が下がることで血管攣縮を引き起こし，換気血流比の均衡を保とうとする（**Box 5b**）[8]．そこへ高濃度酸素で PaO_2 を上昇させると血管攣縮が解除される．すると，換気が不十分な肺胞部分の血流が増えるので，結果として換気血流比不均衡が起こる．

Box 5

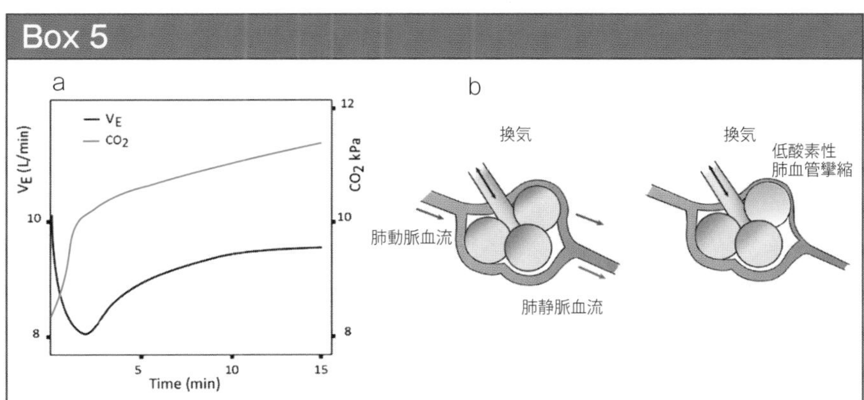

a 酸素誘発性高 CO_2 血症時の分時換気量の効果．高濃度酸素を 15 分吸入させたとき，最初は分時換気量が低下するが，すぐに回復するという現象が，慢性閉塞性肺疾患の患者でみられる．しかし，酸素誘発性高 CO_2 血症は回復しない．CO_2, 二酸化炭素，VE 分時換気量,

b 低酸素性肺血管攣縮．左の図は正常名肺胞換気と血流．右の図は換気が減少（従って酸素分圧も減少）していて，低酸素性肺血管攣縮機構により血流も減少する．

文献 8 より引用筆者訳.

もうひとつの機序として，ホールデン効果Haldane effectが考えられている[7,8]．O_2とCO_2はヘモグロビンに結合する際に拮抗していて，ヘモグロビンとO_2が多く結びつくと$PaCO_2$が増加するというものである．これは，有名なボーア効果Bohr effectを別の面からみたものといえる．酸素誘発性高CO_2血症では，CO_2増加の25%程度がホールデン効果によるという[7]．酸素誘発性高CO_2血症は，急性呼吸不全でも生じると考えられるがその変化は軽度で，慢性II型呼吸不全があると$PaCO_2$の増加が著しいとされている．

Challenge Caseでは，慢性心不全で内服していた利尿剤が濃縮性・Cl欠乏性アルカローシスを起こし，代償性にCO_2の貯留を招いていたか，他の理由で慢性的なCO_2貯留があり，代謝性に代償されていたのが，心不全の増悪で気管支浮腫によって呼吸性アシドーシスを惹起したと考えられる．そこへ，入院後の酸素療法で酸素誘発性高CO_2血症を引き起こしたのと，利尿剤の強化で濃縮性・Cl欠乏性アルカローシスが増強したと考えられる．やがて極端な高CO_2血症（$PaCO_2$ 117Torr）による呼吸性アシドーシスが代謝性アルカローシスを凌駕してアシデミアになったが，NPPVによる換気補助でアシデミアは是正された．しかし，増強された代謝性アルカローシスのために，ベースラインの$PaCO_2$（おそらく58Torr前後）よりも高いまま($PaCO_2$73.1Torr)でアシデミアが是正されたので，CO_2による麻酔作用，CO_2ナルコーシスが証明されたといえる．

■ 3. CO_2ナルコーシスの治療

CO_2ナルコーシスの治療は，まず気道の確保と換気補助を行い，CO_2を下げるために分時換気量を増加させる．高すぎるPaO_2は酸素誘発性高CO_2血症を増悪させるので，PaO_2 60torr程度を維持できればFiO_2は低い方が良い．ここで注意するのは，酸素誘発性高CO_2血症を恐れて低酸素血症を放置してはならない．高CO_2血症は適切に対処すれば是正されるが，低酸素血症を改善しないことは生命を脅かすことである．次に，代謝性アルカローシスがある場合は，これを是正しなければならない．濃縮性・Cl欠乏性アルカローシスについては，利尿剤は減量もしくは中止するが，利尿が必要な場合はアセタゾラミドを使用する．但し，アシデミアがあるうちはアセタゾラミドは使用しない．輸液に肝不全用アミノ酸製剤を用いると，Na負荷せずにClを補うことができる．K欠乏があるときは有機カリウムではなく，KClを補充する．

Challenge Caseではこれらの治療により，軽快退院時の動脈血液ガス分析は

O_2 0.2L/min で pH7.410, $PaCO_2$ 47.3torr, PaO_2 66.7Torr, HCO_3^- 29.4mEq/L であった.

Recommendations

- □ 利尿剤の使用によって代謝性アルカローシスを来す可能性があることは, 知っておくべきである.
- □ 特に利尿剤の長期使用で高度な代謝性アルカローシスがある場合には, 代償性に高 CO_2 血症を起こしうる. これに心不全の増悪で高 CO_2 血症が高度になり, さらに心不全治療のための酸素療法は酸素誘発性高 CO_2 血症も起こすので, CO_2 ナルコーシスを起こす可能性がある. 心不全治療中のこれらの病態は, 頻度は少ないが注意が必要である.
- □ ただし, 酸素誘発性高 CO_2 血症を恐れて低酸素血症を躊躇するべきではなく, 必要最低限の酸素を投与し, 換気補助や代謝性アルカローシスの是正を行う.

References

1) Rose BD, Post TW. Metabolic alkalosis. In: Rose BD, W.Post T, eds. Clinical Physiology of Acid Base and Electrolyte Disorders. 5th ed. New York: McGraw-Hill, 2001, p551-77.

2) Luke RG, Galla JH. It is chloride depletion alkalosis, not contraction alkalosis. Journal of the American Society of Nephrology. 2012: 204-7.

3) Hyun Chang J, Kim S. Role of pendrin in acid-base balance. Electrolyte and Blood Pressure. 2009: 20-4.

4) Willis GC. 呼吸器症状と胸部の視診. Dr ウィリス ベッドサイド診断. 1st ed. 東京: 医学書院, 2008, p7-15.

5) Willis GC. 肺機能. Dr ウィリス ベッドサイド診断. 東京: 医学書院, 2008, p26-33.

6) Carroll GC, Rothenberg DM. Carbon dioxide narcosis; Pathological or 'pathillogical'? Chest. 1992: 986-8.

7) Drechsler M, Morris J. Carbon dioxide narcosis. StatPearls. 2020:1-6.

8) Abdo WF, Heunks LMA. Oxygen-induced hypercapnia in COPD: myths and facts. Critical Care. 2012: 3-6.

21

ST 上昇ではないけれど

— 非 ST 上昇型急性冠症候群 —

Learning Objectives

□ ST 上昇はないが，急性冠症候群の可能性が高い患者の診断と初期治療ができる．

- ■ 一般的な非 ST 上昇型急性冠症候群の治療アルゴリズムを知っている．
- ■ 非 ST 上昇型急性冠症候群のリスク評価ができる．
- ■ Wellens 症候群の特徴を知っている．
- ■ De Winter の心電図の特徴とこれがST 上昇に相当することを知っている．

Challenge Case

患者：70 歳代　女性

現病歴：これまで労作時含めて胸痛の自覚はなかった．約 1 週間前に安静時に胸部違和感を自覚．持続時間は 10 分ほどであった．本日前胸部の圧迫されるような痛みを 20 分ほど自覚した．その後徐々に改善したが，弟が心筋梗塞の既往あり，自身も高血圧，脂質異常症の加療中であるため心筋梗塞ではないかと心配で当院救急外来受診した．受診時には胸痛は消失していた．

既往歴：高血圧，脂質異常症で内服加療中，喫煙歴なし．

身体所見：身長 149cm, 体重 72kg, 血圧 102/65mmHg，脈拍 78 回 / 分 , 呼吸数 14 回 / 分 , SpO_2 98%(Room Air)，体温 36.6℃ ,

心音 異常なし，呼吸音 異常なし，四肢動脈触知良好，左右差なし．

血液検査：Na139mEq/L，K4.33mEq/L，Cl102mEq/L，総蛋白 7.1g/dL，血中尿素窒素 16.0mg/dL，クレアチニン 0.68mg/dL，CK69 IU/L，AST18 IU/L，ALT14IU/L，LDH157IU/L

Tutorial

指導医M：バイタルサインも症状も安定しているようですね．少し落ち着いて考えられますね．

総合診療医G：胸痛ですから，まず心電図をとりました．

M：それは良いですね．どんな所見がありますか．

G：心電図は・・・洞調律で胸部誘導のV2のT波の後ろの方が陰性になっているようにも見えますが，あまりはっきりしません・・・．ほかにST変化があるかといわれると，それもはっきりしません．少なくともST上昇はありません（**Box 1**）．

M：ST上昇型急性冠症候群ST-Elevation Acute Coronary Syndrome, STE-ACSではないということですね．では，病歴もあわせて虚血性心臓発作のリスクはどう考えますか．

G：この前勉強したHEART scoreをとってみます（Case 3 **Glossary**参照）．

胸痛は，正中胸部で圧迫される感じが20分ということです．労作での増悪やニトログリセリンは試していないので分かりません．冷や汗はないようです．症状は強く疑う訳ではありませんが虚血性心臓発作に矛盾せず，疑わしいと思

Box 1　Challenge Caseの受診時心電図

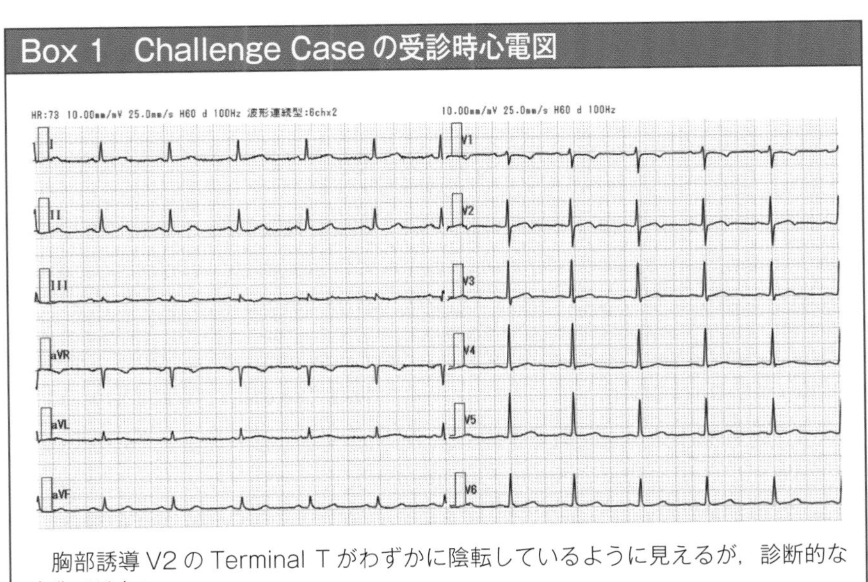

胸部誘導V2のTerminal Tがわずかに陰転しているように見えるが，診断的な変化ではない．

います．病歴は +1 点です．心電図は正常範囲内として 0 点，年齢は 65 歳以上ですから +2 点，冠動脈リスク因子は高血圧，脂質異常症，家族歴の 3 つがありますから +2 点，トロポニンは現在検査中です．現時点で少なくとも合計 5 点，中リスクです．HEART score からトロポニンを省いた Simplified HEART score は 3 点以上を“陽性”とした場合，心イベントの陰性適中率が 99% ですが，この方は 5 点ですから心イベントのリスクが除外できません．

M：そうですね．病歴だけでも安易に帰宅させられないことが分かります．

G：それと，ESC のアルゴリズムに従うと今回は発症から 1 時間 30 分ほどで受診して採血していますから，トロポニンの値が Very low でも直ちに低リスクとは判断できません（Case 3，**Short Lecture** 参照）．

M：その通りです．・・・そう言っている間に高感度トロポニンの値が出たようです．

G：先生，101ng/L です．正常上限 16ng/L の 3 倍以上で，HEART score は +2 点で合計 7 点になって高リスクです．また >64ng/L ですから 0h/1h アルゴリズムでも“High”になって即入院ということになります．

M：そうですね．症状とトロポニンの値から考えると，急性冠症候群である可能性がかなり高いと思います．

G：すると，非 ST 上昇型急性冠症候群 Non-ST-Elevation Acute Coronary Syndrome（NSTE-ACS）ということでしょうか．

M：そうです．心電図がモニターできて，急な病態悪化に対応できる病棟へ入院させる必要があります．

G：ACS だから緊急冠動脈造影の適応ではないのですか．

M：ACS は STE-ACS と NSTE-ACS では初期治療戦略が違います．STE-ACS の場合は発症から 12 時間以内であれば直ちに再灌流療法，わが国では多くの場合緊急冠動脈造影が適応になり，病変に応じた血行再建が施行されますが，NSTE-ACS の場合はリスク評価をして，直ちに侵襲的に行う場合と，直ちにではないが早期に侵襲的に行う場合，あるいは後で選択的に侵襲的治療を行うかどうかを判断する場合に分かれます．ガイドラインのアルゴリズムが分かりやすいと思います（**Box 2**，**Short Lecture** 参照）．

G：早期侵襲的というのは，STE-ACS のようにできる限り早く冠動脈造影を行ったり，2 時間以内の侵襲的治療を意味する即時侵襲的とは違って，24 時間以内の侵襲的治療を意味するのですね．

Box 2 European Society of Cardiology のガイドラインによる非 ST 上昇型急性冠症候群の治療アルゴリズム（文献 6 より引用筆者訳）

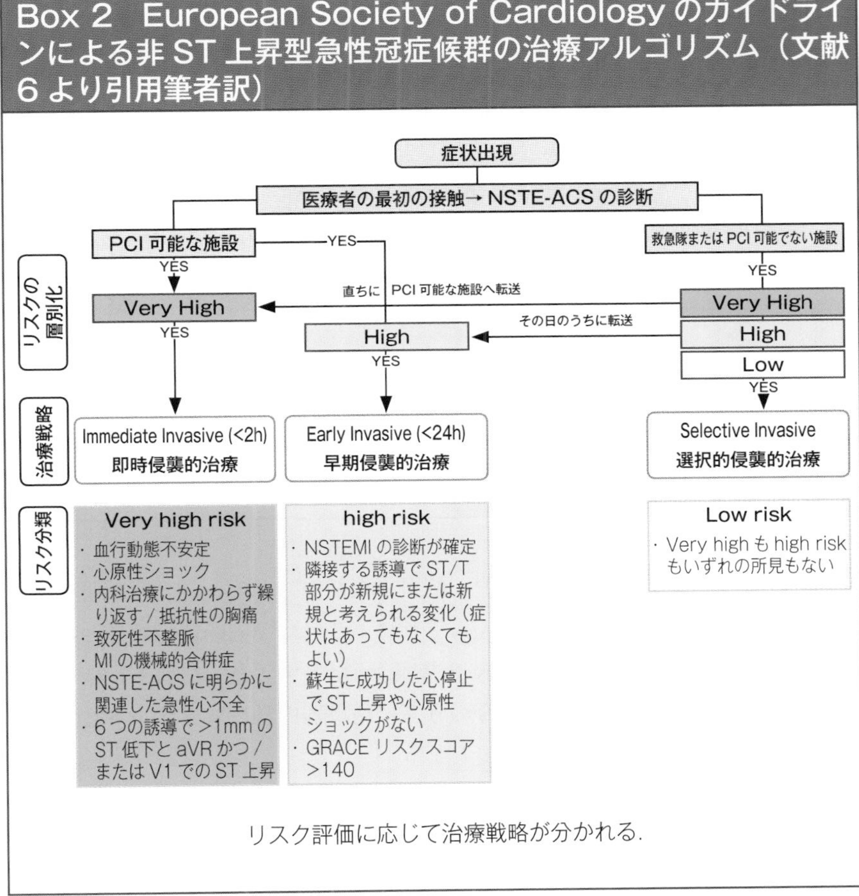

リスク評価に応じて治療戦略が分かれる．

M：それから，G 先生が気にしていた胸部誘導の所見は私も気になります．もう一度心電図をとってみましょう．

G：現在症状はないということですが，心電図をとるのですか．

M：そうです．症状がない時の心電図も重要です．

G：心電図をとりました．M 先生，受診時とは違って V2-V5 まで T 波が陰性になっています（**Box 3**）．「隣接する誘導での ST/T 変化」です．リスク評価のための GRACE スコア（**Glossary 1** 参照）も計算しましたが，145 点でした．この方の場合ガイドラインに従うとやはり Very high risk ではなく High risk なので早期侵襲的治療，24 時間以内の冠動脈造影が推奨されます (**Box 4**).

Box 3　Challenge Case の受診 3 時間後 無症状時の心電図

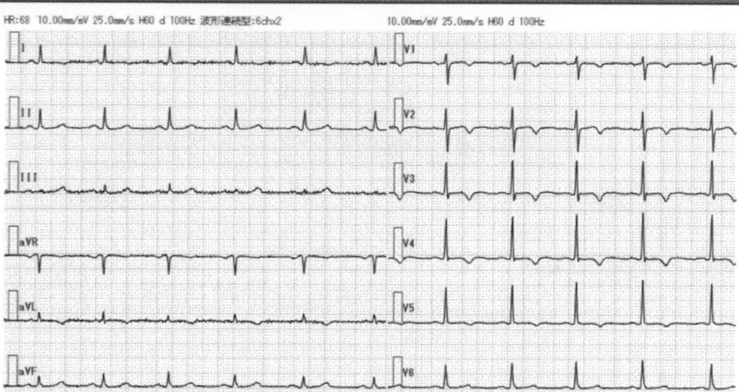

胸部誘導 V2-V5 で T 波の陰転化を認める．無症状時であることが重要で，Wellens 症候群と呼ぶには陰性 T は浅いかもしれないが，同様の病態を観ていると考えられる（Glossary 参照）

M：その場合，まず適切な内科治療，抗血小板剤やスタチン，β 遮断薬を使用して，安静にしなければなりません．それに，これは Wellens 症候群と考えた方が良いかもしれません（**Glossary 2** 参照）．だとすると，左前下行枝近位部が責任病変だと思われますから，今のうちに循環器内科にコンサルトして，緊急事態に備えてもらった方が良いでしょう．

Box 4　Challenge Case の冠動脈造影所見

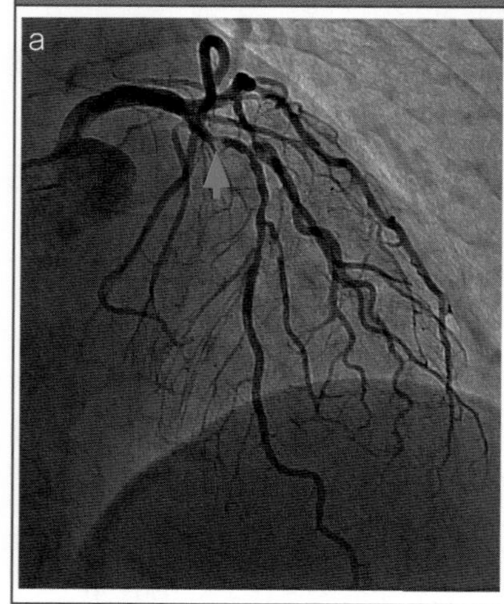

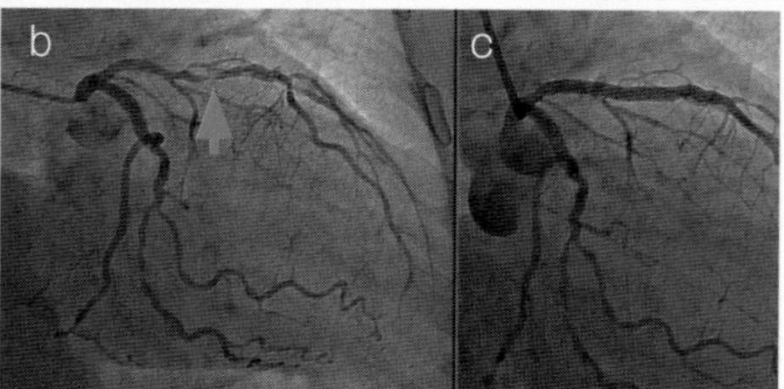

Challenge Case は抗血小板剤 2 剤とスタチン，ヘパリンによる内科治療を行い翌日（受診から 19 時間後）に冠動脈造影・冠動脈形成術が行われた．

a. 左前下行枝近位部（第 1 中隔枝の直後）に高度狭窄を認める（青矢印）．
b. 左前下行枝右前斜位像．病変部は青矢印．
c. 冠動脈形成術・ステント留置後．

High-value Care & Low-value Care

■ 高価値な医療：

- 病歴から帰宅させてはいけない胸痛患者を見抜き，NSTE-ACSの診断ができるのが高価値な医療.
- ACSでもNSTE-ACSであればリスク評価をして，適切な初期治療ができるのが高価値な医療.
- 受診時の心電図だけでなく，経時的にリスク評価をするのが高価値な医療.
- NSTE-ACSの中でも直ちに循環器コンサルトを要する心電図変化（Wellens症候群など），STE-ACSとして扱うべき心電図変化(de Winterの心電図)を知っているのが高価値な医療.

■ 低価値な医療：

- 心電図変化に乏しいことのみでACSを見逃してしまうのは低価値な医療.
- NSTE-ACSのリスク評価ができず，STE-ACSと区別できないのは低価値な医療.
- ST上昇がなくても，高リスクな，場合によってはSTE-ACSとして扱うべき心電図変化を見逃すのは低価値な医療.

Glossary

■ 1）GRACE risk score（Box 5,6）

Grangerらが2003年にACSの患者11,389名を多変量ロジスティック回帰分析して，院内死亡の予測因子をスコア化した[1]. 年齢，受診時の心拍数，収縮期血圧，血清クレアチニン，Killip分類，心停止の有無，心筋バイオマーカーの上昇，心電図のST偏位の有無によって点数をつけ，合計点によって院内死亡率が予測できるとした. これは後に様々なガイドラインでリスク評価のツールとして用いられ,特にNSTE-ACSの治療方針決定の参考にされるようになった. この頃の心筋バイオマーカーにはCPKや従来型の心筋トロポニン測定が用いられていたが，近年普及してきた高感度トロポニンを用いても，GRACE scoreによるリスク予測に変化はないとする報告がある[2]. また，院内死亡率のみならず6ヶ月死亡率や1年死亡率の予測にも用いられるが，最近，性別を考慮したGRACE 3.0 scoreがより精度が高いと報告されている[3].

Box 5　GRACE risk score（文献1より引用筆者訳）

Killip 分類	Points	収縮期血圧 mmHg	Points	心拍数 Beats/min	Points	年齢 y	Points
Ⅰ	0	<=80	58	<=50	0	<=30	0
Ⅱ	20	80-99	53	50-69	3	30-39	8
Ⅲ	39	100-119	43	70-89	9	40-49	25
Ⅳ	59	120-139	34	90-109	15	50-59	41
		140-159	24	110-149	24	60-69	58
		160-199	10	150-199	38	70-79	75
		>=200	0	>=200	46	80-89	91
						>=90	100

Killip 分類	クレアチニン, mg/dL	Points	その他の危険因子	Points
Ⅰ	0-0.39	1	受診時心停止	39
Ⅱ	0.40-0.79	4	ST 偏位	28
Ⅲ	0.80-1.19	7	心筋マーカーの上昇	14
Ⅳ	1.20-1.59	10		
	1.60-1.99	13		
	2.00-3.99	21		
	>4.0	28		

Box 6　GRACE risk scoreによる院内死亡率予測（文献1より引用筆者訳）

総合計	<=60	70	80	90	100	110	120	130	140	150	160	170	180	190	200	210	220	230	240	>=250
院内死亡率,%	<=0.2	0.3	0.4	0.6	0.8	1.1	1.6	2.1	2.9	3.9	5.4	7.3	9.8	13	18	23	29	36	44	>=52

Box5のpointを合計して，この表から院内死亡率を予測する.

■ 2）Wellens 症候群（Box 7）

1982 年に de Zwaan, Wellens らが不安定狭心症で入院した患者のうち，以下の特徴的心電図所見を有する患者で広範前壁梗塞に進展する可能性が高い，すなわち左前下行枝近位部に不安定な高度狭窄を有する可能性が高いことを報告した[4]．その要旨は

・ Pattern A（Type 2, 4 例 /26 例）：V2,V3 誘導で QRS の終わりから ST 部分のわずかな (1mm) の上昇，真っ直ぐか凹型の ST 部分が左右対称の陰性 T 波に続く．T 波が二相性に見える．

Box 7　Wellens 症候群の心電図（胸部誘導）

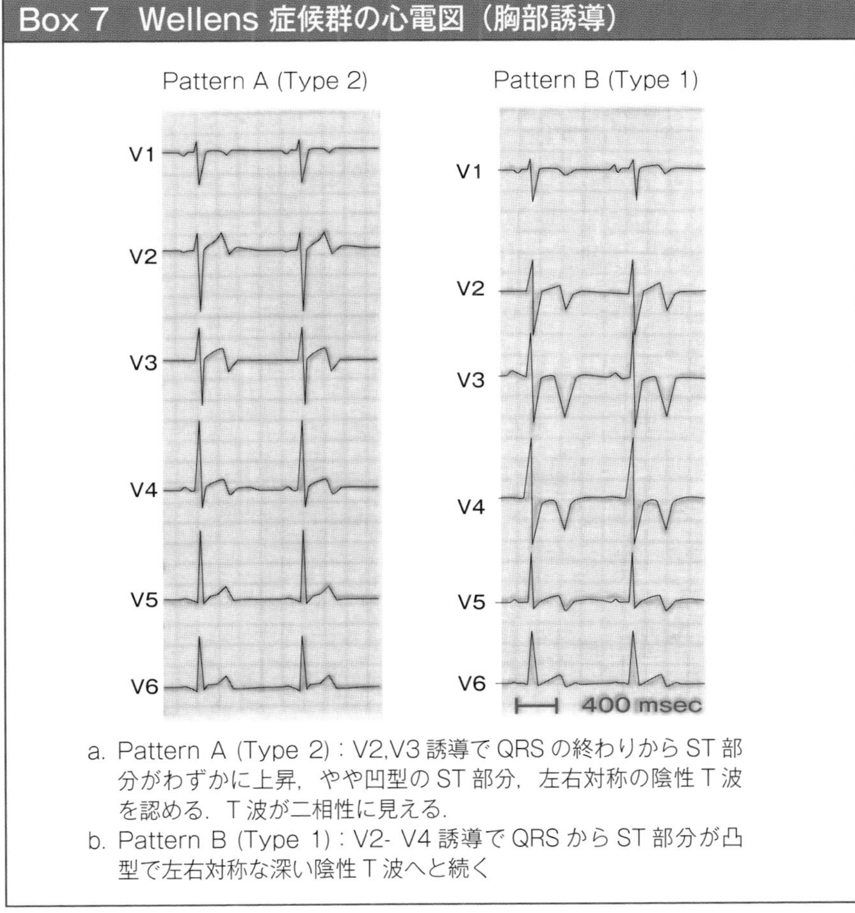

a. Pattern A (Type 2)：V2,V3 誘導で QRS の終わりから ST 部分がわずかに上昇，やや凹型の ST 部分，左右対称の陰性 T 波を認める．T 波が二相性に見える．

b. Pattern B (Type 1)：V2- V4 誘導で QRS から ST 部分が凸型で左右対称な深い陰性 T 波へと続く

・ Pattern B（Type 1, 22 例 /26 例）：V1 誘導で ST 変化がほぼないか，わずかに(1mm) 上昇，真っ直ぐか凹型の ST 部分が陰性 T 波へ続く．さらに V4 誘導と，ときに V5,V6 誘導でも QRS から ST 部分が凸型で左右対称な深い陰性 T 波へと続く．

これに加えて，

・ ST 上昇がない（STE-ACS でない）
・ 胸部誘導の R 波の progression が正常（減高がない），すなわち陳旧性心筋梗塞ではない
・ 症状がないときの心電図所見である
・ 心筋マーカーは正常か軽度上昇にとどまる

という特徴がある．現在は，Pattern A（Type 2）が進展して Pattern B（Type 1）に移行すると考えられている．Challenge Case は Wellens 症候群の心電図変化とするには陰性 T 波が浅いが，同症候群が左前下行枝近位部の一時的閉塞とその寛解による心電図変化をみていることを考えると，同様の病態とみて良いと思われる **(Box 4)**．重要なのは，Wellens 症候群は内科治療のみでは 75% で数週間以内に広範前壁梗塞に陥るとされており [4]，直ちに循環器内科にコンサルトすべきである．

■ 3）De Winter の心電図

De Winter らが 2008 年，左前下行枝が閉塞しているにもかかわらず，心電図で ST 上昇を認めず下記のような特徴的所見を有する患者群を報告した [5]．

・ ST 部分は上昇せず，V1 から V6 で J 点から ST 部分が低下しており，左右対称の高い陽性 T 波へと続く．
・ QRS は広くないかわずかに広く，胸部誘導の R progression がない．
・ 多くの患者では aVR 誘導で 1mm ～ 2mm の ST 上昇がある．

この特徴を有する心電図は急性前壁心筋梗塞患者 1532 例中の 30 例（2%）であったとしている．また，注意すべきは症状が出てからある程度時間が経過していても（De Winter の報告では発症から平均 150 分），この型の心電図を呈していたことである．**Box 8** に De Winter の心電図を呈した急性前壁心筋梗塞患者の 2 例を示す．この形の心電図は STE-ACS として扱うべきで，可及的速やかに緊急冠動脈造影を施行すべきである．

Box 8　De Winter の心電図を呈した 2 症例

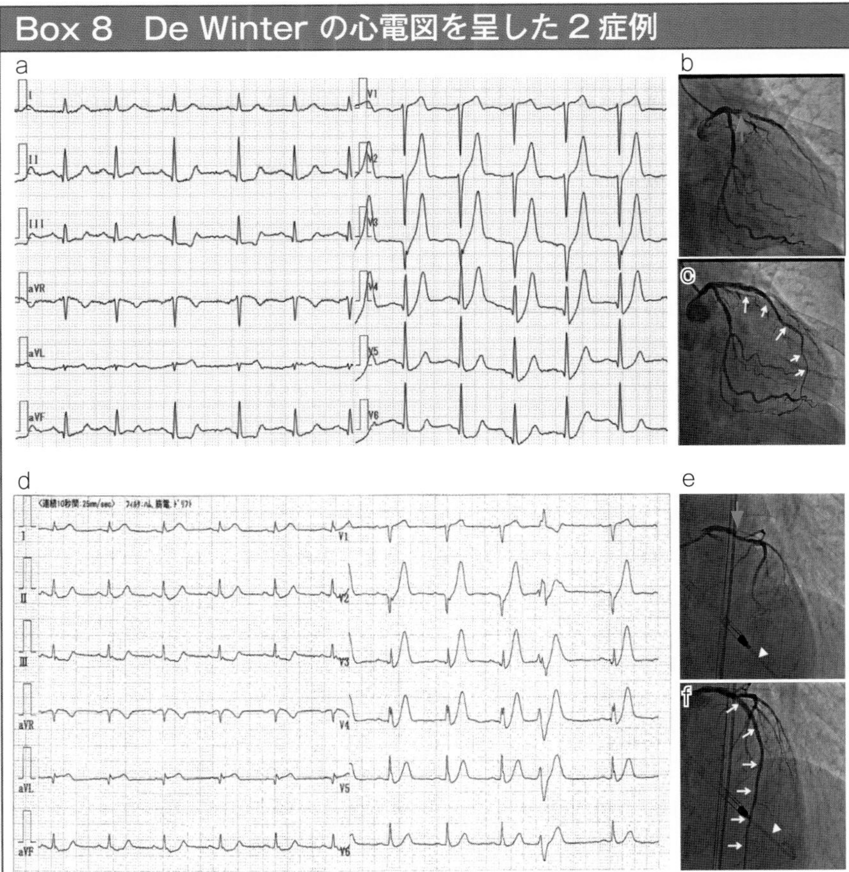

a. 70 代男性，胸痛自覚から約 2 時間で来院．受診時心電図．心電図より左前下行枝の閉塞を疑い緊急冠動脈造影施行した．ST 部分は上昇しておらず，V3 から V5 で J 点から ST 部分にかけて低下しており，左右対称の高い陽性 T 波へと続く．QRS は広くない，V1-V3 の R progression がない．aVR 誘導で 1mm の ST 上昇がある

b. 同症例の左前下行枝右前斜位像．左前下行枝が完全閉塞している（青矢印）．

c. 同症例の冠動脈形成術・ステント留置後．再灌流した左前下行枝（白矢印）．経過順調で合併症なく退院した．

d. 70 代男性，胸痛自覚から約 1 時間で前医受診．受診時の心電図．ST 部分は上昇せず，V2 から V6 で J 点から ST 部分にかけて低下しており，左右対称の高い陽性 T 波へと続く．QRS はわずかに広く，V1-V3 にかけての R progression に乏しい．ST 上昇がないことから虚血性心臓発作ではないと判断され，鎮痛薬使用された．その後心不全を発症したため約 10 時間後に当院搬送された．

e. 左前下行枝が完全閉塞している（青矢印）．

f. 同症例の冠動脈形成術･ステント留置後．再灌流した左前下行枝（白矢印）．搬送時心原性ショックに陥っており，人工呼吸管理，補助循環用ポンプカテーテル（白矢頭）を要した．

De Winter の心電図は STE-ACS として可及的速やかに冠動脈造影・再灌流療法を行うことが重要であることを示している．

Short Lecture

「非 ST 上昇型急性冠症候群 Non-ST Elevation Acute Coronary Syndrome, (NSTE-ACS)」

■ 1.NSTE-ACS の治療戦略（Box 2,9）.

心電図で ST 上昇を認めれば，ACS であることの診断は容易であるが，NSTE-ACS は虚血性心臓発作なのか，それ以外の原因による症状なのかをまず判断することが求められる．そのためには，病歴に加えて心電図や心筋マーカーを経時的に評価することが有用である．NSTE-ACS の疑いが強いか確実な場合は，短期予後についてのリスク評価を行う．このリスク評価に応じて侵襲的治療，すなわち冠動脈造影とそれに引き続く血行再建術の適応，時期を判断する．この点が発症から 12 時間以内に診断すれば，可及的速やかに冠動脈造影を行う STE-ACS との大きな違いである．**Box 2** に European Society of Cardiology（ESC）のガイドラインによる NSTE-ACS 治療アルゴリズムを示す[6]．　また **Box 9** には ESC ガイドラインと日本循環器学会などによるガイドラインのリスク評価・治療戦略の比較を表にした[6, 7]．どちらにも共通した部分と両者で異なる部分があるが，日本循環器学会などでは ESC の選択的侵襲的治療が推奨される Low risk 群を，さらに後期侵襲的治療（72 時間以内の侵襲的治療）が推奨される中リスクと，初期保存的治療戦略（保存的治療を優先し，ルーチンでの侵襲的治療の実施を回避する治療戦略）が推奨される低リスク群とに分けて明示しているのが違いである．なお，本邦ではあまり使われなくなったが，STE-ACS に対しては血栓溶解療法が適応になることがある．しかし，NSTE-ACS では血栓溶解療法は禁忌である[8]．

Box 9 ESC ガイドラインと日本循環器学会などのガイドラインによる非 ST 上昇型急性冠症候群の治療戦略比較．（文献 6,7 より作製）

<table>
<tr><th colspan="3">ESC ガイドライン</th><th colspan="3">日本循環器学会などのガイドライン</th></tr>
<tr><td rowspan="7">Very High risk</td><td rowspan="7">即時侵襲的治療 (<2h)</td><td colspan="2">血行動態不安定</td><td rowspan="7">即時侵襲的治療戦略 (<=2h)</td><td rowspan="10">高リスク</td></tr>
<tr><td colspan="2">心原性ショック</td></tr>
<tr><td colspan="2">MI の機械的合併症</td></tr>
<tr><td colspan="2">内科治療にかかわらず繰り返す / 抵抗性の胸痛</td></tr>
<tr><td>NSTE-ACS に明らかに関連した急性心不全</td><td>心不全合併</td></tr>
<tr><td>致死性不整脈</td><td>致死性不整脈または心停止</td></tr>
<tr><td>6 つの誘導で >1mm の ST 低下と aVR かつ / または V1 での ST 上昇</td><td>一過性の ST 上昇，反復性の動的 ST-T 変化</td></tr>
<tr><td rowspan="3">Highr risk</td><td rowspan="3">早期侵襲的治療 (<24)</td><td>GRACE リスクスコア >140</td><td></td><td rowspan="3">早期侵襲的治療戦略 (<=24h)</td></tr>
<tr><td>NSTEMI の診断が確定</td><td>心筋梗塞に合致する心筋トロポニン値の上昇および下降</td></tr>
<tr><td>隣接する誘導で ST/T 部分が新規にまたは新規と考えられる変化（症状はあってもなくてもよい）</td><td>新たな心電図変化（動的 ST-T 変化）</td></tr>
<tr><td rowspan="8">Low risk</td><td rowspan="8">選択的侵襲的治療</td><td rowspan="8">Very High, high risk のいずれの所見もない</td><td>糖尿病</td><td rowspan="6">後期侵襲的治療戦略 (<=72h)</td><td rowspan="6">中リスク</td></tr>
<tr><td>腎機能障害（糸球体濾過量 <60mL/min/1.73m^2）</td></tr>
<tr><td>低心機能 (LVEF<40%)</td></tr>
<tr><td>早期の拘束後心筋症</td></tr>
<tr><td>冠血行再建の既往 (PCI, CABG)</td></tr>
<tr><td>GRACE リスクスコア 109 ～ 140</td></tr>
<tr><td>上記の危険因子を有さず，保存的治療が妥当と考えられる場合</td><td rowspan="2">初期保存的治療戦略</td><td rowspan="2">低リスク</td></tr>
<tr><td>GRACE リスクスコア <109</td></tr>
</table>

■ 2.NSTE-ACSのリスク評価

日本循環器学会などのガイドラインによると,「NSTE-ACSの初期治療についてはリスク評価に基づいて治療戦略を決定することの臨床的有用性が証明されている[7).]」「スタチン,強力な抗血小板薬などの薬物療法によって不安定プラークの安定化を図った後に行う血行再建は,手技リスクを低下させ,血行再建を有益性が大きいと想定される患者群に限定することによって不必要な検査を回避できるなどの利点が考えられる[7).]」としている.リスク評価には表3に挙げたように,症状や血行動態,心機能や既往症のような臨床情報とGRACEに代表されるリスクスコアがある.GRACE以外にも,TIMIリスクスコアなどがあるが,GRACEは数多く有用性が検討されている.憶えるには複雑すぎるが,現在はインターネット上にある計算サイトやスマートフォンのアプリケーションで計算するのが便利である.

■ 3.侵襲的治療(冠動脈造影および血行再建)の時期

NSTE-ACS患者の侵襲的治療の時期について調べた研究は複数あり,各ガイドラインはそれらの結果に基づいて治療戦略を推奨している[6-8)].いずれのガイドラインも「ACS即緊急冠動脈造影」ではなく,ESCガイドラインでいうVery High riskに相当するような場合を除けば,リスク評価によって24時間以内,72時間以内と侵襲的治療までの時間に猶予がある.また,本邦のデータを解析した報告で,NSTE-ACSについて72時間以内に侵襲的治療が行われた場合,24時間以内すなわち早期侵襲的治療と,24時間以後すなわち後期侵襲的治療で比較すると,両者で短期死亡率に有意差はないが早期侵襲的治療で急性腎障害が増えるとされ,リスク評価を適切にするべきことが重要としている[9)].

侵襲的治療までの間に忘れてならないのは,適切な薬物治療であり,これには抗血小板療法(アスピリンとクロピドグレル等の二剤併用),抗凝固療法(未分画ヘパリンまたは低分子ヘパリン),さらにスタチン,β遮断薬が含まれる.

Recommendations

□ NSTE-ACSはSTE-ACSと異なり，リスクを評価して初期治療戦略を決める．緊急冠動脈造影にならない場合も，適切な薬物療法を行い安静にして病状の安定化を図る．

□ NSTE-ACSでもWellens症候群は左前下行枝近位部の病変を意味し，早期に循環器内科へコンサルトするべきである．

□ ST上昇はなくてもDe Winterの心電図はSTE-ACSとして扱い，可及的速やかに冠動脈造影を考慮するべきである．

References

1) Granger CB, Goldberg RJ, Dabbous O. Predictors of hospital mortality in the global registry of acute coronary events. Acc Curr J Rev. 2003 ; 13 (2) : 13.
2) Meune C, Drexler B, Haaf P, et al. The GRACE score's performance in predicting in-hospital and 1-year outcome in the era of high-sensitivity cardiac troponin assays and B-type natriuretic peptide. Heart. 2011 ; 97 (18) : 1479.
3) Wenzl FA, Kraler S, Ambler G, et al. Sex-specific evaluation and redevelopment of the GRACE score in non-ST-segment elevation acute coronary syndromes in populations from the UK and Switzerland: a multinational analysis with external cohort validation. The Lancet. 2022 ; 400 (10354) : 744-56.
4) Zwaan Cd, Bär FWHM, Wellens HJJ. Characteristic electrocardiographic pattern indicating a critical stenosis high in left anterior descending coronary artery in patients admitted because of impending myocardial infarction. American Heart Journal. 1982 ; 103 (4) : 730-6.
5) Winter RJd, Verouden NJW, Wellens HJJ, et al. A new ECG sign of proximal LAD occlusion. The New England Journal of Medicine. 2008 ; 359 (19) : 2071-3.

6) Collet J-P, Thiele H, Barbato E, et al. 2020 ESC Guidelines for the management of acute coronary syndromes in patients presenting without persistent ST-segment elevationThe Task Force for the management of acute coronary syndromes in patients presenting without persistent ST-segment elevation of the European Society of Cardiology (ESC). European Heart Journal. 2020 ; 42 (14) : ehaa575.
7) 日本循環器学会 . 急性冠症候群診療ガイドライン 2018 年改訂版 . 2019:1-140.
8) Amsterdam EA, Wenger NK, Brindis RG, et al. 2014 AHA/ACC Guideline for the Management of Patients With Non–ST-Elevation Acute Coronary Syndromes. Circulation. 2014.
9) Ikemura N, Shiraishi Y, Sawano M, et al. Exploring triaging and short-term outcomes of early invasive strategy in Non-ST segment elevation acute coronary syndrome: A report from Japanese multicenter registry. J Clin Medicine. 2020 ; 9 (4) : 1106.

22 治療抵抗性心室細動に対する体外循環式CPRの適応

Learning Objectives

□ 治療抵抗性心室細動に対する体外循環式CPRの適応について議論できる.
- ■ 年齢は若い方がよく（75歳以下が目安），目撃があるショック適応リズム.
- ■ 心停止からCPR開始までの時間が短く，病院までの搬送時間も短い方が良い.
- ■ 通常のACLSでは心拍再開しない，原因が可逆的と考えられる例.

□ 病院前12誘導心電図の利点について述べることができる.
- ■ 搬送先の病院へ心電図を送ることで再灌流療法までの時間を短縮できる．特にST上昇型急性冠症候群の場合，有利である.
- ■ ECPRなど特殊な治療の適応を決める際にも，有用なことがある.

Challenge Case

患者：70歳代　男性

現病歴： ゴルフ場でのプレー中に胸痛を自覚し，救急車を要請した．約30分後に救急隊が接触．血圧140/90mmHg，脈拍90/分，SpO_2 100%（酸素投与なし）であった．病院前12誘導心電図（**Box 1**）をとり救急車へ収容した後，間もなく意識がなくなった．心電図モニターでは心室細動を呈しており，直ちに電気ショックとCardiopulmonary Resuscitation (CPR) が開始された．その後2分毎にモニターを確認したが心室細動が持続，または一旦自己心拍が再開してもすぐに心室細動に移行しており，その度に電気ショックを施行した．合計4度の電気ショックとCPRを繰り返したところで病院到着した.

既往歴：脳梗塞，高血圧

身体所見：身長175cm程度，体重70kgくらい，病院到着時も心停止で，心電図モニターで心室細動が持続している.

Box 1 Challenge Case の病院前 12 誘導心電図

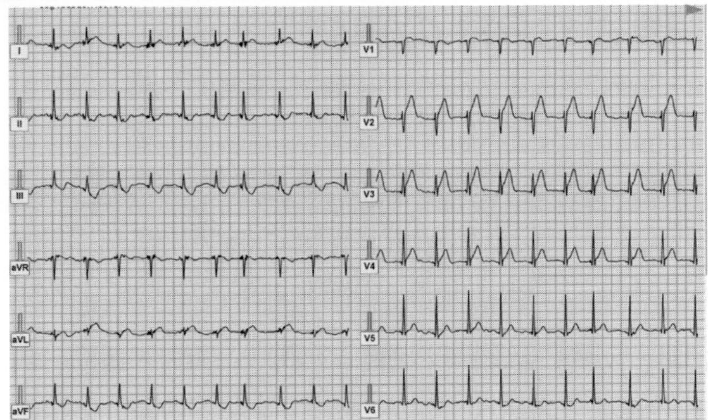

I,aVL と胸部誘導で ST 上昇を認め，典型的な ST 上昇型急性冠症候群の心電図である．

Tutorial

総合診療医 G：M 先生，先ほど救急隊から病院前 12 誘導心電図 (**Glossary 1**) が送られてきた患者ですが，救急車内で心停止になって蘇生処置をしながらこちらへ向かっているそうです．

指導医 M：もう少し詳しく教えてください．

G：70 歳の男性です．

M：心停止時刻から当院到着までは何分くらいかかりそうですか．

G：心停止から当院到着まで 20 分程度です．心停止直後から現在まで CPR 継続中です．

M：心停止に至った時の心電図モニターでは，心室細動であることが分かっているのですね．

G：はい．

M：血管造影室と臨床工学技士に，体外循環式 CPR（Extracorporeal CPR, ECPR）(**Glossary 2** 参照）を施行する可能性があることを伝えましょう．

G：到着しました．搬送中いったん心拍再開してもすぐに心室細動になるということを繰り返して，合計 4 回の電気ショックを施行していますが，当院到着時も心停止のままです．救急隊がアドレナリンを 1mg 静注して来院したので，病院到着後すぐに電気ショック，さらにアミオダロン 300mg を静注しましたが，2 分経ってもやはり心室細動が持続しています．

M：血管造影室は緊急冠動脈造影の準備ができていますか．

G：病院前 12 誘導心電図が送られてきたのが今から 30 分前で，ちょうど今日の予定の冠動脈形成術が終わるところでした．心電図が送られてきた時点で ST 上昇型急性冠症候群であることが分かっていて，緊急冠動脈造影に備えて次の予定手技は停めていますので，すぐにこの急患の方の冠動脈造影に入れます．

M：それでは，Veno-Arterial ECMO，va-ECMO の準備も開始しましょう．ECPR へ移行します．循環器内科の先生にもそう伝えてください．

G：承知しました．心拍再開していなくても va-ECMO を導入するのですね．

M：そうです．まず va-ECMO を開始して，それから冠動脈造影，形成術を施行してもらいます．ECPR の効果については，最近は一定の条件下では心拍再開にも院内死亡率低下，機能的予後の改善にも有効である可能性が示唆されています（**Short Lecture** 参照）．この方は，ST 上昇型急性冠症候群によることがあきらかな治療抵抗性の心室細動ですので，ECPR の良い適応です．

■ その後の経過

病院到着～ va-ECMO 開始（ポンプ作動）までの時間 24 分．

緊急冠動脈造影により，左前下行枝がほぼ完全閉塞していることが分かり，そのまま冠動脈形成術，ステント留置を行った（**Box 2**）．病院到着～冠動脈再灌流までの時間 36 分．

Box 2　Challenge Case の左冠動脈造影

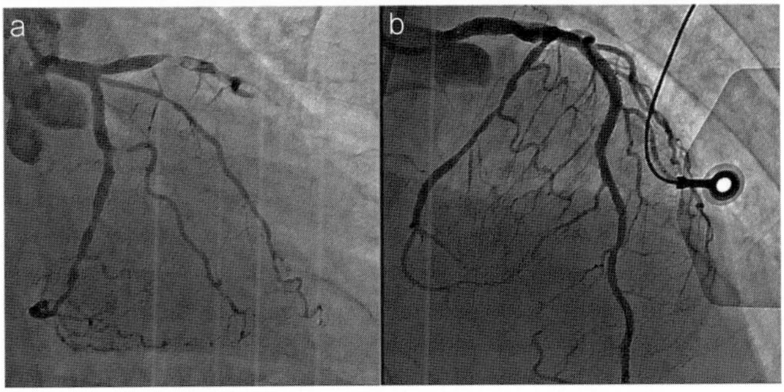

a. 左前下行枝近位部に血栓像を認め，完全閉塞している．
b. 冠動脈形成術・ステント留置後．左前下行枝の血行再建に成功した．

M：先ほどの患者はその後どうですか.

G：va-ECMO を開始して，冠動脈形成術も問題なく終了したようです．その後指示に従えなかったので，体温管理療法（Case 13 参照）を施行しながら集中治療室へ入室しています．心停止から va-ECMO までの時間が 50 分近くかかっていたのですが，予後はどうでしょうか.

M：以前，急性冠症候群による心停止から 75 分後に心拍再開して，最終的に CPC1（**Glossary** 参照）で退院した方を経験したことがあります（Case 13 参照）．その方も診療所の待合室で心停止になり，すぐに医師や看護師らが絶え間なく CPR を行ってドクター・カーでうちの病院まで連れてきた方です．当時は ECPR という概念はありませんでしたが，心拍再開後に心原性ショックが持続していたので va-ECMO を使用しました．今日の方は ECPR を行いましたが，それ以前に救急隊の目の前で心停止になったので，直ちに絶え間ない質の高い CPR が行われていますね．従来通りの CPR のみでも，心室細動については心拍が再開する可能性がありますので，諦めずに CPR，Advanced Cardiovascular Life Support（ACLS）を続けるべきです.

G：それでは，ECPR を施行しなくても自己心拍が再開したかもしれないということでしょうか.

M：そうかも知れません．しかし，va-ECMO で脳やその他の臓器灌流を早く確保することが，更に予後を改善するかも知れません．それから ECPR で心

Box 3 済生会熊本病院の院外心停止に対する ECPR の適応基準参考例

- 初期波形が心室細動または無脈性心室頻拍
- 目撃あり（または倒れる音を聞いた人がいる）
- 15 分以内にバイスタンダー CPR が開始された
- 45 分以内に救急室まで搬送可能

救急隊からの一報で情報収集し，これらすべてに当てはまる場合，ECPR の適応になる可能性があるので関係者（循環器科医，臨床工学技師，血管造影室，放射線技師等）に連絡する．救急室到着後，循環器内科医によって適応が最終判断され，適応とされれば可及的速やかに va-ECMO が装着される（できるだけ早く装着するために事前に関係者へ連絡している）．年齢については明記していないが，75 歳をひとつの目安としている.

拍再開（ROSC）が得られても，その後ちゃんと管理できることも大切です．ですから ECPR を考慮する場合でもやみくもに導入するのではなく，その適応については予め決めておく方が良いでしょう（**Box 3**）．アメリカ心臓協会 AHA のガイドライン 2020 では，ECPR は Class 2b, Level of Evidence C-LD（研究デザインの質が限られた研究，それらのメタアナリシス，ヒトについては生理学的または機械による研究しかない）の推奨にとどまっていて，「心停止患者に対する ECPR のルーチン使用を推奨するには，エビデンスが不十分である．一部の心停止患者には（疑われる心停止の原因が機械的心肺補助中の限られた時間内で回復しうる場合），ECPR を考慮してもよい」[1)]としています．それと，費用対効果という観点も重要ですが，それについては別に議論することにしましょう．

（この男性は，その後 CPC1 で自力徒歩退院できた．）

High-value Care & Low-value Care

■ 高価値な医療：

- 治療抵抗性の心停止に対し，予め適応になる例を想定して ECPR に備えるのは高価値な医療である**かもしれない**．
- 病院到着前に 12 誘導心電図をとって搬送先の病院へ伝送し，早期の再灌流療法に備えるシステムを有するのは高価値な医療．

■ 低価値な医療：

- 心停止例にやみくもに ECPR を適応するのは低価値な医療．
- わが国でまだ病院前 12 誘導心電図が標準的となっていないのは，低価値な医療．

Glossary

■ 1）病院前 12 誘導心電図

胸痛を訴える患者に対して，救急隊が病院到着前に 12 誘導心電図をとり搬送先の病院へ伝送し，再灌流療法の適応があればそれに備えることで時間の短縮になる．ST 上昇型急性冠症候群は発症から再灌流までの時間が予後を左右するので，これは非常に重要である．再灌流療法までの時間は，救急室での処置に時間がかかることが多く，これを短縮するための病院前心電図は AHA がすべての救急システムに整備することを推奨しており[2]，わが国でもいくつかの地域で試みられている．筆者が勤務する施設でも，救急隊と連携して病院前 12 誘導心電図システムを稼働している．このようなシステムが広く普及することが望まれる．

■ 2）体外循環式 CPR, Extracorporeal Cardio Pulmonary Resuscitation, (ECPR)

心停止の患者の蘇生処置中に va-ECMO（Case 15，18 参照）を使用し，組織灌流をいち早く確保する．そして，va-ECMO で組織循環を維持している間に，治療可能な原因を治療することで，生命予後を改善するとともに，低酸素性脳症による脳機能不全を改善させることが目的である．急性冠症候群による心停止の場合，治療抵抗性であっても ECPR を導入することで心拍が再開することも多い．体外循環によって灌流させる血液の温度を調整することで，体温管理療法も併用できる．最近は va-ECMO と Impella（Case 15 参照）の組み合わせによる ECPR，再灌流療法も行われており，その効果と適応，管理方法についてもまだ研究の余地がある．

ECPR の効果を結論づけるにはエビデンスが不足しているが，院外心停止については神経学的予後が改善される可能性が示唆されている（**Short Lecture** 参照）．しかし，その恩恵を受けるであろう患者の選択についてはまだ研究が必要である．予め施設内で，どのような患者に対して適応になるかを決めておいて，ECPR 施行の決定から実施までのプロトコルを作製しておくとよい．この場合，シミュレーションするなどしてプロトコルの周知と修正を行う．

■ 3）Cerebral Performance Category, CPC（Box 4）[3)]

心停止後患者の神経学的，脳機能の指標として用いられる．脳機能が良い順に CPC1 ～ 5 に分類される．

Box 4　Cerebral Performance Category CPC (Glossary 2) 文献 3) より転載，筆者訳

1	良好（通常の生活）	軽度の精神的あるいは神経学的障害（軽度の言語障害，不全片麻痺，あるいは軽度の脳神経異常）は存在するかもしれないが，意識清明で普通の労働，生活が可能．
2	中等度の障害（不自由であるが自立している）	意識はあって，片麻痺，けいれん発作，運動失調，構音障害，言語障害あるいは永続的記憶障害または精神の変調があっても，配慮された環境でパートタイムで働いたり，日常生活（着替え，公共交通機関を使っての移動，食事の準備）は自立して送れる．
3	重度の障害（意識はあるが障害のために介助を要する）	意識はある．日常的に介助（施設か家族の献身による補助）を要する．認知機能は限られている．このカテゴリーは歩行可能な状態でありながら重度の記憶障害があったり，自立できないような認知症，locked-in syndrome のように目でコミュニケーションするしかないような麻痺の状態まで，幅広い大脳機能の障害を含む．
4	昏睡 / 植物状態（意識はない）	意識はない．周囲を認識できず認知能力がない．周囲との言葉による，あるいは精神的交流はない．
5	脳死（証明された脳死，または伝統的に脳死とされてきた状態）	脳死であることが証明されるか，伝統的な基準で脳死とされた状態．

Short Lecture

「ECPR の効果」

■ 1.Emergency Cardiopulmonary Bypass

非ランダム化の少数例での検討であるが，Nagao らのグループが 2000 年に発表した報告[4]によると，50 例の院外心停止に対して "Emergency Cardiopulmonary Bypass"（ECPR と同義）を併用した CPR と引き続いての冠動脈造影・血行再建，低体温療法（現在の体温管理療法）を行うことで，自己心拍の再開が 92% で得られ，低体温療法を導入できた 23 例のうち 12 例で良好な回復（CPC 1）が得られた．生存退院は 30%，良好な回復は 24% で，これらは当時の一般的な ACLS による生存退院率，良好な回復率の 2 ～ 5 倍に相当するとした[4]．

■ 2.ECPR に関する研究（Box 5）

Nagao らの報告の後も ECPR の効果についての観察研究が報告されている．Wallmüller らは ECPR を行った 55 例で, 8 例 (15%) の患者で良好な転帰（CPC1 または 2）で 6 ヶ月後も生存していたと報告した[5]．Sakamoto らはわが国で多施設共同観察研究 SAVE-J を行い，ECPR と一般的な ACLS とを比較した[6]．これによると 1 ヶ月後の CPC1 または 2 は ECPR 群で 12.3%（32/260 例），一般的な ACLS で 1.5% (3/194 例) であり, 6 ヶ月後は各 11.2% (29/260 例) と 2.6%（5/194 例）であった (p=0.001)[6]．Kim らは，従来型の CPR（CCPR) と ECPR とを傾向スコアマッチングで比較した．3 ヶ月後の CPC1 または 2 を達成したのは CCPR 群では CPR の時間が 21 分未満で自己心拍再開した場合のみであり，マッチングさせた ECPR 群では 21 分以上の CPR でも CPC は CCPR 群よりも良好であったと報告した[7]．この報告によると ECPR の良い適応になるのは，21 分以上 CPR を行っても自己心拍が再開しない，若年か目撃された心停止で心静止ではない場合としている[7]．これは，ECPR の適応を考える上で重要である．また，ECPR 導入後は低体温療法を行うことと，血行動態を安定させること，合併症を防ぐことが重要とした．Ortega-Deballon[8] らは ECPR のシステマティックレビューを行い，ECPR を受けた患者の生存率は 22% で，13% の良好な神経学的回復が含まれているとして，ECPR は成人の心原性院外心停止に対して取り得る治療であり，神経学的予後改善の恩恵を受ける患者もいるとして，患者選択やリスク・ベネフィット，費用対効果に関する前向き研究が必要と結論した．この報告でも初期リズムはショック適応リズムで，目撃あり，原因が可逆的であることが良好な予後に関連しているとしている．

Box 5 体外循環式CPR（ECPR）の研究のまとめ．文献4）～6),9),10) より筆者作製．

患者数	Nagao 2000 [4] (36)	Wallmüller 2013 [5] (55)	SAVE-J 2014 [6] ECPR (260)	SAVE-J 2014 [6] non-ECPR (194)	
年齢（歳）	54.5 ± 14.3	32(24-44)	56.3	58.1	
目撃 (%)	100.0	100.0	71.5	77.8	
初期リズム (%)					
心室細動	84	38	100		
無脈性心室頻拍					
無脈性電気活動	6	42			
心静止	10	20			
心停止 ~CPR(分)	7.9 ± 6.9	0~1			
救急室到着まで（分）	心停止 ~23.4 ± 14.9	心停止 ~43(5-71)	通報 ~29.8	通報 ~30.5	
結果	CPC 1 52%	CPC 1 15%	1ヶ月後のCPC1or2 12.3%	1.5%	p<0.0001
			6ヶ月後のCPC1or2 11.2%	2.6%	p=0.001
結論	ECPRは脳機能改善に寄与する可能性がある．	ECPRは安全で，有用な治療法である可能性がある．	Vf/VTによる院外心停止に対して，ECPRと低体温療法とIABPの組み合わせは1ヶ月後の神経学的予後を改善する．		

患者数	ARREST 2020 [9] ECPR(15)	ARREST 2020 [9] standard ACLS(15)	Prague OHCA 2022 [10] Invasive Stratgy (124)	Prague OHCA 2022 [10] Standard Strategy (132)	
年齢（歳）	59 ± 10	58 ± 10	58(48-66)	57(47-65)	
目撃 (%)	73.3		100 (inclusion criteria)		
初期リズム (%)					
心室細動	100		58	64	
無脈性心室頻拍					
無脈性電気活動			17	18	
心静止			25	18	
心停止 ~CPR(分)			3(2-5)	2(1-4)	
救急室到着まで（分）	通報 ~19 ± 7	通報 ~20 ± 10	心停止 ~49(44-60)	心停止 ~60(50-69)	
結果	生存退院 43%	7%	180日後のCPC1or2 31.5%	22.0%	p=0.09
結論	ECPRが優勢である事後確率0.9861 治療抵抗性Vfに対するECPRは標準的ACLSよりも，生存と退院率を有意に改善する．		院外心停止に対するECPRは，180日後の生存と神経学的予後は有意に改善しなかった．但し，検出力不足の可能性がある．		

数値は平均±標準偏差，中央値（四分位値），で表記．

■ 3. ランダム化比較試験

Yannopoulos らは標準的 ACLS と ECPR との最初のランダム化比較試験 ARREST 研究を行った[9]．各群 15 名ずつが割り当てられ，ECPR 群の 1 名が解析から脱落した．この試験ではベイズ流と頻度流混合型のデザインによる中間解析が行われた．ACLS 群は 1 名（7%，95% 信用区間 1.6-30.2）が生存退院したのに対し ECPR 群は 6 名（43%, 95% 信用区間 21.3-67.7）が生存退院した．その結果 1 回目の中間解析で ECPR 群が優勢である事後確率は 0.9861 と計算され，規定の監視境界 0.986 を越えたので試験は終了した．ECPR は院外心停止の治療抵抗性心室細動に対して，従来の ACLS よりも生存退院率を改善すると結論している[9]．なお，生存退院した ECPR 群の患者は 3 ヶ月および 6 ヶ月後の CPC も 1 または 2 に回復している（ACLS 群の生存退院 1 名はその後死亡）．

一方で Belohlavek らは，256 名の患者で ECPR を行う Invasive Strategy 群 124 名，標準的 ACLS を行う Standard strategy 群 132 名に割り付けて比較した[10]．一次エンドポイントは 180 日後の CPC1 または 2 で，Invasive Strategy 群は 31.5%，Standard strategy 群は 22.0% ($p=0.09$) であった．有意差がなかったことから ECPR は神経学的予後の改善に寄与しなかったとしたが，検出力が足りなかった可能性があるとされた．また，ARREST 研究との比較で，初期リズムに非ショック適応リズムが多かったことや，搬送に時間がかかっていることなどの違いも挙げている．

■ 4.ECPR の適応

上記の研究の対象からは，年齢は若い方がよく，初期リズムがショック適応リズムであること，搬送の時間が短いこと，目撃がある，つまり心停止から CPR までの時間がはっきりしていて短い場合に ECPR の効果はありそうである．ただ，逆にこれらの場合は通常の ACLS でも生存率や神経学的予後が良い場合もあり，一定時間以上（Kim らの報告では 21 分[7]，SAVE-J の criteria では 15 分[6]）通常の ACLS が奏効しない場合を対象とするべきである．また，ECPR で ROSC しても管理ができなければ予後は改善しないので，ECPR を導入した場合はその後の管理，特に出血性合併症を中心とした合併症を避け，起こった場合の対処ができることも重要になる．

Recommendations

- □ va-ECMO を有する施設では，効果が期待できて対象となる患者を予め設定して，ECPR の適応決定から導入までのプロトコルを事前に作成しておく．
- □ プロトコルはシミュレーションして，実際に稼働させた場合の問題点などを修正しておく必要がある．
- □ ECPR を導入する場合，va-ECMO の管理に習熟するか，経験のより豊富な施設へ搬送することも考慮する．
- □ これらは，ECPR とその後の管理に関わるすべての職種による協議と訓練が必要である．
- □ 病院前 12 誘導心電図は，再灌流までの時間を短縮させる効果が期待できるほか，ECPR の適応を決めるのにも有用であり，広く普及させることが望ましい．

References

1) Panchal AR, Bartos JA, Cabañas JG, et al. 成人一次救命処置と二次救命処置． AHA 心肺蘇生と救急心血管治療のためのガイドライン 2020. 東京：シナジー；2021. p. eBook.
2) Sinz E, Navarro K, Cheng A, et al. パート 2：心停止の予防． ACLS（二次救命処置）プロバイダーマニュアル．神奈川：Global Speed; 2021. p. eBook.
3) Ajam K, Gold LS, Beck SS, et al. Reliability of the Cerebral Performance Category to classify neurological status among survivors of ventricular fibrillation arrest: a cohort study. Scand J Trauma Resusc Emerg Medicine. 2011 ; 19 (1) : 38.
4) Nagao K, Hayashi N, Kanmatsuse K, et al. Cardiopulmonary cerebral resuscitation using emergency cardiopulmonary bypass, coronary reperfusion therapy and mild hypothermia in patients with cardiac arrest outside the hospital. JAC. 2000 ; 36 (3) : 776 - 83.
5) Wallmüller C, Sterz F, Testori C, et al. Emergency cardio-pulmonary bypass in cardiac arrest: Seventeen years of experience. Resuscitation. 2013 ; 84 (3) : 326 - 30.

6) Sakamoto T, Morimura N, Nagao K, et al. Extracorporeal cardiopulmonary resuscitation versus conventional cardiopulmonary resuscitation in adults with out-of-hospital cardiac arrest: A prospective observational study. Resuscitation. 2014 ; 85 (6) : 762-8.
7) Kim SJ, Jung JS, Park JH, et al. An optimal transition time to extracorporeal cardiopulmonary resuscitation for predicting good neurological outcome in patients with out-of-hospital cardiac arrest: a propensity-matched study. Crit Care. 2014 ; 18 (5) : 535.
8) Ortega-Deballon I, Hornby L, Shemie SD, et al. Extracorporeal resuscitation for refractory out-of-hospital cardiac arrest in adults: A systematic review of international practices and outcomes. Resuscitation. 2016 ; 101 : 12-20.
9) Yannopoulos D, Bartos J, Raveendran G, et al. Advanced reperfusion strategies for patients with out-of-hospital cardiac arrest and refractory ventricular fibrillation (ARREST): a phase 2, single centre, open-label, randomised controlled trial. The Lancet. 2020 ; 396 (10265) : 1807-16.
10) Belohlavek J, Smalcova J, Rob D, et al. Effect of Intra-arrest Transport, Extracorporeal Cardiopulmonary Resuscitation, and Immediate Invasive Assessment and Treatment on Functional Neurologic Outcome in Refractory Out-of-Hospital Cardiac Arrest. JAMA. 2022 ; 327 (8) : 737-47.

23 急性心筋梗塞の定義と病態を知る

— 冠動脈造影で狭窄を認めない急性心筋梗塞 —

Learning Objectives

□ 急性心筋梗塞の定義と病態を知っている．

- ■ 心筋傷害と心筋梗塞の関係を知っている
- ■ 冠動脈造影で病変が指摘できない急性心筋梗塞がある
- ■ 急性心筋梗塞の分類を知っている

Challenge Case

患者：70歳代，女性

現病歴：脂質異常症で近医通院中であり，左室肥大も指摘されていた．最近労作時に胸部圧迫感を自覚することが多かったが，経過をみていた．本日6:00A.M.頃，胸部圧迫感を自覚して目覚めた．症状が治まらないため7:57に救急車要請，8:42に当院救急外来を受診した．

既往歴：脂質異常症，白内障

身体所見：身長145cm，体重38kg，血圧135/66 mmHg，脈拍119回/分，呼吸数24回/分，体温36.6℃，頸静脈怒張なし，呼吸音，心音異常なし．

Tutorial

指導医M：心電図ではST上昇を認めたのですね？

総合診療医G：はい，以前当院で検診を受けたことがあって，この時の心電図と比較できました．胸部誘導V2-V4のST上昇とV4-V6のT波の陰転化があり，四肢誘導でもST-Tが変化していました（**Box 1**）ので，症状とあわせてST上昇型急性心筋梗塞の診断で緊急冠動脈造影を施行しています．

M：そうですか．結果はどうでしたか．

G：それが，予想に反して冠動脈には閉塞も高度な狭窄も認めませんでした（**Box 2 a**）．結局，急性心筋梗塞ではなかったということです．

M：その判断はちょっと早計ですね．もう少し詳しくみてみましょう．確かに心電図は心筋虚血を疑う所見ですが，冠動脈には虚血を来すような狭窄はありません．でも，左心室造影（**Box 2b**）をみると左心室内腔が狭小化していて，検診での心電図所見もあわせると肥大型心筋症が強くうたがわれますね．

G：はい，左室肥大は以前からいわれていたとのことでした．

M：G 先生は急性心筋梗塞の定義，分類を知っていますか．

G：定義はきいたことがあると思うのですが，分類というのはST 上昇型と非

Box 1　Challenge Case の心電図

a. 数年前に検診を受けたときの心電図．全体に高電位で左室肥大が疑われる．

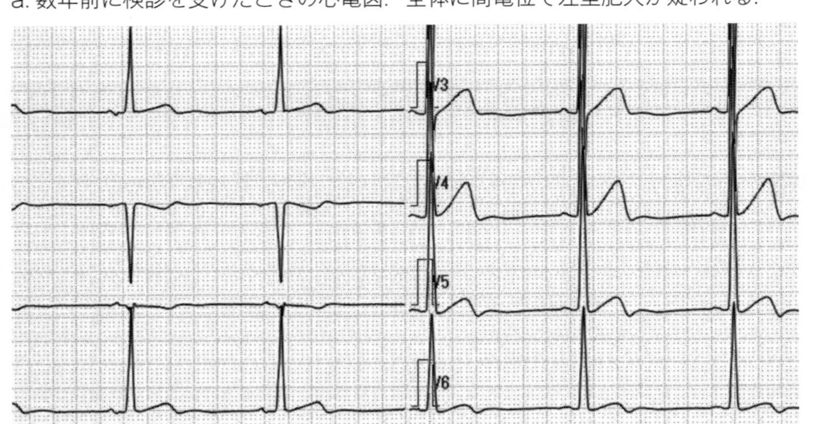

b. 今回の受診時心電図．II,III,aVF で T 波が陰性になり，V3-V5 誘導の ST 上昇と V4-V6 誘導の T 陰転化を認める．

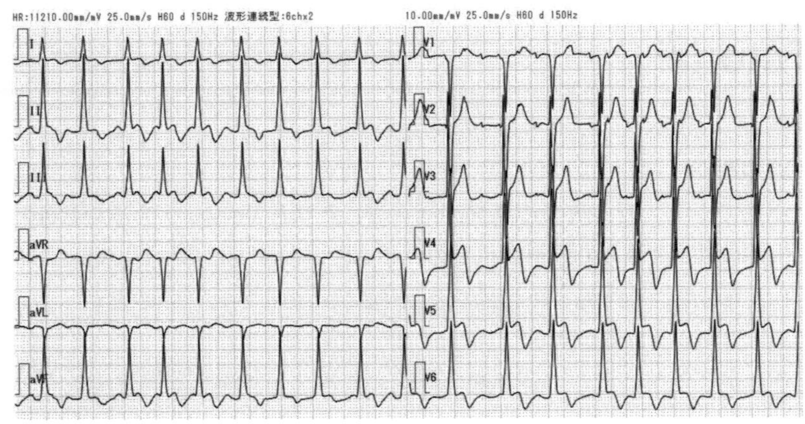

ST 上昇型のことですか.

M：ST 上昇，非上昇という心電図上の分類もありますが，病態で分けた定義・分類もあります（**Short Lecture** 参照）. 心筋が傷害される原因は様々ですが，虚血によって心筋が傷害される場合を心筋梗塞といい，虚血の所見は冠動脈の閉塞だけに限りません. あるいは，冠動脈に有意な狭窄がなくても心筋組織の酸素需要をまかなうだけの供給がなければ，虚血が生じるといえます.

Box 2　Challenge Case の緊急冠動脈造影

a. 左右冠動脈に有意な病変は認めない.

右冠動脈

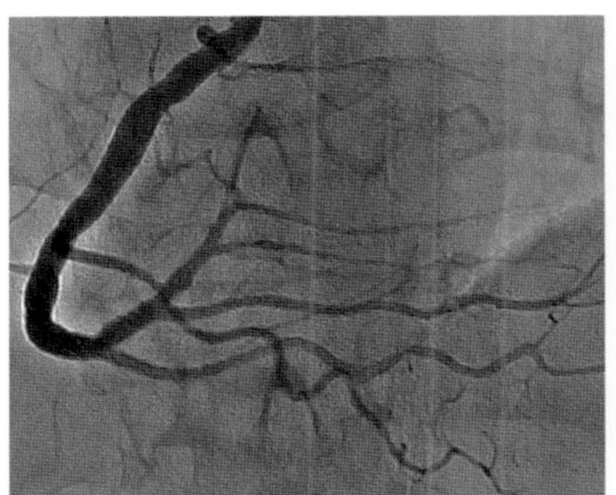

左冠動脈

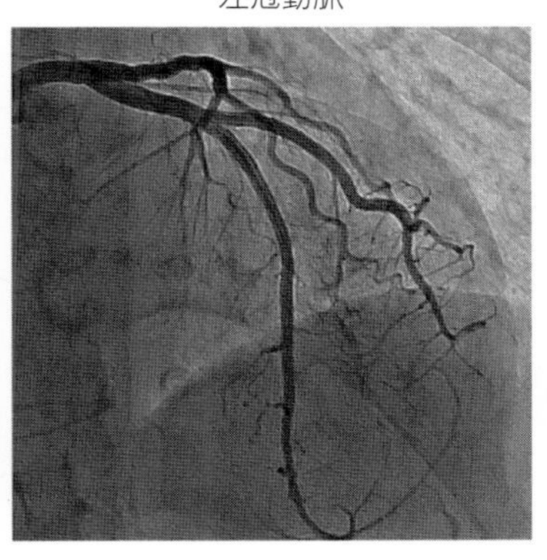

b. 左心室造影では，左心室中間部から心尖部にかけての左室肥大による左心室内腔の狭小化と心尖部に心室瘤を認める（白矢印）.

拡張期

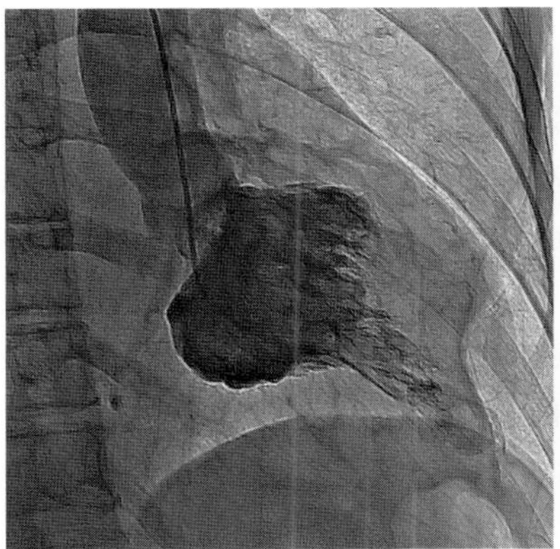

収縮期

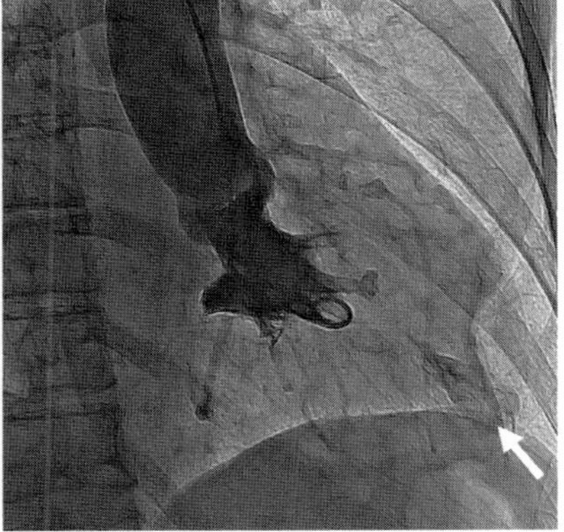

Short Lecture

「急性心筋梗塞 Myocardial Infarction (MI) の 4th Universal definition[2]」

■ 1. 急性心筋梗塞の定義と分類

上記の通り急性心筋梗塞とは，急性心筋傷害のうち急性心筋虚血に起因するもので，したがって，急性心筋傷害の定義「cTn の 99 パーセンタイル URL を少なくとも一回超え，上昇かつ / または下降を示す.」を満たし，かつ以下の虚血の臨床所見のうち少なくともひとつがあるものをいう.

心筋虚血の症状

心電図で新規の虚血性変化

病的 Q 波の出現

画像診断で虚血に起因すると考えられる局所壁運動異常が出現するか，生存心筋の新たな消失が証明される.

急性心筋梗塞はさらに，成因によって Type 1 ～ 5 に分類される.

■ 2.Type 1 MI

急性心筋梗塞のうち，冠動脈の動脈硬化性プラークの破綻によって引き起こされる血栓形成が原因となっているもの. 上記の急性心筋梗塞の定義に加え，冠動脈造影か冠動脈内画像診断，または剖検で冠動脈血栓が同定されたものも含む. 通常「急性冠症候群」による「急性心筋梗塞」はこれを指していることが多い.

■ 3.Type 2 MI

急性心筋梗塞のうち，冠動脈血栓がなく心筋の酸素需要に対する供給不足が生じたことによるもの. 粥腫破裂からの血栓による冠動脈閉塞でなければ，動脈硬化による狭窄が原因で需要供給バランスが破綻する場合も含まれる. 長時間の頻脈性不整脈，逆に重度の徐脈，呼吸不全，ショック・低血圧が原因で酸素の需給バランスが崩れる場合も含まれる. 冠攣縮によるものや Spontaneous Coronary Artery Dissection (SCAD) (**Glossary 2**，**Box 5** 参照)，冠動脈塞栓症はこれに含まれる. 但し，これら冠動脈の閉塞によるものは Type 1 MI に含めた方が良いとする意見もある[8]. 急性冠症候群という言葉には冠攣縮，SCAD，冠動脈塞栓症も含まれるが，これらを Type 1 MI とすれば急性冠症候群による MI は Type

1 MI に集約されることになるので，分かりやすくなるといえる．

■ 4.Type 3 MI

心筋虚血によると思われる症状があったか，新規の虚血性心電図変化が示唆される，あるいは心室細動を呈したが，cTn の変化や異常値が検出される前に心臓死に至った場合をいう．剖検で新しい冠動脈内血栓が証明された場合も Type 3 MI に含まれるが，「Type 1 MI に再分類されるべきである．」とされている[2]．

■ 5.Type 4 MI と Type 5 MI

冠動脈手技に関連した MI で，経皮的冠動脈インターベンション Percutaneous Coronary Intervention（PCI）に関連したものを Type 4a MI，冠動脈バイパス手術 Coronary Artery Bypass Grafting（CABG）に関連したものを Type 5 MI とする．但し，cTn の値については手技後 48 時間以内に，Type 4a は URL の 5 倍を超えた場合，Type 5 は URL の 10 倍を超えた場合を MI とする．Type 1 MI のうち，ステント血栓症を Type 4b MI，再狭窄があって Type 1MI の定義を満たす場合を Type 4c MI とする．詳細は参考文献 を参照のこと．

G：では，この定義にそって症例を検討します．まず心筋傷害の有無です．急性心筋傷害があることは，心筋トロポニン (Cardiac Troponin, cTn) の時間的な変化をみるのですね．cTn の推移をみると，正常上限を超える上昇とそれに引き続いて下降があります（**Box 3**）．

Box 3　Challenge Case の cTn, CK-MB の推移

	基準値	受診時（発症約 3 時間後）	発症 7 時間後	発症 12 時間後
心筋トロポニン I(pg/mL)	<16	189	1319	870
CK-MB(ng/mL)	<5	3	20	10

CK-MB; クレアチンホスホキナーゼ -MB 分画

M：すると，急性心筋傷害は存在することになりますね．

G：はい，次に虚血の臨床所見ですが，この方の症状は，まず労作時の胸部圧迫感が先行していて，今回は安静時に同様の症状が出現し，改善しないということで来院しています．不安定狭心症から急性心筋梗塞にいたる典型的な経過だと思います．また，心電図も，受診時にはST変化がありましたが，その後もとの形にもどっています．

M：これは虚血を示唆する心電図変化だと思います．

G：するとひとつ以上の虚血の所見がありますから，急性心筋梗塞MIということになります．

M：そうですね．では，この症例はどのTypeのMIでしょうか．

G：この分類で考えると，肥大型心筋症によると思われる左室肥大によって酸素需要が増し，冠動脈に狭窄がなくても酸素需要と供給のバランスが崩れたことで急性心筋梗塞にいたったと考えられますので，Type 2 MIということになると思います．

M：そうですね．繰り返しになりますが，急性心筋梗塞の病態は虚血，言い換えると心筋の酸素需要をまかなえるだけの酸素供給がないことによる急性心筋傷害ですが，冠動脈に閉塞・高度狭窄があることは必須の要件ではありません．

G：急性心筋傷害という概念も初めてききました．cTnは急性冠症候群を診断するときによく用いられますが，これが上昇していても急性冠症候群だとは限らないということですね．

M：cTnは「心筋傷害に特異的」なマーカーといえますが，「急性冠症候群に特異的」とはいえません．実際，様々な疾患でcTnが上昇することが知られていますが，病態がはっきりしないものもあります（**Box 4**）[1]．

ところで，治療はどうしましょうか．

G：この症例では，肥大型心筋症が原因で虚血が生じるということですから，酸素需要を抑えるような治療・・・β遮断薬はどうでしょうか．

M：そうですね．ただ，極端な徐脈もよくありませんから，脈拍に注意しながら使用してください．それから，この症例のように心尖部に瘤を伴う肥大型心筋症は，予後がよくないとする報告もありますから，注意して経過をみる必要があります（**Glossary 1～4** 参照）．

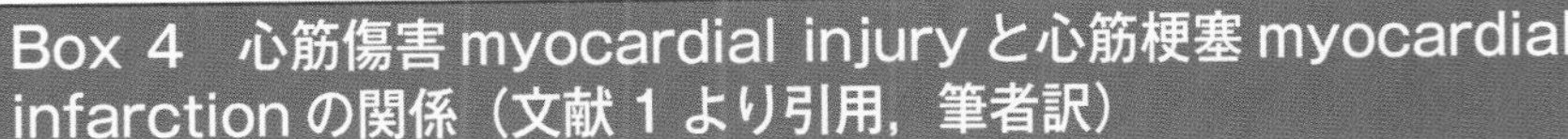

Box 4　心筋傷害 myocardial injury と心筋梗塞 myocardial infarction の関係（文献 1 より引用，筆者訳）

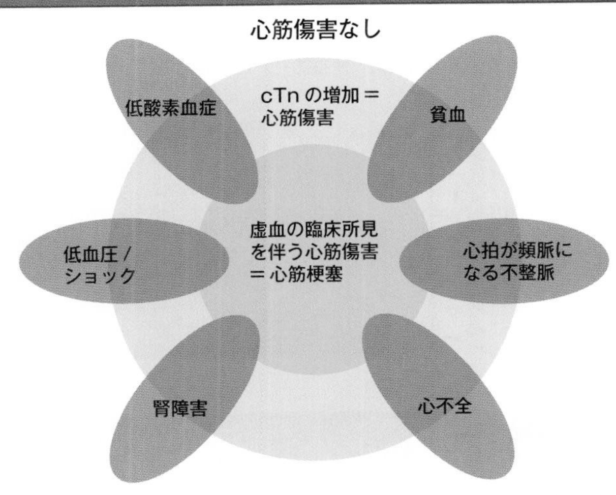

心筋トロポニン cTn の上昇は心筋傷害 myocardial injury を意味する．心筋傷害を来す原因は，低酸素血症，貧血，心不全など様々であるが，心筋虚血により心筋傷害を来した場合を心筋梗塞 myocardial infarction と定義する．

Glossary

■ 1）Myocardial Injury 心筋傷害[2)]

cTn の上昇で証明され，少なくとも一回，健常者の上限 Upper Reference Limit, URL である 99 パーセンタイル値を超える．これが上昇かつ / または下降を示せば“acute 急性”変化であると考える．Myocardial Injury のうち，心筋虚血に起因するものを心筋梗塞 Myocardial Infarction（MI）と定義する（**Box 4**）．分類については **Short Lecture** 参照．

■ 2）Spontaneous Coronary Artery Dissection（SCAD）特発性冠動脈解離[3)]

非外傷性・非医原性に冠動脈壁が解離して偽腔を形成するもの．解離は内膜と中膜間でも，中膜と外膜間でも生じ得，壁内血腫 Intramural Hematoma（IMH）もあり得る．若年，女性に多く（90%），周産期，膠原病，繊維筋異形成 (Fibromuscular dysplasia) などがリスク因子とされている．その他，冠攣縮，過度な運動や強いバルサルバ手技（いきみ）が誘因になることもある．（**Box 5**）

Box 5 特発性冠動脈解離 Spontaneous Coronary Artery Dissection（SCAD）の症例

50 歳代男性，既往に特記事項なし．仕事で重い荷物を持った時に，突然胸部絞扼感，呼吸困難感を認めた．救急車要請し，発症から 1 時間程度で救急外来受診した．

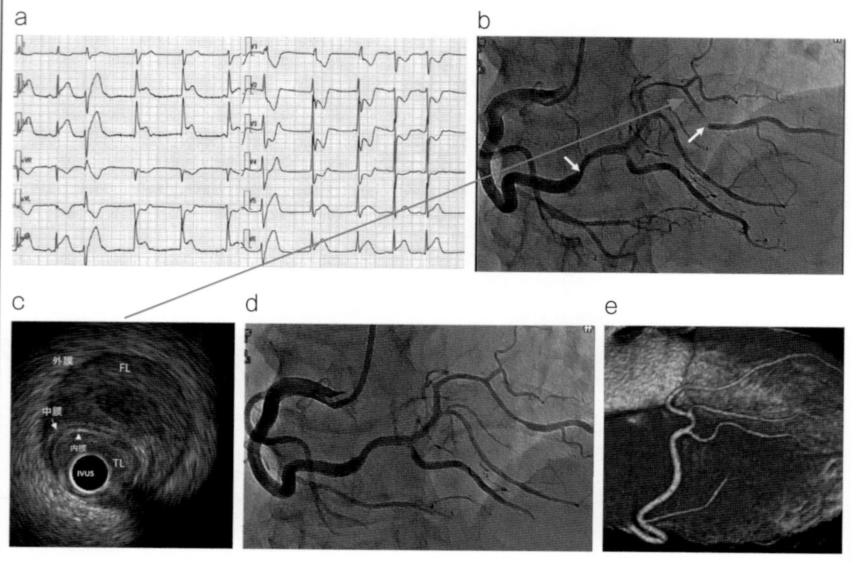

a.受診時心電図：II,III,aVF，V5,V6 誘導で ST 上昇，V1-V4 で ST 低下を認め，ST 上昇型急性冠症候群である．

b.緊急冠動脈造影：右冠動脈に高度狭窄と造影遅延を認めた．SCAD の可能性を考えたが，男性であることと，心筋虚血が進行していたので血管内超音波 IVUS で冠動脈の性状を確認して治療方針を決定することとした．

c.IVUS 所見．図 b の白↑の間に冠動脈解離を認めた．中膜はプラークに乏しい．IVUS IVUS カテーテル，TL 真腔，FL 偽腔．

d.IVUS 後冠動脈内腔が広がり，血流が改善した．虚血も治まったので冠動脈形成は行わなかった．SCAD は虚血が生じなければ保存的に治療する方が良いとされている．但し，左主幹部病変，虚血が持続している，造影遅延がある，血行動態が不安定か不整脈で不安定な場合は血行再建が適応になる[9)]．この像だけをみれば，a. の心電図変化をもたらす冠動脈病変に乏しい MINOCA と判断されるかもしれない．

e.半年後に外来で撮影した冠動脈 CT．有意な狭窄は認めなかった．

■ 3) Myocardial Infarction with Non-Obstructive Coronary Artery (MINOCA)

冠動脈造影で50%を超える有意な動脈硬化病変を認めず，虚血が冠動脈病変で説明できないMIを，近年特にMINOCAと称するようになった．この中には，実際にはType 1 MIで閉塞が解除されている場合であったり，修復されたSCADを見逃していたりする場合もあると考えられるが，冠動脈内画像診断（冠動脈内超音波 Intravascular Ultrasound, IVUS，光干渉断層法 Optical Coherence Tomography, OCT など）が診断に寄与する（**Box 5**参照）．

■ 4) Hypertrophic Cardiomyopathy with Left Ventricular Apical Aneurysm (HCM with LV Aneurysm)

Rowin[4]らはHCMの中でも心尖部に瘤を伴う93例を4.4 ± 3.2年観察して，3例(3%)が突然死または心不全死したほか，18例(19%)で植え込み型除細動器の作動，3例(3%)で心移植の待機または移植，2例(2%)で心停止からの蘇生，5例(5%)で非致死的な塞栓症を経験したと報告している．現在，HCMの突然死リスクはウェブサイトなどで計算できる[5, 6]．ESCのウェブサイトで本症例を計算すると，5年以内の突然死リスクは1.17%でICDの植え込みは推奨されないとされる．AHAのウェブサイトでも当然同じ結果であるが，Apical Aneurysmと心臓MRIでの広範な（心筋の15%以上）ガドリニウム遅延性造影が，計算に考慮されないリスクとして列挙されている[6]．現在，ESCの心室性不整脈と心臓突然死の予防ガイドライン[7]では，これらについても記述されている．

High-value Care & Low-value Care

■ 高価値な医療：

- 冠動脈病変の有無のみで心筋梗塞の診断をせず，病態に応じた適切な治療をするのが高価値な医療．

■ 低価値な医療：

- 冠動脈病変がなければ心筋梗塞ではないとして，病態を考慮しないのは低価値な医療．

Recommendations

□ 急性心筋梗塞の診断には，冠動脈の閉塞や狭窄の存在は必須の条件ではない．様々な病態で心筋傷害を来すが，急性心筋梗塞はその中で心筋虚血によるものを指す．さらに，心筋虚血を来す機序も様々であり，これらを明らかにして病態に応じた治療を行うことが重要である．冠動脈病変の有無にのみ注目して，治療すべき病態を見逃すことがあってはならない．

References

1) Januzzi JL, Filippatos G, Nieminen M, et al. Troponin elevation in patients with heart failure: on behalf of the third Universal Definition of Myocardial Infarction Global Task Force: Heart Failure Section. European Heart Journal. 2012;33(18):2265 - 71.
2) Alpert JS, Jaffe AS, Bax JJ, et al. Fourth universal definition of myocardial infarction. European Heart Journal. 2018 ; 40 : 237-269.
3) Yip A, Saw J. Spontaneous coronary artery dissection-A review. Cardiovasc Diagnosis Ther. 2014 ; 5 (1) : 37-48.
4) Rowin EJ, Maron BJ, Haas TS, et al. Hypertrophic cardiomyopathy with left ventricular apical aneurysm: Implications for risk stratification and management. JAC. 2017 ; 69 (7) : 761 - 73.
5) Cardiology ESo. HCM Risk-SCD Calculator 2014 [Available from: https://doc2do.com/hcm/webHCM.html.
6) AmericanHeartAssociation. AHA HCM SCD Calculator [Available from: https://professional.heart.org/en/guidelines-and-statements/hcm-risk-calculator.
7) Zeppenfeld K, Tfelt-Hansen J, Riva Md, et al. 2022 ESC Guidelines for the management of patients with ventricular arrhythmias and the prevention of sudden cardiac death. European Heart Journal. 2022 ; 43 : 3997-4126.
8) Lemos JAd, Newby LK, Mills NL. A Proposal for Modest Revision of the Definition of Type 1 and Type 2 Myocardial Infarction. Circulation. 2019 ; 140 (22) : 1773-5.
9) Pristera N, Chaudhury P, Iterson EHV, et al. Spontaneous coronary artery dissection: Principles of management. Clev Clin J Med. 2021 ; 88 (11) : 623-30.

第Ⅲ章

循環器救急・集中治療を幅広く学ぶ

24 治療の利益，損失，疾患確率を説明できる

― 強盗に襲われたあとの胸痛，ストレス心筋症 ―

Learning Objectives

□ 治療を行うかどうかの判断に必要な要素を理解している．
- ■ 治療の利益，損失，疾患確率を説明できる．
- ■ 治療閾値，検査閾値が説明できる．
- ■ 利益のない治療は禁忌であることを理解している．

Challenge Case

患者： 70 歳代，女性

現病歴： 喘息で A 病院に入院中であった．2 日前，自宅に帰宅すると強盗が住み着いており，手足を縛られ金品を奪われるといった経験をした．昨日警察の事情聴取があった．本日 6 時 40 分頃起床時に前胸部痛が出現したため，B 医院を受診した．ECG 上 V2 ～ 4 で ST 上昇を認め，胸痛も続いたため急性心筋梗塞を疑われ当院救急外来へ搬送となった．

既往歴： 高血圧，気管支喘息

身体所見： 身長 140cm, 体重 37kg, 血圧 104/52 mmHg, 脈拍 70 回 / 分 , 呼吸数 16 回 / 分 , 体温 36.2℃ ,

Tutorial

指導医 M： 今回のケースは，胸痛です．

総合診療医 G： 胸痛ですから，いつもの Killer disease の除外が必要ですね．

M： いいですね．この患者さんはどうでしょうか．

G： 病歴をききながら，心電図モニターをつけて静脈路を確保します．それから 12 誘導心電図をとります．ポータブルの胸部 X 線もお願いします．

■ 心電図と胸部X線

M： 12 誘導心電図 (Box 1a) と胸部 X 線写真 (Box 1b) を提示します．

G：心電図は・・・洞調律だと思いますが，II, III, aVF 誘導と V2 ～ V6 誘導の ST 上昇と T 波の陰性化を認めます．胸部 X 線では，縦隔影の拡大はなく，肺うっ血の所見もあきらかではありません．気胸を疑う所見もありませんが，身体所見ではどうでしょうか．

M：身体所見でも胸郭の動きや，呼吸音の左右差は認めませんでした．

G：それでは，ST 上昇型急性冠症候群 (ST elevation Acute Coronary Syndrome, STEACS) がもっとも疑わしいと思います．循環器科へコンサルトします．その間に心エコーの所見もみたいところです．

Box 1 Challenge Case の a 入院時心電図，b 胸部 X 線，c 心エコー図

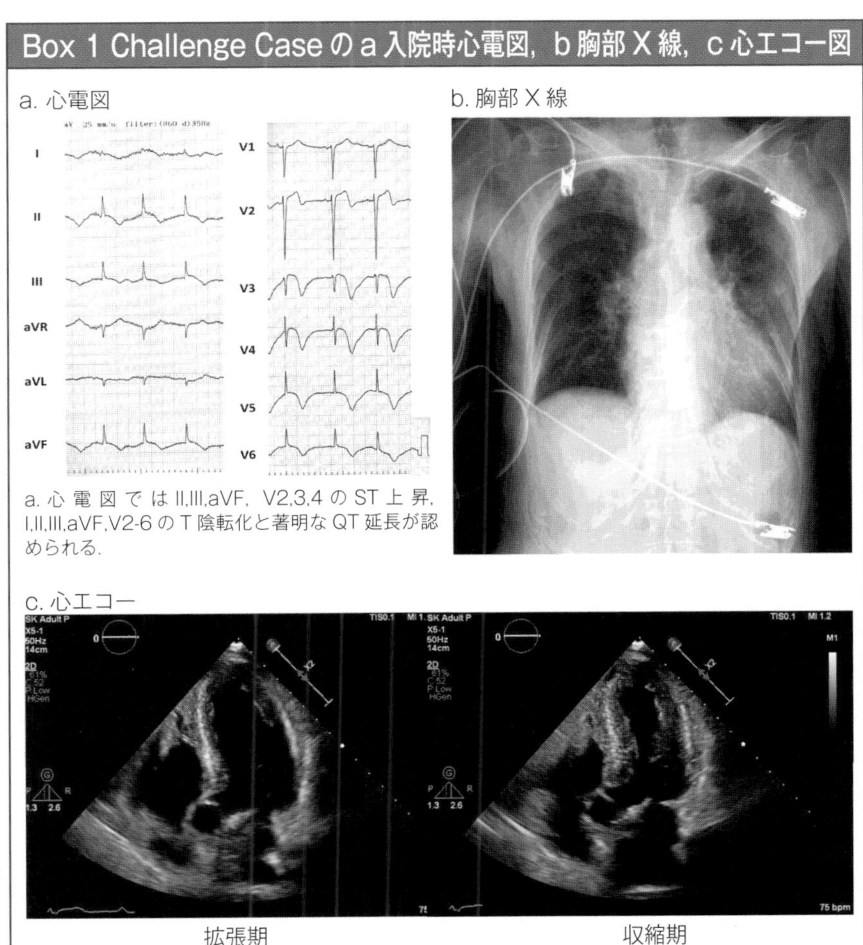

a. 心電図

a. 心電図では II,III,aVF，V2,3,4 の ST 上昇，I,II,III,aVF,V2-6 の T 陰転化と著明な QT 延長が認められる．

b. 胸部 X 線

c. 心エコー

拡張期　収縮期

■ 心エコー

M：心エコーではどういうところに注意しますか．

G：心収縮能と，心嚢液の有無，大動脈にフラップがないか，右心室の拡大がないかを確認します．

M：いいですね．心エコーの所見を提示します．(**Box 1c**)

G：中隔のあたりが無収縮です．あと，心尖部が奇異性に突出します．

M：それに加えて，基部のあたりは過収縮になっているのも特徴的ですね．この所見は特徴的な所見なのですが，分かりますか．

G：たこつぼ型心筋症 (Takotsubo Cardiomyopathy, TCM) というのをきいたことがあります．冠動脈の閉塞ではなく，ストレスが原因で起こるといわれている心筋症ですね．

M：そうです．多くは支持療法のみで左心機能は自然に軽快すると考えられています（ただし，近年は TCM の中には予後の良くない例もあるとされている．**Short Lecture** 参照）．もちろん，TCM では再灌流療法の適応はありません．

　このケースでは，STEACS と TCM が鑑別に挙がります．この方が受診したときには，発症から 4 時間程度経っています．

G：STEACS と TCM では冠動脈病変の関与の有無が鑑別の鍵です．STEACS だとすると，発症から 12 時間以内ですので再灌流療法の適応です．冠動脈造影検査 (Coronary Angio Gram, CAG) をすれば良いと思うのですが・・・．STEACS と考えるのであれば再灌流療法が必要ですが，TCM であれば再灌流療法の適応にはなりません．CAG には侵襲とリスクがありますが，冠動脈造影をしなければ，鑑別できないと思います．

■ 決定樹　Decision Tree

M：確かに冠動脈造影による鑑別が必要になりそうですね．分かりやすい症例なので，ここでリスクや損失と利益を秤にかけるということについて考えてみましょう．そこでまず，決定樹 Decision Tree(**Glossary 1**) を書いてみましょう (**Box 2**)．緊急 CAG を行う場合と行わない場合とで，各々 TCM だった場合と STEACS だった場合に分けて考えます．この場合の CAG とは冠動脈閉塞があった場合，つまり STEACS であれば経皮的冠動脈インターベンション (Percutaneous Coronary Intervention, PCI) も行われるものと考えます．TCM の場合は当然 CAG のみで終了です．　ここで，STEACS と TCM 以外の疾患の可能性も全くないわけではありませんが，便宜的にこの２つしか鑑別がないとします．STEACS である確率，疾患確率といいますが，これを p とすると TCM である確率は 1 － p です．疾患確率以外に効用値 (**Glossary 2**) という概念が必要です．完全な健康状態を 1，死亡を 0 としたときに，疾患を抱えた様々な健康状態をその間の数値で表現した値です．TCM で CAG をしない場合の効用値を A，STEACS で CAG をしない場合の効用値を B，TCM で CAG をする場合の効用値を C，STEACS で CAG（とそれに続く PCI）をする場合の効用値を D とします．TCM は多くは自然寛解しますので，TCM で CAG をしないですんだ場合の効用値 A が最も高いと考えられます．TCM で CAG をする場合の効用値 C は，侵襲があるので CAG をしない場合よりも低く，重篤な合併症がなければ STEACS で CAG － PCI をする場合の効用値 D よりは高いと考えて良いでしょう．この効用値 D は当然 STEACS で CAG － PCI を施行しない場合の効用値 B よりも高くなります．よって，効用値の大きさは A>C>D>B と考えられます．

Box 2　緊急 CAG をするか否かを考える決定樹

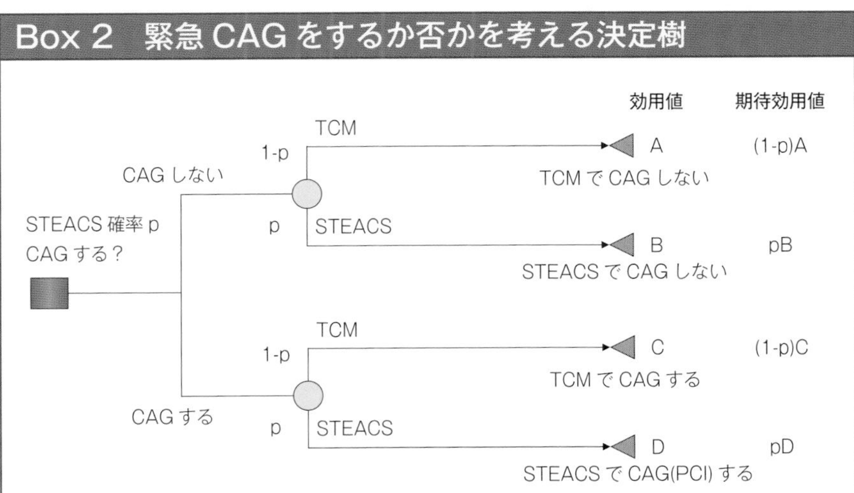

CAG をする場合としない場合で，それぞれ TCM だった場合と STEACS だった場合を考える．各場合の結果について効用値 A,B,C,D があり，それに起こる確率をかけて期待効用値を考える．CAG しない場合の期待効用値は TCM で CAG をしない場合の期待効用値 (1-p)A と STEACS で CAG しない場合の期待効用値 pB の和であり，CAG をする場合の期待効用値は TCM で CAG をする場合 (1-p)C と STEACS で CAG をして PCI をする場合の期待効用値 pD の和である．CAG をする場合の期待効用値としない場合の期待効用値を求める作業を roll back とよび，その結果効用値が大きくなる選択が合理的な選択となる．

■ CAG する場合としない場合の期待効用値，治療閾値，Loss, Benefit

G：その効用値に，各々が起こる確率をかけた値が期待効用値ですね．

M：そうです．そして，CAG をしない場合の期待効用値は TCM で CAG しない場合の期待効用値と，STEACS で CAG をしない場合の期待効用値の和，(1 − p)A+pB になります．

G：同様に，CAG をする場合の期待効用値は・・・，(1 − p)C+pD ですね．

M：その通りです．決定樹では，この期待効用値が高くなる選択が合理的な選択ということになります．ここで，これらを p についてまとめて，横軸に STEACS の疾患確率 p，縦軸に期待効用値をとった平面を考えると，CAG をする場合としない場合の期待効用値は各々 p の一次関数，直線とみることができます．CAG をする場合の直線 − (C − D)p+C と CAG をしない場合の直線 − (A − B)p+A の交点をとる p を p=Tx とすると，Tx を A,B,C,D で表すことができます．(**Box 3**)

Box 3 疾患確率と期待効用値の平面

CAG する場合としない場合の期待効用値，治療閾値，Loss, Benefit

- CAG する場合の期待効用値＝− (C − D)p+C ———
- CAG しない場合の期待効用値＝− (A − B)p+A - - - -

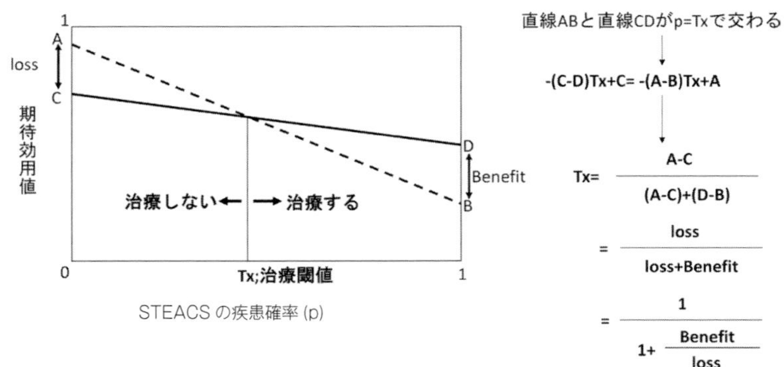

STEACS の疾患確率 (p)

CAG をする場合の期待効用値− (C − D)p+C，CAG をしない場合の期待効用値− (A − B)p+A は，この平面上の直線であり，交点 Tx を超える p では CAG をする場合の期待効用値が大きくなる．この Tx を治療閾値と呼ぶ．Tx は A,B,C,D で表され，これは Loss と Benefit でも表現できる．

G：疾病確率 p が変化すると，期待効用値が変化しています．期待効用値が高くなる選択が合理的な選択ということは，CAG をする場合の期待効用値の直線と CAG をしない場合の期待効用値の直線のどちらが上にあるかで，CAG をするべきかどうかが変わるということですね．p の値によって２つの直線の上下が変化して，p が Tx よりも大きいと CAG をする場合の期待効用値が高くなっていますから，その場合は CAG をするべきということですね．

M：この Tx のことを治療閾値 (**Glossary 3**) と呼んでいます．疾患確率が Tx よりも高く見積もられるなら，治療を行うほうが合理的な選択ということです．ここで A − C というのは，TCM の場合に CAG をする場合としない場合の効用値の差ですから，CAG がもたらす“利益 Benefit”はなく，CAG の侵襲やリスクを含めた“損失 loss”と考えることができます．（以後，損失 Loss という場合は，費用のことだけではなく侵襲や合併症・副作用のリスクなどを含めた概念ということにします.）逆に，D − B は STEACS の場合に CAG に引き続く PCI を行った場合と CAG を行わない場合の効用値の差ですから，治療がもたらす“利益 benefit”と考えることができます．するとこの式から読み取れるのは，治療の損失が低く利益が高いほど，Tx が低くなる，つまり疾患確率が低くても治療を行う方が合理的選択ということです．逆に損失が高く利益が低いほど，疾患確率が高くなければ治療を行うことは合理的とはいえません．効用値について具体的な数値が分かればそれを代入することもできますし，正確な数値がわからなくても，治療を行うべきかどうかを決めるためには治療の損失，利益，疾患確率の３つを考慮することが必要だということが理解できると思います．さて，症例の緊急 CAG はどうしましょうか．

G：この症例では，疾患確率 p はさほど高くないかもしれませんが，STEACS の PCI 治療で得られる利益は大きく，CAG の損失を考慮しても緊急 CAG はするべきだと思いますが，どうでしょう．

M：そうですね．CAG の損失より STEACS の CAG に続く PCI 治療でえられる利益が大きく見積もられるほど，CAG をして必要に応じて PCI を行う選択が合理的ということになります．正確な数値が分からない場合は，医師の持っている診断確度や，損失と利益の見積もりによって選択が決まるということです．この症例では，冠動脈造影の結果，左右の冠動脈とも閉塞も有意な狭窄もありませんでした．しかし，CAG の施行を決定したことは，合理的な選択だったといえると思います．

■ 症例

M：さて，これまでの議論を踏まえて，次の症例を考えてみてください (**Box 4**). さきほどと同様に TCM か STEACS かという場面で，緊急 CAG を行うことをどう考えますか.

Box 4　2つめの症例

患者：80 歳代　女性
現病歴：最近，夫の法事で忙しかったが，3 日前に自宅で家事をしているときに息苦しさを自覚した．安静にしていると 2 時間ほどで症状改善した．その後は自覚症状はなかったが，本日かかりつけ医を定期受診したところ，心電図をとり胸部誘導で ST 上昇を認めたため，急性冠症候群の疑いで紹介受診.
既往歴：　高血圧，慢性腎臓病
身体所見：身長 145cm，体重 45kg，血圧 148/86 mmHg，脈拍 94 回 / 分，呼吸数 16 回 / 分，体温 36.2℃
検査所見：CK 93 IU/L(41-153)，高感度トロポニン I 403pg/mL (<16)

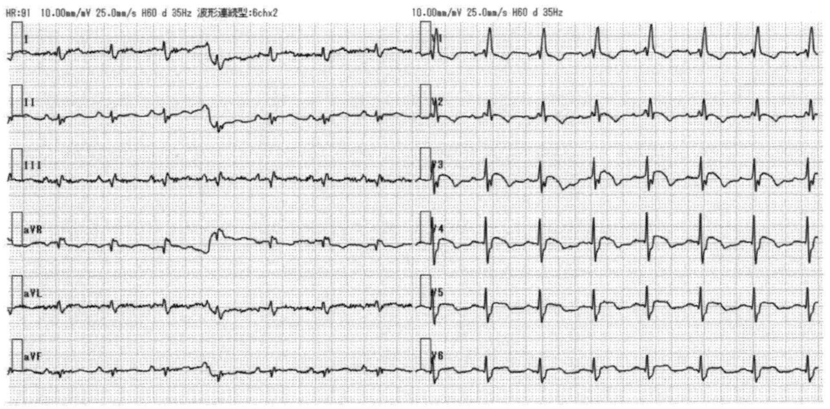

Challenge Case と違い発症から 3 日程度経っていて，臨床的に安定している.

G：似たような症例ですが・・・

M：この症例は，発症から 3 日程度経っていて症状はすでになく，定期受診の際にたまたまみつかったというのがポイントです．心エコーでは，やはり左心室中部から心尖部に無収縮ないしは，奇異性運動を認めました.

G：急性冠症候群のガイドライン[1]では「発症後 24 時間以上経過し，血行動態および電気生理的に安定しており症状が消失している患者に対し，primary PCI は推奨されない」となっています．“Class III, No benefit” とあります.

■ CAG とアスピリン投与 , する場合としない場合の期待効用値 , 治療閾値, Loss, Benefit

M：No benefit ということは, 先ほどの図でいうと Benefit=0, つまり (D − B) に差がない, D=B ということです (**Box 5a**). この場合の治療閾値は 1 となりますが, 疾患確率 p は 1 を超えることはないので, CAG する場合の期待効用値がしない場合の期待効用値を超えることはありません.

G：そうすると, たとえばこの症例で,「STEACS が否定できない, あるいは否定のために CAG をする」という選択はないということでしょうか.

M：はい, この症例では PCI には利益がないので行いませんし, PCI を前提としない CAG はリスクを含めた損失を背負わせるだけです. 損失を背負わせるのに得られる利益がないというのは, 正当化できません. 診断をするだけなら, 他にも侵襲の低い方法があります. しかし, 例えば「STEACS が否定できないので, アスピリンを内服させる」の場合は ACS の二次予防としての利益は期待できますし, 損失もかなり低いと考えられます. STEACS の疾患確率 p がある程度低くても, 合理的といえるのではないでしょうか (**Box 5b**).

Box 5 CAG とアスピリン投与をする場合としない場合の期待効用値, 治療閾値, Loss, Benefit

CAG とアスピリン投与 , する場合としない場合の期待効用値 , 治療閾値, Loss, Benefit

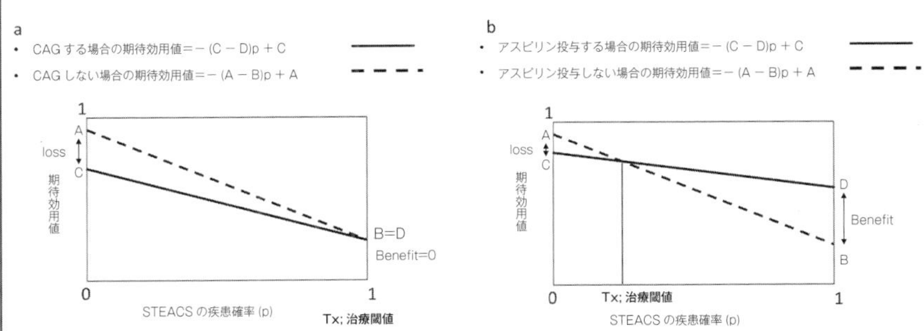

a. Box 4 の症例で CAG をする場合の期待効用値としない場合の期待効用値. この症例では, PCI に利益がないので CAG にも利益はない (B=D). CAG をする期待効用値がしない期待効用値を上回ることはない.

b. 同じ Box 4 の症例でアスピリンを投与する場合の期待効用値としない場合の期待効用値. 急性冠症候群に対して二次予防でのアスピリン投与には利益があることが知られている. また, Loss も比較的小さいと考えられるので, 治療閾値は小さくなる. Tutorial の中では Tx=20% と見積もった.

Txの式でBenefit/Lossというのは比をとっているので，分母と分子の単位が同じであれば効用値でなくても計算できます．たとえば，仮にアスピリンの二次予防効果のNumber Needed to Treat (NNT)=42，Number Needed to Harm (NNH)=167[2)]，BenefitはNNTの逆数，LossはNNHの逆数として計算すると[Tx=1 ÷ (1+(1/NNT ÷ 1/NNH))=1 ÷ (1+(1/42 ÷ 1/167))]，Tx=0.20になります．STEACSの可能性が20%を下回らないと見積もるならアスピリンの投与は合理的選択です．疾患確率をより低く見積もるか，アスピリン内服のLossとBenefitの比をより小さく見積もる場合は，アスピリンを投与しないという選択もあります．もちろん内服させたとしても，例えば心機能が改善したり冠動脈CT検査などをしたりしてTCMの診断が確定するような場合は，その時点でアスピリンの中止を考慮するべきでしょう．

High-value Care & Low-value Care

■ 高価値な医療：

・ 治療の適応を，その治療のLoss Benefitと疾患確率を考慮して決めるのが高価値な医療．

■ 低価値な医療：

・ 治療のLoss Benefitも疾患確率も考えずに「なんとなく」適応を決めるのは低価値な医療．
・ 利益が期待できないのに，損失（合併症リスクも含めて）を背負わせるのは低価値な医療．

Glossary

■ 1）決定樹，決定木 Decision Tree

決断分析の分野で，意思決定を目的として作図される．決断を要する分岐をDecision node（**Box 2**の■），確率によって左右される分岐をchance node(**Box 2**の●)，最終的な結果を表すterminal node（**Box 2**の▲）と，これらを結ぶ線で表す．

■ 2）効用値 Utility

様々な健康状態を数値化した概念で，死亡を0，完全な健康状態を1としてその間の数で表現される．質で調整した余命（Quality Adjusted Life Year, QALY）を単位とし，「心筋梗塞の効用値が0.88QALY」などと表現される．効用値は様々な測定方法で測定される（第Ⅲ章Case 26も参照）．

■ 3）治療閾値，検査閾値

Tutorialで述べたとおり，その値よりも疾患確率が高いと，治療する方が合理的選択となる値を治療閾値という．今回は，CAGとそれに引き続くPCIの施行までをひとつの治療として扱ったので，治療閾値として説明したが，検査についても閾値が存在する．疾患の検査前確率が治療閾値よりも低い場合に，ある検査を行うことで検査後確率が治療閾値をこえる場合，その最小となる検査前確率を「検査閾値下限」と呼ぶ．逆に検査前確率が治療閾値よりも高い場合に，ある検査を行うことで検査後確率が治療閾値を下回る場合，その最大となる検査前確率を「検査閾値上限」と呼ぶ．検査前確率が検査閾値下限を下回るか，検査閾値上限を上回るとき，検査結果は治療をするか否かの決定に影響しないので，その検査を施行する意味はないとされる．

Short Lecture

たこつぼ型心筋症

■ 1．たこつぼ型心筋症

精神的ストレスに伴って急性心筋梗塞と類似の徴候を示し，特徴的な心機能障害（心基部の過収縮と心尖部のapical ballooning）を呈しながら，冠動脈に閉塞や狭窄が存在しない例があることが報告されていたが，「たこつぼ型心筋症」の名称が用いられたのは1980年代の我が国のテキストが最初とされ，以後本邦での症例報告が続いた．その後欧米でも，精神的ストレスやクモ膜下出血をはじめとする身体的ストレスで同様の徴候がみられることが知られるようになり，Broken heart syndrome，Stress cardiomyopathyなどと様々な名称で呼ばれていたが，近年はTakotsubo Cardiomyopathy(TCM)，Takotsubo Syndrome(TTS)の名称が世界的にも頻用されるようになった．成因については冠攣縮や，内因性カテコラミンによる心筋傷害など様々な説があるが，精神的ストレス，身体的ストレスなどなんらかの理由で交感神経が亢進することと関連があると考えられている．ただし，なかには明らかな誘因を認めない場合もある．また，たこつぼ型の心筋傷害は心尖部が傷害されることから apical type ともよばれ，これ以外にも，基部が傷害される basal type，心室中央が傷害される midventricular type，局所壁運動が傷害される Focal type などもあることが知られてきた．

■ 2．TCM の診断基準

かねてから Mayo criteria が広く知られ[3]，この中で TCM の診断は冠動脈の有意な狭窄がないこととされていた．しかし，冠動脈疾患を有していても必ずしもたこつぼ型心筋症の否定にはならないことなどから，現在は International Takotsubo Diagnostic Criteria (Inter TAK Diagnostic Criteria) が提唱されている[4] (**Box 6**)．これによれば，左室機能低下が冠動脈の灌流域で説明できないことと，一過性であることが重要である．ただし，早期に死亡するなどして，左室機能が回復することが確認できない場合もあり得る．

Box 6 Mayor criteria と Inter TAK Diagnostic Criteria 文献 3),4) より訳出.

Mayor Criteria では冠動脈疾患や頭蓋内出血の存在を TCM を否定する要素にしているが，Inter TAK criteria では除外の条件にしていない．最近は頭蓋内出血や身体的ストレス，精神的ストレスはいずれも TCM の引き金になり得るとしている．また，これらのストレスが明らかでない場合もある．

Mayor Criteria

- 左心室の中間から心尖部にかけて一枝の冠動脈支配をこえた局所壁運動異常，無収縮か奇異性収縮を一過性に認める
- 冠動脈閉塞や急性のプラーク破綻を造影で認めない
- 新規の心電図異常（ST 上昇か T 波陰転化）
- 下記のいずれも認めない
  - 最近の頭部外傷
  - 頭蓋内出血
  - 褐色細胞腫
  - 心筋炎
  - 肥大型心筋症
- 上記４つ全てを満たす

Inter TAK Diagnostic Criteria

- 左心室の心尖部のバルーン化，中間，基部，局所の一過性壁運動異常を呈する．右心室へ及ぶ事もある．これらの壁運動異常はタイプ間の移行もあり得る．局所壁運動異常は通常冠動脈一枝の灌流域をこえるが，まれに一枝の灌流域にとどまることもある（巣状たこつぼ症候群）
- 精神的，身体的，これらが組み合わさった引き金が先行するが，必須ではない．
- 神経学的疾患（クモ膜下出血，TIA，けいれん）や褐色細胞腫がたこつぼ症候群の引き金になることもある．
- 新規の心電図異常がある（ST 上昇，低下，T 陰転化，そして QT 延長）．
- 心筋バイオマーカーは中等度上昇することがほとんど：通常 BNP が上昇する．
- 有意な冠動脈異常はたこつぼ症候群に矛盾しない．
- 感染性心筋炎の所見がない
- 閉経後の女性に多い．

■ 3．TCM と STEACS の心電図

TCM は，胸痛や呼吸困難で発症することが多く，心電図で ST 上昇を認めることから STEACS との鑑別が必要となるが，両者の心電図所見の違いについての報告がいくつかある．なかでも，Kosuge らの報告[5)]は簡潔で有用である．これによれば，TCM では四肢誘導，特に－aVR の ST 上昇（aVR の ST 低下）の頻度が前壁 STEACS よりも多く，逆に V1 の ST 上昇の頻度は少ないとされ，両者を組み合わせることで感度 91%，特異度 96% と報告されている．

■ 4．TCM の治療

合併する心不全の重症度に応じた治療と，不整脈，心内血栓による合併症の予防と管理が中心になる[6)]．他の心不全と同様に，肺うっ血があれば血管拡張薬や利尿剤の使用を考慮するが，左室流出路狭窄がある場合にはこれらは注意を要する．心原性ショックに至る例もあり，重症では補助循環を必要とすることもある．

■ 5．TCM の予後

多くは支持療法のみで寛解すると考えられ，予後も良好と思われていたが，重症では死亡例もあり，長期予後は冠動脈疾患を有する場合と変わらないという報告もある[6)]．心機能が正常化するのを確認した後も，年 1 回程度のフォローが必要かもしれない．

Recommendations

- □ たこつぼ型心筋症 TCM は臨床像と心電図変化から ST 上昇型急性冠症候群 STEACS との鑑別が問題になるので，一般的には冠動脈造影 CAG を行い，STEACS であれば冠動脈インターベンション PCI の適応になることが多い．
- □ 治療を行うかどうかは，治療の損失と利益，疾患確率から選択されるので，発症から時間が経っていて安定している場合など，例え STEACS であっても PCI の利益がないのであれば，緊急 CAG の適応ではなくなり，ほかの低侵襲の診断方法を選択するのが合理的である．
- □ 逆に治療の損失に比べて利益が大きい場合，例えばアスピリンの内服などの場合は STEACS の疾患可能性がある程度あれば適応となり得る．

References

1) 日本循環器学会 . 急性冠症候群診療ガイドライン 2018 年改訂版 . 2019:1-140.
2) Survival I-SISoI. Randomised trial of intravenous streptokinase, oral aspirin, both, or neither among 17,187 cases of suspected acute myocardial infarction: ISIS - 2. The Lancet. 1988 ; 332 (8607) : 349-60.
3) Bybee KA, Kara T, Prasad A, et al. Systematic review: transient left ventricular apical ballooning: a syndrome that mimics ST-segment elevation myocardial infarction. Annals of Internal Medicine. 2004 ; 141 (11) : 858-65.
4) Ghadri J-R, Wittstein IS, Prasad A, et al. International expert consensus document on takotsubo syndrome (part Ⅰ): clinical characteristics, diagnostic criteria, and pathophysiology. European Heart Journal. 2018 ; 39 (22) : 2032-46.
5) Kosuge M, Ebina T, Hibi K, et al. Simple and accurate electrocardiographic criteria to differentiate Takotsubo cardiomyopathy from anterior acute myocardial infarction. JAC. 2010 ; 55 (22) : 2514-6.
6) Ghadri J-R, Wittstein IS, Prasad A, et al. International expert consensus document on takotsubo syndrome (part II): diagnostic workup, outcome, and management. European Heart Journal. 2018 ; 39 (22) : 2047-62.

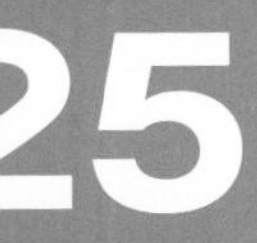

認知バイアスと診断スコア・アルゴリズム

— 急性心外膜炎を合併した大動脈解離 —

Learning Objectives

□ 急性大動脈解離の診断スコアを知る.
- ■ 急性大動脈解離を示唆する症状，徴候を知っている.
- ■ Aortic Dissection prediction rule, Aortic Dissection Detection Risk Score について述べることができる.

□ 診断過程には認知バイアスがかかる場合があることを知る.
- ■ 認知バイアスの種類を挙げることができる.
- ■ 二重過程理論の概略を述べることができる.
- ■ 認知バイアスを避けるための方法を実践できる.

Challenge Case

患者：70 歳，男性

現病歴：約 10 日前より乾性咳嗽が出現した．それから 1 週間後に自宅で歯の痛みを自覚した．その後前胸部や左背部の痛みが出現した．しばらく臥位になると寛解した．翌日に近医を受診し，鎮痛剤を処方された．初日ほどの痛みは無かったが胸痛は持続しており，さらに 2 日後に再度近医を受診した際に 38℃台の発熱と心電図変化を認め，急性冠症候群の疑いとして当院へ紹介搬送となった．救急担当の G 医師は上級医の S 医師とともに診療にあたり，心電図所見，心エコー所見から急性心外膜炎と診断して入院加療とした．入院して 3 日後に胸痛が再発した．

既往歴：特記事項なし

来院時身体所見：身長 163cm, 体重 65kg, 血圧 160/96mmHg, 脈拍 97 回 / 分 , 呼吸数 26 回 / 分 , 体温 39.0℃ ,
頸静脈怒張あり，心音；整，肺野；呼吸音清，左右差なし.

Tutorial

■ 入院時心電図，心エコー

総合診療医 G：この方は3日前に胸痛を主訴に前医を受診して急性冠症候群を疑われて紹介された方ですが，心電図を上級医のS先生に一緒にみてもらったところ，即座に「急性心外膜炎だろうね.」といわれました（Box 1a).

指導医 M：この心電図ですね．I,II,aVL,V2からV6と広い範囲の誘導でSTの上昇がありますね．確かに急性心外膜炎を疑う心電図ですね.

G：発熱もありますし，吸気時に胸痛が増悪するということもありましたから，急性心外膜炎を疑って心エコーを施行しています（Box 1b).

Box 1　Challenge Case の a. 入院時心電図，b. 心エコー傍胸骨長軸像

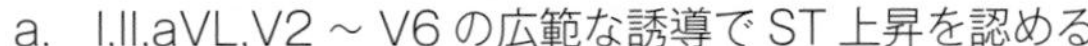

a.　I,II,aVL,V2 ～ V6 の広範な誘導で ST 上昇を認める

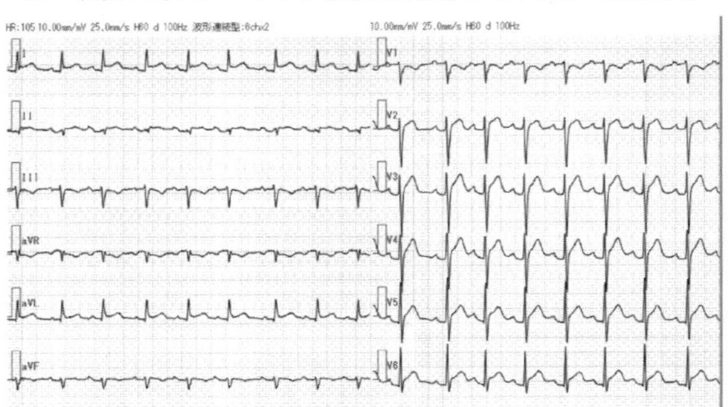

b.　右心室前面に 17mm と左室後面に 3mm の心嚢液を認める (白矢印)

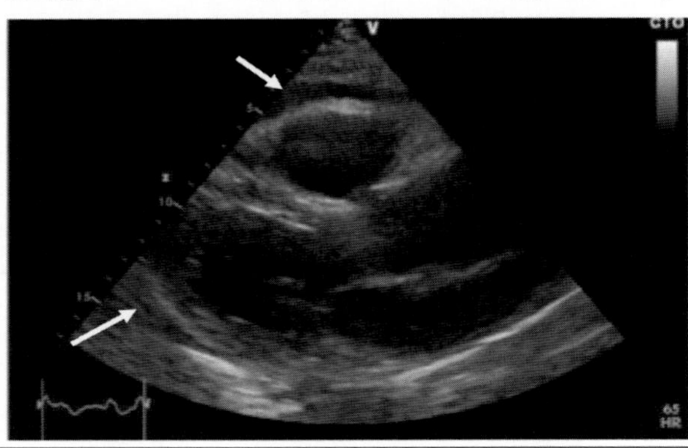

M：案の定，心嚢液貯留を認めたわけですね．

G：はい．入院してもらって消炎鎮痛剤で治療を開始しています．その後胸痛はなかったのですが，昨日，この方がまた胸痛を訴えたようです．心電図では入院時にみられたST上昇は改善していて，当直医によって消炎鎮痛剤を追加処方されました．それで次第に胸痛は治まってきているようです．

M：入院が3日前で，いったん治まっていた胸痛が再び増悪したということですね・・・．もう一度病歴を詳しく教えてください．痛みはどのように出たのですか．

G：はい．入院の10日ほど前に咳が出て，その1週間後の13時頃，急に歯の痛みを自覚したそうです．直後に前胸部と左背部の痛みが出現しています．

M：すると，突然発症したといってもよいですね．

G：はい，痛みの性状は「表現しがたい」といっていましたが，のたうち回るほどの強い痛みで，それが20分ほど続いたあと一度嘔吐して，臥位になっていると治まっていったようです．入院後は胸痛の自覚はなかったようですが，昨晩はトイレへ行こうとしてベッドから降りた瞬間に，同じ痛みが出現したといいます．

M：突然発症して，のたうち回るほどの激しい痛みは急性心外膜炎としては，典型的とはいえません．家族歴に大動脈疾患を指摘された人はいますか．

G：いないそうです．

M：入院時の血圧や脈の触れに左右差はありましたか．

G：血圧は右上肢が138/110mmHg，左上肢は152/118mmHgでした．橈骨動脈の触れについては，左右差には気づきませんでした．

■ 胸部単純X線および大動脈造影CT画像

M：収縮期血圧に20mmHg以上の差はなかったようですね．胸部X線を見せてください（**Box 2a**）．・・・心臓が大きく見えるのは心嚢液の影響でしょうか．この写真は臥位ですね，気管分岐部レベルで椎体中央から大動脈影左縁までの距離を測ってみましょう．

G：気管分岐部の椎体中央から大動脈左縁までの距離は，5cm以上あります．

M：入院時のD-ダイマーの値はいくらでしたか．

G：3,800ng/mLでした．

M：大動脈解離が疑われます．急いで造影CTを撮影しましょう．

G：M 先生，造影 CT で Stanford A 型大動脈解離と診断されました (**Box 2b**)．あらためて見ると，心エコーでも上行大動脈の血腫やフラップを疑う所見がありますね．

M：心臓血管外科に緊急手術の相談をしましょう．

G：(心臓外科医師へ電話のあと)・・・心臓外科の先生はすぐに来てくれるそうです．

Box 2　Challenge Case の胸部単純 X 線，大動脈造影 CT

a. 胸部 X 線では縦隔影の拡大を認める．

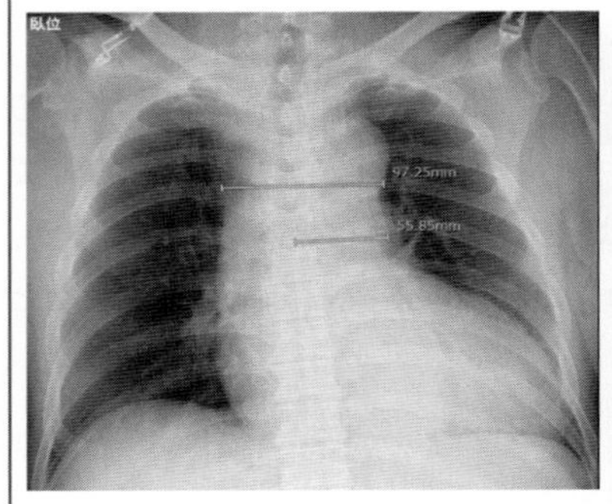

b. 大動脈造影 CT 画像では上行大動脈に一部血栓閉塞した偽腔開存型の急性大動脈解離を認める

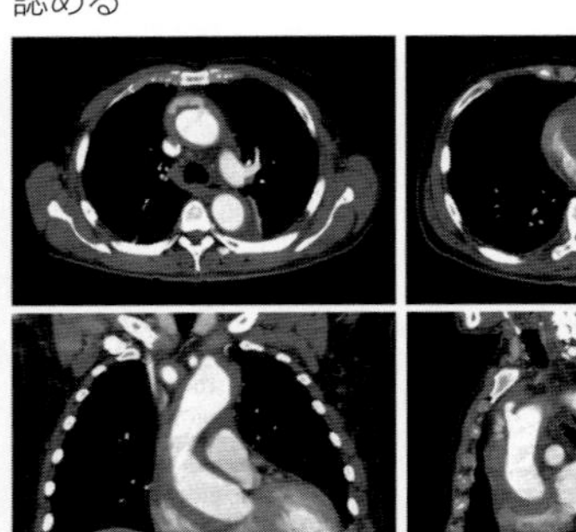

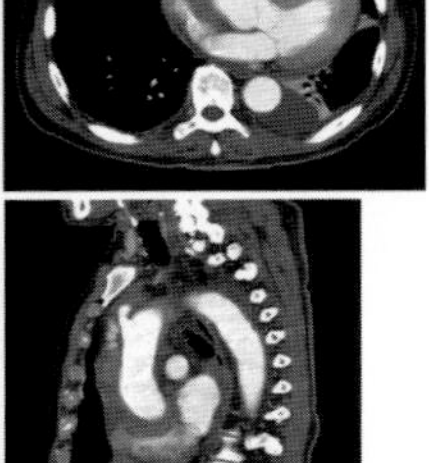

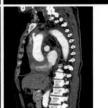

■ 認知バイアス

G：ところで，この方の最初の急性心外膜炎という診断は間違っていたのでしょうか．

M：いいえ，急性心外膜炎は存在しているのでしょう．その原因として急性大動脈解離があったということではないでしょうか．急性大動脈解離で心嚢液が貯留することは珍しくありませんが，急性心外膜炎を合併するのはあまり多くないと思います (**Glossary 1～3**)．しかし，胸痛そして心嚢液の鑑別という意味では急性大動脈解離は重要です．今回は最初に急性心外膜炎と診断して，最も多いウィルス性心外膜炎と考えてそれ以上の鑑別をするのをやめてしまった，“ヒューリスティックス”による診断と“早期閉鎖 premature closure”が起きてしまったということでしょう．診断したのが上級医であったということで，G 先生も疑わなかったのですね．“オーバーコンフィデンスバイアス”といえるかも知れません．

G：超音波技師の方も，心エコーで大動脈のフラップに気づいていませんし，当直医も診断に疑いは持たなかったようです．

M：最初に S 先生が急性心外膜炎と診断して，G 先生もその診断を踏襲したことで，超音波技師にも当直医にも診断のバイアスがかかってしまった，“診断モーメント”のようですね．

G：このようなことを防ぐためには，どうしたら良いのですか．

M：難しいのですが，まず診断過程にはこのような様々なバイアスがかかるものだということを認識することが重要です．そして普段から主訴や病歴から鑑別診断を挙げて，予断を持たずに客観的に判断する習慣をつけることが大事だと思います．この方の病歴で突発的に発症したことと，「のたうち回るほどの痛み」というのは，急性心外膜炎だけで説明するのは違和感がありますね．それから，胸部 X 線の縦隔影の評価，心エコーを行うときに心外膜炎にとらわれず「胸痛の鑑別を行う」という姿勢でのぞむことも大事です．

G：複数の医療従事者の目で観るというのも，そういう意義があるのですね．

M：それから，診療録に記録することで情報や思考を言語化するというのも，客観性を保持する助けになるかもしれません．診断スコアやルール，アルゴリズムを利用するのもひとつの方法です．

High-value Care & Low-value Care

■ 高価値な医療：

- 診断過程にかかる認知バイアスを意識して，常にそれを排除するように心がけるのが高価値な医療．
- バイアスを排除するのに，診断スコア，アルゴリズムを利用するのは高価値な医療．

■ 低価値な医療：

- 診断過程にかかる認知バイアスの存在を知らず，正しい診断にたどり着けないのは低価値な医療．

Glossary

急性大動脈解離は，救急医療においても challenging な疾患のひとつであるが，近年さまざまな診断方法が提唱されている．これらのいずれも疼痛の特徴を重視している点に注意したい．

■ 1）Aortic Dissection Prediction rule

Kodolitsch ら[1]は 2000 年に急性大動脈解離を示唆する臨床所見として，

1. Aortic pain（突然の発症，極めて強い～それまで経験したことのないような激しい痛み，裂けるような，鋭い痛み），
2. 胸部 X 線写真の縦隔の拡大（大動脈影の拡大 >8cm，臥位では気管分岐部レベルでの椎体中央から大動脈左縁まで >5cm），
3. 上肢の血圧の左右差（>20mmHg）または片側の脈欠損

の 3 つを挙げ，これらがない場合の検査前確率を 7%，1 つある場合は 31 ～ 100%，2 つある場合は 83 ～ 100%，3 つともあれば 100% であったと報告している（**Box 3**）．

Box 3　急性大動脈解離の 3 徴候によるリスク

徴候の数	徴候	大動脈解離 (n=128)	非大動脈解離 (n=122)	解離の可能性，%
0	No sign	5(4)	65(53)	7
1	Aortic pain(AP)	13(10)	29(24)	31
	Mediastinal widening(MW)	11(9)	17(14)	39
	Pulse differentials(PD)	2(2)	0	100
2	AP ＋ MD	50(39)	10(8)	83
	AP ＋PD	11(9)	1(1)	92
	MW ＋PD	2(2)	0	100
3	AP ＋ MW ＋ PD	34(27)	0	100

急性大動脈解離の 3 徴候によるリスク．（文献 1 の Table3 より筆者改変）

大動脈解離と非大動脈解離での，大動脈性疼痛 Aortic pain (AP)，縦隔の拡大 Mediastinal widening (MW)，脈の差 Pulse differentials (PD) の各々，およびこれらの組み合わせによる出現頻度と，その徴候がある場合の解離の可能性．PD は 100% となっているが，症例数が少ないことに注意．

■ 2）Aortic Dissection Detection Risk Score

Rogers ら[2]は，米国心臓協会 American Heart Association（AHA）が 2010 年に提唱した急性大動脈解離を示唆する臨床所見について，2,538 例の急性大動脈解離患者を調査し，その感度を報告している（**Box 4**）．また，欧州心臓病学会 European Society of Cardiology（ESC）は 2014 年に大動脈疾患の診断と治療のガイドラインを発表し，その中で診断フローチャートを示している[3]（**Box 5**）．AHA ガイドラインと同様に大動脈解離を示唆する臨床所見に応じてリスク分けするが，経胸壁心エコーや D- ダイマーの利用を推奨している．この D- ダイマーのカットオフ値について，Nazerian ら[4]は 500ng/mL とすることを推奨している．

Box 4　Aortic Dissection Detection Risk Score

		患者数 (n=2538)	%
高リスクな背景	マルファン症候群	110	4.3
	大動脈疾患の家族歴	48	1.9
	既知の大動脈弁疾患	303	11.9
	最近の大動脈手技（心臓手術を含む）	70	2.8
	既知の胸部大動脈瘤	374	14.7
高リスクな疼痛性状（胸痛，背部痛，腹痛）	突然発症の痛み	2012	79.3
	強烈な痛み	1845	72.7
	裂けるような痛み	551	21.7
高リスク診察所見（血流欠損の所見）	脈の欠損または収縮期圧の差	515	20.3
	神経学的巣状欠損（痛みに関連した）	273	10.8
	大動脈弁逆流の心雑音（痛みに関連した，新たな）	599	23.6
	低血圧またはショック	407	16

Aortic Dissection Detection Risk Score（文献 2 の Table2 より筆者改変）
AHA，ECS のガイドラインで用いられる臨床所見による急性大動脈解離のリスク評価指標．高リスクな背景，高リスクな疼痛性状，高リスクな診察所見の 3 つのうち，いくつあるかを 0 ～ 3 で評価する．高リスクな疼痛性状の頻度が高いことに注意．Box 5 のアルゴリズムも参照．

Box 5 ESC ガイドラインの AAS 診断フローチャート

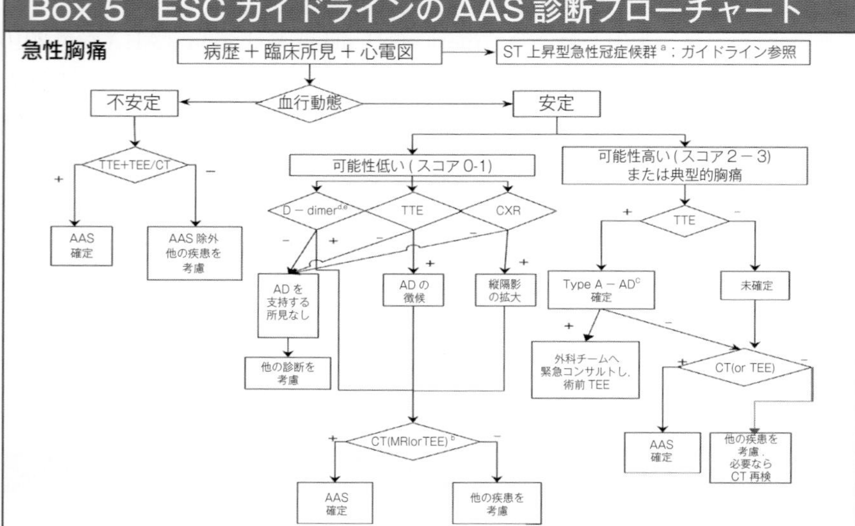

a ST 上昇型急性冠症候群が稀に AAS に関連して起こる．
b 施設，患者状態，医師の経験による．
c Type A の AD はフラップ，大動脈逆流，かつ / または心嚢液の存在で示される．
d point-of-care が望ましいが，検査室でもよい．
e 非 ST 上昇型急性冠症候群の検出のためにトロポニンも可．

ESC ガイドラインの急性大動脈症候群 AcuteAorticSyndrome の診断アルゴリズム（文献 3）より筆者訳出）
急性胸痛で血行動態が不安定であれば，直ちに TTE,TEE/CT で AAS の有無を確認する．血行動態が安定していれば Box4 の AorticDissectionDetectionRiskScore の数で 0 ～ 3 にリスク評価して，以降アルゴリズムに従う．
AAS=Acute Aortic Syndrome, 急性大動脈解離 (Acute Aortic Dissection, AAD)，偽腔閉塞型急性大動脈解離 (Intramural hematoma,IMH)，穿通性大動脈壁動脈硬化性潰瘍 (Penetrating AtheroscleroticUlcer,PAU)，外傷性大動脈損傷，仮性大動脈瘤，大動脈破裂，炎症性疾患等の総称．
TTE=TransThoracic Echocardiogram 経胸壁心エコー，TEE=Trans Esophageal Echocardiogram 経食道心エコー，A-AD=typeA-Acute Aortic Dissection A 型急性大動脈解離，

■ 3）急性心外膜炎と急性大動脈解離

急性大動脈解離で心嚢液が認められることは稀ではない．しかし，急性大動脈解離に急性心外膜炎を合併した場合に，それが診断されることは稀といえる．

Lange ら[5] は急性心外膜炎の原因に占める大動脈解離の割合は 1% 未満でまれであるとしており，急性大動脈解離で心電図変化を検討した 173 例のうち，心外膜炎と診断されたのは 11 例 (6%) とした報告もある[6]．このうち 6 例は心膜摩擦音が聴取され，8 例では心外膜の出血が証明されたという．Hirata ら[7] は，急性大動脈解離で心電図変化を認める場合は，冠動脈への解離の影響や心タンポナーデと関連しているとしており，胸痛で心電図変化を認めない場合のみならず，心電図変化を認める場合にも大動脈解離を念頭に診断することが重要であるとしている．

Short Lecture

認知バイアス (Cognitive bias)

■ 1. ヒューリスティックス[8, 9]

問題を解決したり，不確実なことについて意思決定や行動を起こしたりするとき（診断することもそのひとつである）に論理的・思索的にではなく，直感的・便宜的に判断，行動すること．「近道選び」ともいわれる．典型的な診断に直結する代表性ヒューリスティックス，過去に経験し印象に残っている症例や，最近勉強したばかりの疾患にとらわれる利用可能性ヒューリスティックスなどが診断エラーの原因になる．ヒューリスティックスと対比されるのがアルゴリズムである．

■ 2. 診断の早期閉鎖 Premature closure

バイアスによって推論過程の早期に正確な診断の可能性を捨ててしまうこと[10]．Challenge Case では，（ウィルス性）急性心外膜炎と診断することで満足して，それ以上の鑑別診断を行うことをやめてしまっていることを指す．

■ 3. オーバーコンフィデンスバイアス Over confidence bias

実際よりも多くのことを知っていると過信すること[11]や，前医や上級医の診断に盲目的に従うこと[10]．

■ 4. 診断モーメント Diagnostic momentum[11]

ひとたびつけられた診断を肯定する意見が付け加えられることで「勢い」がついてしまい，他の診断を排除すること．Challenge Case ではＳ医師の「急性心外膜炎」という診断→Ｇ医師が従うオーバーコンフィデンス→心エコーの検査技師への影響→当直医も診断を疑わない，という診断モーメントが認められた．

■ 5. 二重過程理論 Dual process theory[9, 11]

われわれが意思決定をして行動するとき，2つの認知過程 dual process が働くとする理論．1つめは直感的で，パターン認識によるシステム 1（またはタイプ1）と呼ばれる過程で，2つめは論理的思考や分析によるシステム2（またはタイプ2）と呼ばれる過程である．システム1は迅速性に優れ，われわれは日常生活の多くの場面でシステム1を利用している（車の運転を無意識に行うことが代表的）が，バイアスを生じやすい．ヒューリスティックスはこれに含まれる．一方システム2は時間と手間がかかるが，システム1に比べて合理的でありバイアスを生じにくい．いったんシステム1で判断しても，システム2を駆使して修正することがしばしば行われる（人気の新車が欲しくて購入しようとするが，自分の経済状況や新車の必要性，将来の生活設計などを勘案して思いとどまる）．システム1は経験によって形作られるといわれているので（車の運転は最初，操作方法や交通法規をひとつひとつ確認しながら行うが，次第に無意識に行えるようになる[9)]），システム2を使った客観的思考を繰り返すことでバイアスを生じにくいシステム1ができるかも知れない．そのような理由で，カンファレンスで論理的な診断過程を訓練することは，バイアスのかかりにくいシステム1を作ることにも役立つかも知れない．また，臨床でさまざまな“ルール”や“スコア”，“アルゴリズム”を用いるのは，短時間で抜け目なくシステム2を働かせるのに役立つと思われる．

筆者は，高度な学習能力と認知バイアスは表裏一体のものであると考えている．従って，認知バイアスはその存在を認識して，これが小さくなるようにコントロールするという態度が必要である．

Recommendations

□ 二重過程理論によれば，われわれは診断するときに，迅速かつ簡便な思考過程，システム1で判断することが多い．しかし，システム1には認知バイスを生じやすいというリスクがある．特にSnap診断（Snap diagnosis）する場合には，認知バイアスがないかという監視の目が必要である．

□ 認知バイアスを少なくするためには，時間と手間はかかるが合理的で分析的な思考過程，システム2による吟味が有用である．普段からシステム2による思考と判断を繰り返すことで，バイアスの少ないシステム1を構築することが可能かもしれない．あるいは，診療録に客観的言語を用いて記載することで，バイアスを取り除く助けになるかもしれない．また，診断のルール，スコア，アルゴリズムは，迅速にシステム2を働かせるためのツールといえる．

References

1) von Kodolitsch Y, Schwartz AG, Nienaber CA. Clinical prediction of acute aortic dissection. Archives of Internal Medicine. 2000; 160(19): 2977-82.
2) Rogers AM, Hermann LK, Booher AM, et al. Sensitivity of the aortic dissection detection risk score, a novel guideline-based tool for identification of acute aortic dissection at initial presentation. Circulation. 2011;123(20):2213-8.
3) Erbel R, Aboyans V, Boileau C, et al. 2014 ESC Guidelines on the diagnosis and treatment of aortic diseases: Document covering acute and chronic aortic diseases of the thoracic and abdominal aorta of the adult. The Task Force for the Diagnosis and Treatment of Aortic Diseases of the European Society of Cardiology (ESC). 2014. p. 2873-926.
4) Nazerian P, Mueller C, Soeiro AdM, et al. Diagnostic accuracy of the aortic dissection detection risk score plus d-dimer for acute aortic syndromes. Circulation. 2018;137(3):250-8.
5) Lange RA, Hillis LD. Clinical practice. Acute pericarditis. The New England Journal of Medicine. 2004; 351(21): 2195-202.
6) Hirst AE, Johns VJ, Kime SW. Dissecting aneurysm of the aorta: a review of 505 cases. Medicine. 1958; 37(3): 217-79.
7) Hirata K, Wake M, Kyushima M, et al. Electrocardiographic changes in patients with type A acute aortic dissection: Incidence, patterns and underlying mechanisms in 159 cases. Journal of Cardiology. 2010;56(2):147-53.
8) 多田洋介 . 近道を選ぶと失敗する . 行動経済学入門 . 東京 : 日本経済新聞社 ; 2003. p. 63-94.
9) 友野典男 . 行動経済学 . 東京 : 光文社 ; 2006.
10) 徳田安春 . 診断エラー学のすすめ . 医療の質・安全学会誌 . 2018;13(1):53-6.
11) Cooper N. 認知バイアス . Cooper N, Frain J 著 , 宮田靖志 監訳 . ABC of 臨床推論 . 東京 : 羊土社 ; 2018. p. 56-66.（臨床推論の本であるが，認知バイアスについても詳しい）

26 費用効果分析の基本が理解できる

— 体外循環式 CPR(ECPR) の費用効果分析 —

Learning Objectives

□ 費用効果分析の基本が理解できる.

- ■ 様々な健康状態の評価を数値化した Quality Adjusted Life Year (QALY) の概念を説明できる.
- ■ 費用効果分析のモデル，Decision Tree を理解できる.
- ■ 増分費用効果比 Incremental Cost Effectiveness Ratio (ICER) を説明できる.
- ■ 支払意思額 Willingness to Pay (WTP) と Cost-effective であることの概念を説明できる.
- ■ 感度分析，決定論的感度分析，確率論的感度分析の概念が理解できる.

Challenge Case

患者：70 歳代　男性（Case 22,「治療抵抗性心室細動」と同じ）

現病歴：ゴルフ場でのプレー中に急性冠症候群を発症し，間もなく心停止に至った．救急車内での心停止であったため，直ちに CPR が開始された．繰り返す心室細動に対して除細動したが，病院到着時も心停止のままであり，体外循環式 CPR（ECPR）を施行した．これにより自己心拍再開し，冠動脈左前下行枝にカテーテルインターベンションを施行した．その後体温管理療法を行うなどして加療し，第 16 病日に CPC1 で徒歩退院することになった．

既往歴：脳梗塞，高血圧

身体所見：身長 175.2cm, 体重 69.6kg, 血圧 138/70mmHg, 脈拍 58 回 / 分 , 呼吸数 17 回 / 分 , 体温 36.8℃ , 神経学的欠損なし.

Tutorial

総合診療医G：M先生，先日ゴルフ場で心停止になってECPRを施行された方ですが，今日無事に退院されました．

指導医M：あの方は，神経学的にも良好でCPC1で退院されたのですね．

G：はい，心停止からCPRまでの時間も短く，救急隊の方々が質の高いCPRを行ってくれたのと，ECPRの導入もスムーズだったのが良かったのでしょうか．ただ，あのときには，従来通りのCPR(CCPR)でも自己心拍が再開していた可能性があるというお話でした．

M：ちょうど，日本で行われたECPRの研究があって「SAVE-J」というのですが，それによると，1ヶ月後のCPC1または2がCCPR群では1.5%で，ECPR群では12.3%，6ヶ月後ではそれぞれ2.6%と11.2%でECPRには予後改善効果がありそうだ，という結論になっていました[1)]．

G：この前ならったNNTを計算すると，1ヶ月後は9.3で6ヶ月後は11.6ですから，結構効率的な治療といえそうですね．このNNTだと，この方もECPR効果の恩恵を享受した可能性がありますね．

M：無作為化比較試験ではないので，NNTの概念をそのまま当てはめるのは乱暴な感じがしますが，単に「効果あり」というのではなく，「どの程度効果が期待できるか」を考えるのは良いことです．ただ，最近発表された無作為化比較試験の論文で，ECPRとCCPRとではCPC1または2の転帰に至る割合は変わらなかったとするものもあります[2)]．研究の背景に違いがあり，比較するのは難しいのですが，いずれにしてもECPRの効果はまだ研究の余地があるということでしょう．

G：それからM先生は前に「費用対効果も重要だ」ということをおっしゃっていたと思いますが，NNTには費用が考慮されていません．ECPRは費用もかかりますし，数多く施行された場合には費用対効果が問題になってくるというのも分かりますが，費用対効果はどのように考えるのが良いのでしょうか．

M：ちゃんと憶えてくれていましたね．SAVE-Jのデータを使って費用効果分析Cost Effectiveness Analysis (CEA) を行った論文（以下“この論文”）があります[3)]．これを使ってCEAを勉強しましょう．先ほど言ったように，ECPRの効果に対する評価は定まっていないので，これが変わると結論は全く違うものになりますが，ここではSAVE-Jの結果を前提に話を進めます．（**Glossary，Short Lecture** 参照）

Glossary

■ 1）質調整余命 Quality Adjusted Life Year, QALY

完全に健康な状態を1，死亡を0として，様々な健康状態のQuality of Life（QOL）をその間の数値で評価する．この数値をその健康状態の効用値utilityといい，さまざまな測定法がある．ある健康状態の効用値をuとすると，この健康状態でx年生存する場合，u×xを質調整余命といい，単位はQALYである．治療効果を単に生存年で評価するのではなく，どのようなQOLで生存しているかを評価するための指標といえる．各健康状態uの測定方法には時間得失法（Time Trade Off, TTO），基本的賭け法（Standard Gamble, SG）などがある．この論文では，蘇生後の各健康状態のutilityを日本版modified Rankin Scale（**Box 1**）[5]とEuroQOL-5 Dimension日本版（下記参照）との組み合わせで導き出している．

Box1 modified Rankin Scale 日本版

	modified Rankin Scale	参考にすべき点
0	まったく症候がない	自覚症状および他覚症状がともにない状態である
1	症候はあっても明らかな障害はない：日常の勤めや活動は行える	自覚症状あるいは他各区徴候はあるが，発症以前から行っていた仕事や活動に制限はない状態である．
2	軽度の障害：発症以前の活動がすべて行えるわけではないが，自分の身の回りのことは介助なしに行える．	発症以前から行っていた仕事や活動に制限はあるが，日常生活は自立している状態である．
3	中等度の障害：何らかの介助を必要とするが，歩行は介助なしに行える．	買い物や公共交通機関を利用した外出などには介助*を必要とするが，通常歩行+，食事，身だしなみの医事，トイレなどには介助を必要としない．
4	中等度から高度の障害：歩行や身体的要求には介助が必要である．	通常歩行+，食事，身だしなみの維持，トイレなどには介助*を必要とするが，持続的な介助は必要としない状態である．
5	重度の障害：寝たきり，失禁状態，常に介護と見守りを必要とする．	常に誰かの介助*を必要とする状態である．

* 介助とは，手助け，言葉による指示および見守りを意味する．
+ 歩行は主に平地での歩行について判定する．なお，歩行のための補助具（杖，歩行器）の使用は介助には含めない．

文献5)より引用．modified Rankin Scale (mRS) は脳卒中の予後評価尺度として頻用される．

■ 2）EuroQOL-5 Dimension（EQ-5D）

QOL を数値化した utility の測定法のひとつである．これは質問法による評価方法で，1．移動の程度，2．身の回りの管理，3．普段の活動，4．疼痛/不快感，5．不安/ふさぎこみ，の5つの dimension について各3つのレベルで解答してもらう（**Box 2**）[6]．解答されたパターンに応じて，TTO 法などで測定，計算された QOL 値を対応させる（**Box 3**）[6]．全くの健康が 1.0 で死亡が 0 であるのに対し，0 以下，負の効用値が存在する．すなわち死亡より悪いとされる状態があるのは注目に値する．

Box2 EuroQol 5D(EQ-5D) 日本語版における 5 項目

	評価
移動の程度	
私は歩き回るのに問題はない	1
私は歩き回るのにいくらか問題がある	2
わたしはベッド（床）に寝たきりである	3
身の回りの管理	
私は身の回りの管理に問題はない	1
私は洗面や着替えを自分でするのにいくらか問題がある	2
私は洗面や着替えを自分でできない	3
ふだんの活動（例：仕事，勉強，家事，家族・余暇活動）	
私はふだんの活動を行うのに問題はない	1
私はふだんの活動を行うのにいくらか問題がある	2
私はふだんの活動を行うことができない	3
痛み / 不快感	
私は痛みや不快感はない	1
私は中等度の痛みや不快感がある	2
私はひどい痛みや不快感がある	3
不安 / ふさぎこみ	
私は不安でもふさぎ込んでもいない	1
私は中等度に不安あるいはふさぎこんでいる	2
私はひどく不安あるいはふさぎこんでいる	3

文献 6) より引用．各項目について 3 段階のレベルで評価する．

Box 3. EQ-5D の効用値換算表

5 項目法					効用値	5 項目法					効用値
移動	身の回りの管理	ふだんの活動	痛み／不快	不安／塞ぎ込み		移動	身の回りの管理	ふだんの活動	痛み／不快	不安／塞ぎ込み	
1	1	1	1	1	1.000	・	・	・	・	・	・
1	1	1	1	2	0.786	・	・	・	・	・	・
1	1	1	2	1	0.786	3	3	2	3	3	-0.022
1	1	1	2	2	0.736	3	3	3	1	1	0.195
1	1	1	2	3	0.656	3	3	3	1	2	0.132
1	1	1	3	1	0.654	3	3	3	1	3	0.083
1	1	1	3	2	0.592	3	3	3	2	1	0.115
1	1	1	3	3	0.542	3	3	3	2	2	0.052
1	1	2	1	1	0.804	3	3	3	2	3	0.002
1	1	2	1	2	0.742	3	3	3	3	1	0.001
・	・	・	・	・	・	3	3	3	3	2	-0.062
・	・	・	・	・	・	3	3	3	3	3	-0.111

文献 6) より抜粋し，一部を転載する．Box 2 の 5 項目について全く問題ない場合の 1,1,1,1,1 には効用値 1.000 が対応する．不安／塞ぎ込みについてのみ，「中等度に不安あるいはふさぎ込んでいる」場合の 1,1,1,1,2 の効用値は 0.786 である．このように，3 段階の 5 乗＝243 通りの QOL に死亡と意識不明の 2 つを加えて 245 通りについて効用値が求められた．日本語版とあるのは，わが国の一般人口を対象に調査した結果から作成されたからで，時間得失法を用いて効用値が調査されている．

■ 3）増分費用効果比 Incremental Cost Effectiveness Ratio（ICER）

二つの治療法を比較した場合，片方がもう一方に比べて効果（効用値の増加）も高いが，かかる費用も高い場合に，費用に見合った効果があるといえるかを判断する必要がある．このとき，効果が 1QALY 増えるのに要する費用を ICER という（**Box 4**）．これが後述する閾値を下回るとき，費用に見合った効果がある（cost-effective である）という．なお，一方の治療法が他方の治療法よりも効果が高く cost が低い場合はその治療法が「優位 dominant」と呼ぶ．

■ 4）ICER の閾値，支払意思価格 Willingness To Pay（WTP）

Box 4 で治療法 B が治療法 A に比べて効果も費用も高い場合，cost-effective であるとするための ICER の閾値を定め，この閾値よりも費用が低ければ cost-effective であるとする．このとき，1QALY 増加させるのに支払っても良いとする価格，支払意思価格 WTP を閾値とすることが多い．WTP には様々な調べ方があるが，国や経済状況によって変化するといわれ，わが国の WTP は 500 ～ 600 万円 /QALY といわれている（**Box 5**）[7]．従って，わが国では ICER が 500 ～ 600 万円を下回れば cost-effective とされる．

Box 4 増分費用効果比, Incremental Cost Effectiveness Ratio（ICER）

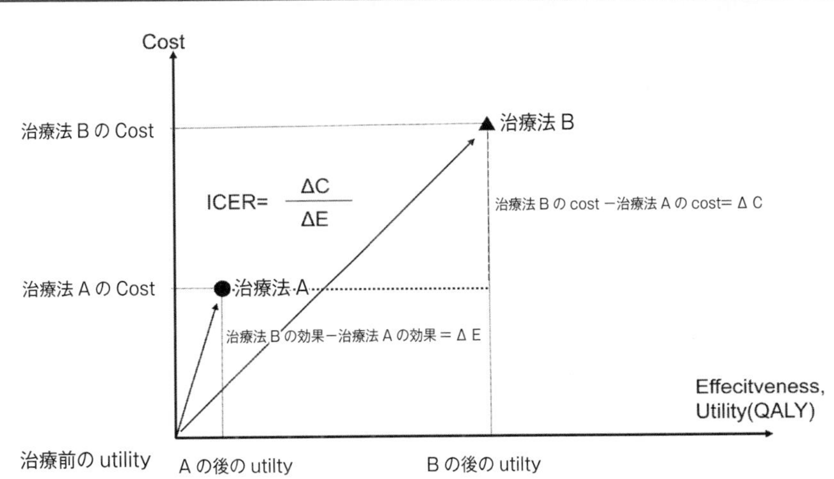

治療前の utility を原点とする．治療法 A と治療法 B は各●と▲のように効果を表し，費用がかかる．治療法 B は治療法 A に比べて効果（治療後の utility, QALY で評価）が高いが費用も高くつくという場合，費用の差を効果の差で割った値，すなわち 1QALY 得るのにかかった費用Δ C/ Δ E を求める．これを ICER という．ICER が許容される閾値，すなわち支払い意思額よりも低い場合，治療法 B は cost-effective であるという．

Box 5 支払意思額 Willingness To Pay（WTP）の国際比較

	WTP	日本円換算
日本	¥5,000,000	¥5,000,000
韓国	KWN 68,000,000	¥7,029,106
台湾	TWD 2,100,000	¥9,265,555
イギリス	£23,000	¥3,610,943
オーストラリア	AU ＄64,000	¥5,912,064
アメリカ	US$62,000	¥8,312,030

費用効果分析で 1QALY の増分効果を得るために支払っても良いとされる費用の最大値を，支払意思額 Willingness To Pay と呼ぶ．国や経済状態によって異なるとされ，表は文献 7) から筆者が執筆当時 (2023 年 2 月 20 日) の為替レートに基づいて日本円換算している

Short Lecture

「Cost Effectiveness Analysis（CEA）― ECPRの研究を例に」

■ 1. 期待効用値（Box 6）

ある健康状態（健康状態0とする）は，1サイクル後（例えば1年後）には別の健康状態，健康状態1または健康状態2になるとする．Box 6のように健康状態0→健康状態1になる移行確率をp_{01}，健康状態1のutilityをu_1，同様に健康状態2について健康状態0→健康状態2になる移行確率をp_{02}，utilityをu_2とする．健康状態0の1サイクル後の期待効用値は$p_{01} \times u_1 + p_{02} \times u_2$と計算される．健康状態0から1サイクル後に移行し得る健康状態は2つとは限らず，1サイクル後になり得る健康状態の数だけ，各移行確率pと各健康状態のutilityが存在し，その積の総和として表される．但し，ひとつの健康状態から派生する移行確率の和は1になる．また，健康状態1と健康状態2で1サイクルあたりにかかるコストがわかれば，期待効用値あたりのコスト（日本なら円/QALY）が計算できる．なお，今回のように効果を効用値で評価しているので，特に費用効用値分析Cost-utility Analysisと呼ぶこともある．

Box 6 ある健康状態から1サイクル後に2つの異なる健康状態になり得る場合の期待効用値

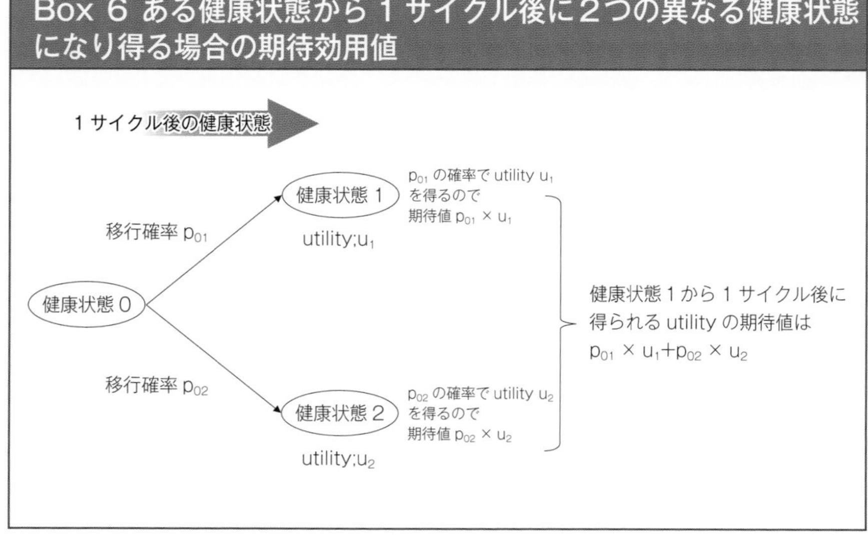

■ 2. マルコフモデル Markov model（Box 7,8）

健康状態 0 から 1 サイクル後に取り得る健康状態が，健康状態 0 のままか健康状態 1 か死亡の 3 通りである場合を考える．**Box 7** に示すような utility と費用，移行確率であるとすると，100 人の健康状態 0 からスタートして，1 サイクル移行するごとに **Box 8** の如く各健康状態の人数，効用値，累積効用値，累積費用が変化する．このように，健康状態が決まれば次の健康状態への移行確率と各効用値が決まるとすると，1 サイクル進むごとに各健康状態の人数がかわるので，これに効用値，費用を掛け合わせて累積すると，この 100 人の期待効用値と費用が計算される．このようなモデルをマルコフモデルという．

Box 7 マルコフモデル Markov Model の例

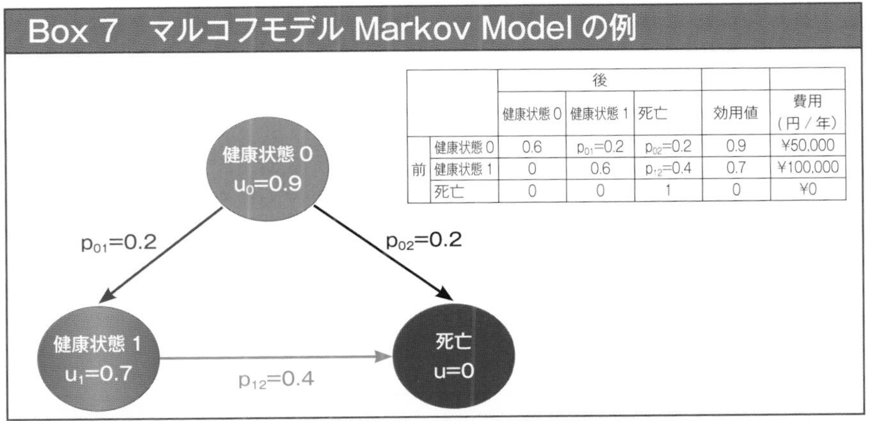

		後				
		健康状態 0	健康状態 1	死亡	効用値	費用（円 / 年）
前	健康状態 0	0.6	p_{01}=0.2	p_{02}=0.2	0.9	¥50,000
	健康状態 1	0	0.6	p_{12}=0.4	0.7	¥100,000
	死亡	0	0	1	0	¥0

Box 8 Box 7 の Markov Model での人数と効用値・費用の推移

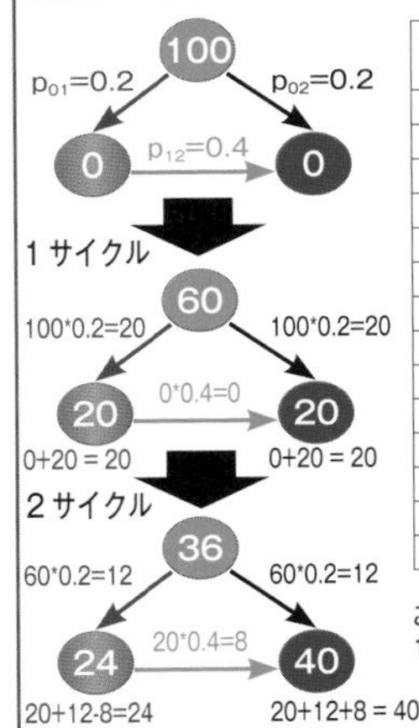

サイクル（年）	健康状態 0（人）	健康状態 1（人）	死亡（人）	合計人数（人）	効用値 (QALYs)	累積効用値 (QALYs)	費用（円）	累積費用（円）
1	100	0	0	100	90	90	¥5,000,000	¥5,000,000
2	60	20	20	100	68	158	¥5,000,000	¥10,000,000
3	36	24	40	100	49.2	207.2	¥4,200,000	¥14,200,000
4	21.6	21.6	56.8	100	34.56	241.76	¥3,240,000	¥17,440,000
5	12.96	17.28	69.76	100	23.76	265.52	¥2,376,000	¥19,816,000
6	7.776	12.96	79.264	100	16.0704	281.5904	¥1,684,800	¥21,500,800
7	4.6656	9.3312	86.0032	100	10.73088	292.32128	¥1,166,400	¥22,667,200
8	2.79936	6.53184	90.6688	100	7.091712	299.412992	¥793,152	¥23,460,352
9	1.679616	4.478976	93.841408	100	4.6469376	304.05993	¥531,878	¥23,992,230
10	1.0077696	3.0233088	95.9689216	100	3.0233088	307.083238	¥352,719	¥24,344,950
11	0.60466176	2.0155392	97.379799	100	1.95507302	309.038311	¥231,787	¥24,576,737
12	0.36279706	1.33025587	98.3069471	100	1.25769646	310.296008	¥151,165	¥24,727,902
13	0.21767823	0.87071293	98.9116088	100	0.80540946	311.101417	¥97,955	¥24,825,857
14	0.13060694	0.56596341	99.3034297	100	0.51372063	311.615138	¥63,127	¥24,888,984

このモデルでは，健康状態 0 の人の平均質調整余命は累積効用値÷人数≒ 312 ÷ 100=3.12 QALYs
1QALY にかかる費用は，累積費用÷累積効用値≒ ¥79,872

■ 3.Decision Tree（決定樹），Decision Model

この論文で用いられた決定樹を示す（**Box 9**）．治療抵抗性 Vf/pVT に対して，選択ノード□で ECPR か CCPR かのいずれかが選択される．○はチャンスノードと呼び，これの右側にある各分枝は，各々が持つ移行確率で次の健康状態へ移行することを意味する．CPC1 ～ 5 の各 CPC に移行する確率は SAVE-J 研究の結果が採用された．Ⓜはマルコフノードと呼び，これ以下の分枝をマルコフモデルに従って一定サイクル毎（この論文では 1 年毎）に繰り返すことを意味する．ここでの移行確率は，死亡についてはこの論文の引用文献[8]の結果が採用され，生存した場合はもとの CPC で次のサイクルに入るとされた．△はターミナルノードと呼び，このサイクルで移行した後の健康状態を表す．これは次のサイクルでの始めの状態になる．例えば，CPC1 で mRS0 に移行し，マルコフモデルで生存した場合，やはり mRS0 で次のサイクルへ入るとされている．死亡についてはそれ以上のサイクルはない．このモデルに各々の移行確率や健康状態の utility，さらにそれぞれにかかるコストを定義し（これらは文献などから入手する），専用のソフトウェア（この論文では TreeAge Pro 2020®）を用いてコンピュータでシミュレーションする．ECPR 群と CCPR 群では，各健康状態の utility は同じであるが，両群で移行確率が変わる（SAVE-J の結果の如く ECPR 群で CPC1,PCP2 の確率が高くなるなど）ので最終的な期

Box 9　文献 3) の decision model

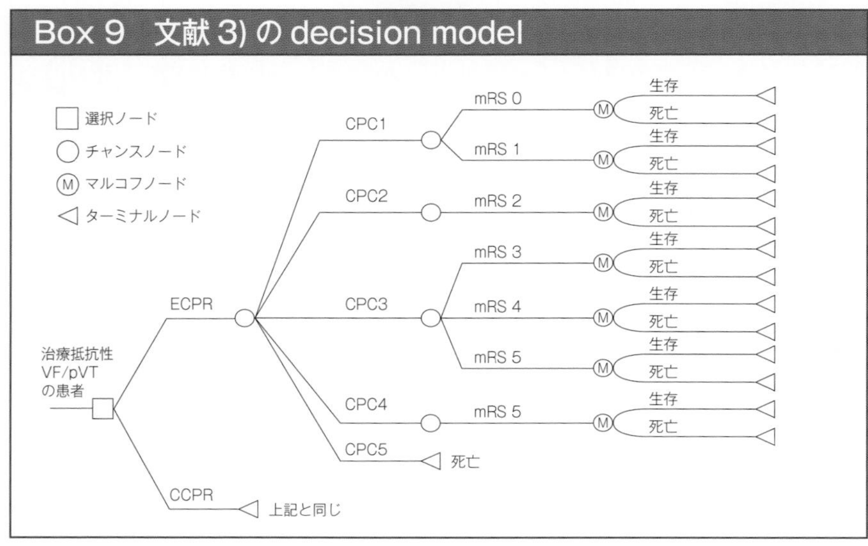

待値に差がつく．さらに，かかる費用もあわせてシミュレーションし，その結果を分析して，治療（ECPRのQALY改善効果）の費用対効果を評価する．費用はこの論文の参考文献[9]から，わが国での脳卒中後にかかる費用が採用されている．

■ 4.Base Caseと感度分析 Sensitivity Analysis

上記のDecision Treeに従ってシミュレーションするときに各変数を入力するが，Base CaseとしてSAVE-J studyや様々な論文から得られた各変数の平均値を用いている．そうして得られたECPR群とCCPR群で得られるQALYsとコストが**Box 10**である．これによると，ECPR群はCCPR群に比べて1.34QALYsだけ効果に優れていて，コストは¥3,521,189高くなっており，ICERは¥2,619,692と計算されている．これがわが国のWTP¥5,000,000よりも低いので，ECPRはCCPRに比べてcost-effectiveであるとしている．
Base Caseでは各変数は平均値に固定されて計算しているが，実際にはある幅をもって変化する．そこで，各変数を変化させたとき，ICERがどう変化するかを調べるのが感度分析Sensitivity Analysisである．

Box 10　ECPRとCCPRの生涯費用，QALYs，ICER　文献3)より引用，筆者訳

	ECPR	CCPR	差
総費用	¥5,435,128	¥1,913,939	¥3,521,189
CPC 1	¥25,805,825	¥31,447,099	
CPC 2	¥9,560,990	¥15,202,264	
CPC 3	¥6,949,008	¥7,423,945	
CPC 4	¥5,664,258	¥6,139,195	
CPC 5	¥2,750,795	¥1,121,149	
QALY	1.71	0.37	1.34
ECPRのICER (QALY増加あたりの¥)			¥2,619,692

■ 5. 決定論的一次元感度分析 Deterministic One-way sensitivity analysis

CEA に用いた様々な変数の中で，ひとつのみを変化させて ICER がどのように変化するかを調べるのが，決定論的一次元感度分析である．変数を変化させる幅は，例えばこの論文のように 95% 信頼区間などの統計データに基づくことが望ましい．これが得られない場合は，現実的にあり得る範囲で変動させる．この論文では 95% 信頼区間が得られない場合は ± 50% で変化させている．各変数を変化させて ICER の変化が大きい順に並べると，Tornado Diagram が描ける（**Box 11**）．この論文では，ICER に最も影響しているのは，ECPR で CPC1 になる確率で，次に患者の年齢，mRS 0 における長期の医療費の順である．

Box 11 ECPR の費用効果分析，決定論的一次元感度分析，Tornado Diagram，文献 3) より引用

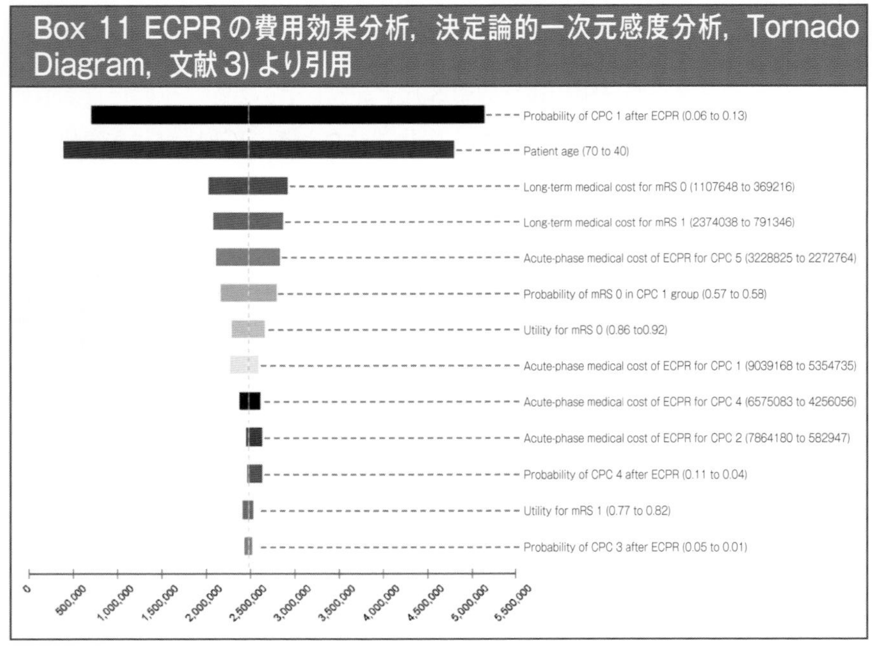

■ 6. 確率論的感度分析 Probabilistic sensitivity analysis（PSA）

CEA で用いられる様々な変数は，1つの値に定まるのではなく，ある分布に従う確率変数である．この論文の supplement によると，例えば CPC 1 から 5 の各カテゴリでの生存率は Dirichlet 分布（ディリクレ分布）に従うものとされている．その他，急性期の医療コストは Gamma 分布，mRS 0 から 5 の utility は Beta 分布に従うとされている．これらの分布に従って，各変数が様々な値をとったときに ICER がどのような値をとるかを調べるのが確率論的感度分析である．多数回（通常 1,000 回以上）シミュレーションすることで，**Box 12** のような散布図を作ることができる．**Box 12** において，原点を通る斜線は ICER=WTP=¥5,000,000 の線で，これよりも下に位置する点は cost-effective であることを意味し，その割合は点全体の 86.7% であった．この割合は WTP を変化させる，すなわち斜線の傾きを変えることで増減するが，横軸に WTP の値，縦軸に cost-effective とされる割合をとり曲線で表したのが **Box 13** の許容可能性曲線 Cost-effectiveness acceptability curve である．これによると，WTP=¥6,000,000 まで上げると，92% が cost-effective と許容される．

Box 12 確率論的感度分析 Probabilistic sensitivity analysis による散布図．文献 3) より引用，筆者訳

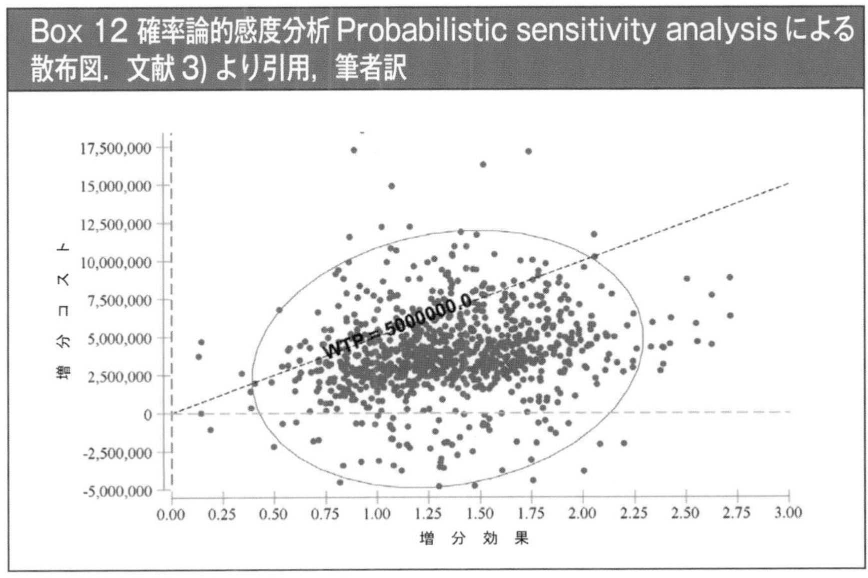

Box 13 許容可能性曲線 Cost-effectiveness acceptability curve. 文献 3) より転載

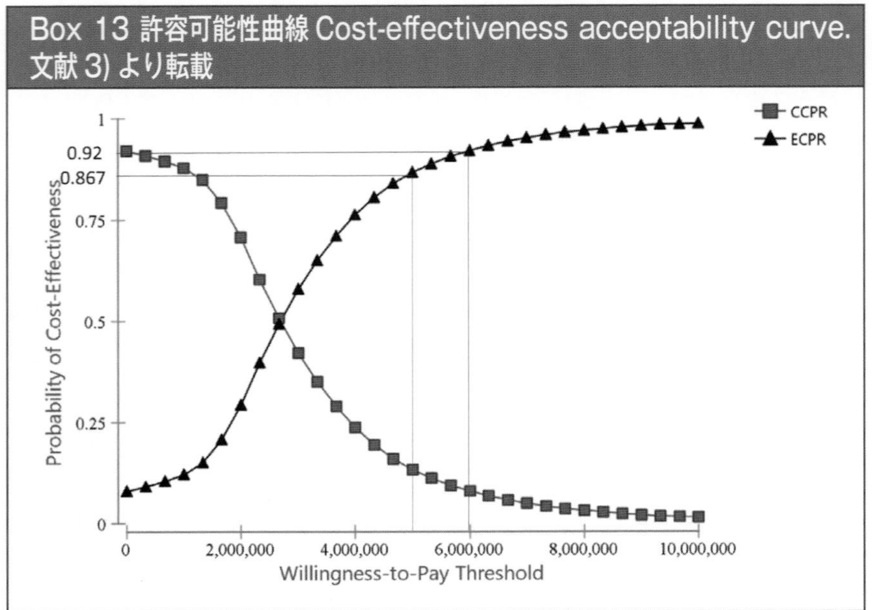

G：治療効果を生死ではなく，QOL で評価，しかも数値化するというのは面白いですね．

M：コストを計算に入れずに期待効用値を比較して良い方を選ぶのを決断分析 Decision analysis といって，循環器領域では古くから冠動脈形成術とバイパス手術の比較などで行われていました．

G：コンピュータでシミュレーションするということですが，実際の計算は複雑になるのですか．

M：そうですね．感度分析には各パラメータに分布をあてはめてサンプリングする必要がありますし，ここで紹介した以外にも，年齢・性別に応じた平均余命をわが国の生命表から参照したり，お金の価値や効用値は時間とともに下がるものとして割引率を考慮したり，文献から 5 年生存率が得られた場合に 1 年毎の生存率に変換するための方法があったりと，いろいろな概念，手法が用いられます．単純にかけ算，割り算ということではありません．

G：だから専用のソフトを用いるという訳ですね．

M：実際にモデルを作ったり計算したりするのは大変ですが，得られた結果を解釈するのは勉強すればできると思います．特に大切なのは，QOL という質を効用値という量に置き換える手法があるということ．それと感度分析から「不確実性」を考えるということだと思います．

G：不確実性ですか．

M：この論文では ECPR は cost-effective であると結論しています．しかし，確率論的感度分析 Probabilistic Sensitivity Analysis（PSA）の散布図をみると，試行したうちの十数パーセントは ICER が ¥5,000,000 を超えることになって cost-effective ではなくなっています．

G：なるほど，費用対効果というのは必ずしも画一的に決まるものではなさそうですね．

M：そうです．もっと分かりやすい例で，他の CEA の論文の確率論的感度分析の結果を示します（**Box 14**）[4]．これは経カテーテル的大動脈弁置換術 (Trans-catheter Aortic Valve Implantation, TAVI) の CEA ですが，結論としては外科手術ができない患者に対しては，内科的治療に比べて TAVI は ICER が WTP=¥5,000,000 を下回っていて cost-effective とされました．しかし，PSA の散布図を見てください．原点を通る斜線はやはり ICER=WTP=¥5,000,000 のラインです．

Box 14 経カテーテル的大動脈弁置換術の CEA

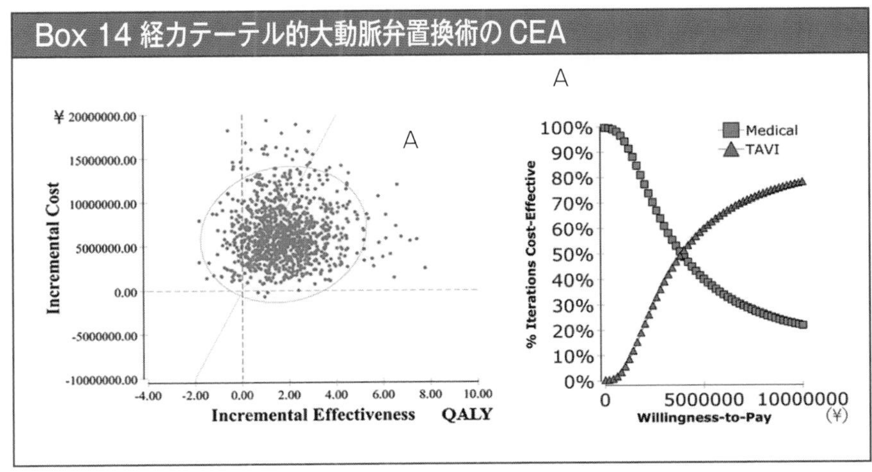

G：概ね半分くらいが斜線の上で，残りの半分が斜線の下に見えます．

M：許容可能性曲線をたどってみると，WTP=¥5,000,000の時はTAVIの60%がICER<WTPで許容されます．しかし，ECPRのように90%近くではなく，結構な割合でcost-effectiveでなくなるということが分かると思います．

G：なるほど．ところで，費用を考慮しなくても，治療法の効果を比較するということにも不確実性が存在するように思えてきました．

M：良いところに気づきましたね．今回示したECPRの論文で，PSAの散布図ではx軸の左側，つまり増分効果が負になる点はありませんでした（**Box 4**）．しかし，TAVIの場合（**Box 14**），そのような点が存在する，つまり効果が逆転するような場合があるということです．

G：しかも，増分費用は正の値ですから，効果に劣って費用が高いということですね．

M：そうです．内科治療の側からみると，効果に優れて費用も安いということですから内科治療が優位ということです．

G：そのような場合が割合は少なくても存在するということですね．しかも，どちらに転ぶかは実際に治療を行ってみないと分からない．

M：そこが重要ですね．私達は過去の研究を参考に，良い結果をもたらす確率が高いと思われる治療法を選択します．しかし，本当に良い結果になるかどうかは治療法を選ぶ時点では分かりません．同様な症例に対して同じ治療を繰り返すと，結果として良い効果がもたらされている場合が多くなるはずだ，というのがその治療を行う根拠です．選択を合理的にするということだと思いますが，一例一例の結果は「神のみぞ知る」です．思わぬ結果になるということは，実際の臨床でもよく経験されることです．

G：割合は少なくても，残念な結果になる場合はありますね．

M：そして，その残念な結果になった患者にとっては，他の患者の良い結果のことは他人事であって，自分に起こった結果がすべてです．私達が高価値と思われる医療を行っても，患者個々にとってそうなるとは限りません．医療にはそういう側面があることを学ぶという意味でも，費用効果分析を勉強することは役立つと思います．

G：その残念な結果になった患者や家族らに，どう向き合うかということとも関わってきそうですね．

High-value Care & Low-value Care

■ 高価値な医療：

・ 費用効果分析がされた治療について，それを理解して行うのが高価値な医療.
・ 治療効果には不確実性が伴うことを理解して行うのが高価値な医療.

■ 低価値な医療：

・費用効果分析がされていても，それを知らずに行うのは低価値な医療.
・治療効果の不確実性を理解せずに行うのは低価値な医療.

Recommendations

□ ECPR の効果についての評価は，まだ定まっていない．特にどのような患者に行うべきかが鍵である.
□ ECPR の費用対効果についても，同様に評価はまだ定まっていないといえるが，SAVE-J の結果を採用すると cost-effective といえるかも知れない．少なくとも ECPR が CCPR よりも効果があるということが前提である.
□ 治療法の選択には，不確実性が伴う．合理的な選択が全ての患者に良い結果をもたらすということではない．そのことを常に意識しておくことは重要である．CEA を学ぶことは，不確実性について考える機会になる.

References

1) SAVE-J Study Group, Sakamoto T, Morimura N, et al. Extracorporeal cardiopulmonary resuscitation versus conventional cardiopulmonary resuscitation in adults with out-of-hospital cardiac arrest: A prospective observational study. Resuscitation. 2014 ; 85 (6) : 762-8.
2) Suverein MM, Delnoij TSR, Lorusso R, et al. Early extracorporeal CPR for refractory out-of-hospital cardiac arrest. New England Journal of Medicine. 2023 ; 388 (4) : 299-309.
3) Matsuoka Y, Goto R, Atsumi T, et al. Cost-effectiveness of extracorporeal cardiopulmonary resuscitation for out-of-hospital cardiac arrest: A multi-centre prospective cohort study. Resuscitation. 2020 ; 157 : 32-8.
4) Kodera S, Kiyosue A, Ando J, et al. Cost effectiveness of transcatheter aortic valve implantation in patients with aortic stenosis in Japan. Journal of Cardiology. 2018 ; 71 (3) : 223 - 9.
5) Shinohara Y, Minematsu K, Amano T, et al. Reliability of modified Rankin Scale. Nosotchu. 2007 ; 29 (1) : 6-13.
6) 池田俊也 , 池上直己 . 選好に基づく尺度（EQ-5D を中心に）. In: 池上直己 , 福原俊一 , 下妻晃二郎 , et al., editors. 臨床のための QOL 評価ハンドブック . 1. 東京 : 医学書院 ; 2001. p. 45-9.
7) Shiroiwa T, Yk S, Fukuda T, et al. International survey on willingness-to-pay (WTP) for one additional QALY gained: what is the threshold of cost effectiveness?(abstruct). Health Economics. 2010 ; 19 (4) : 422-37.
8) Phelps R, Dumas F, Maynard C, et al. Cerebral performance category and long-term prognosis following out-of-hospital cardiac arrest. Critical Care Medicine. 2013 ; 41 (5) : 1252-7.
9) Hattori N, Hirayama T, Katayama Y. Medical care for chronic-phase stroke in Japan. Neurol Med-chir. 2012 ; 52 (4) : 175-80.

27 臨床倫理の原則
― 高齢者大動脈解離の治療方針をめぐって ―

Learning Objectives

□ 臨床現場で生じる倫理的問題解決のために必要な臨床倫理の原則を理解する.

- ■ 自律尊重原則が説明できる.
- ■ 仁恵（与益）・無危害原則が説明できる.
- ■ 正義・公正原則が説明できる.

Challenge Case

患者：86 歳，女性

現病歴：日常生活はすべて自立している．X－1 日 19：00 頃，胸部～腹部にかけての激痛と呼吸困難が出現し，かかりつけの T 病院救急外来受診．胸腹部 CT にて急性大動脈解離（Stanford A）を認めた．ペンタゾシン 15mg 静注しても症状軽快せず，また血圧低下みられ昇圧薬が点滴された．X 日に当院へ転院後，昇圧薬は漸減中止することができ，またフェンタニルを使用することで疼痛も軽減することができた.

既往歴：高血圧，十二指腸潰瘍

身体所見：意識清明，血圧 126/90 mmHg, 脈拍 60 回 / 分 , 呼吸数 18 回 / 分 , 体温 37.2℃ ,

入院時胸部 X 線，胸部造影 CT

胸部 X 線写真と胸部造影 CT 写真を示す（**Box 1**）.

経過：本人に意思決定能力があると判断されたため，心臓外科医から本人へ「高齢であり，リスクの高い手術となる．緊急での手術死亡率は 40% 程度と予測．慢性期まで待てれば 20 ～ 30% に減少してくるが，その間に破裂して死亡する危険性がある．手術のリスクは高いと考えるが，このままでは 1 か月以内に 80% 以上死亡する．手術の方が救命率は高い.」と本人に説明．本人は緊急手術を希望した．本人の同意のもと，同様の説明が家族にもされた.

家族は「現時点では患者は痛みもなく，割と楽そうにしているため，このまま様子を見たい．手術できつい思いをさせたくない． 1 ～ 2 週間考えて結論を出したい．その間に破裂したらあきらめます.」との考えであった．循環器内科より本人の意思を考慮する必要がある旨を家族に説明し，再度本人にも確認すると，やはり緊急手術を希望された.

Box 1　入院時胸部 X 線，胸部造影 CT

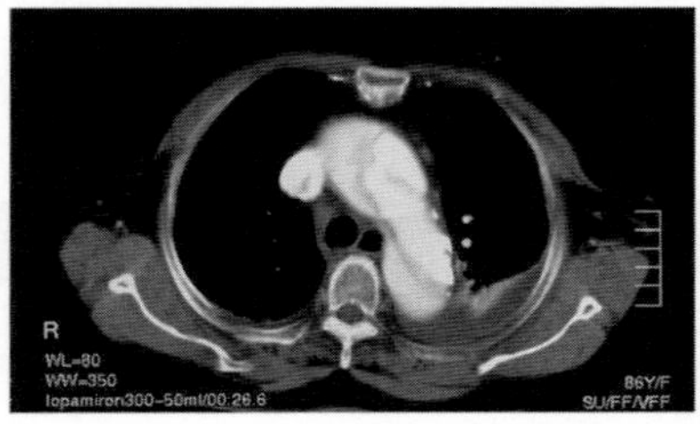

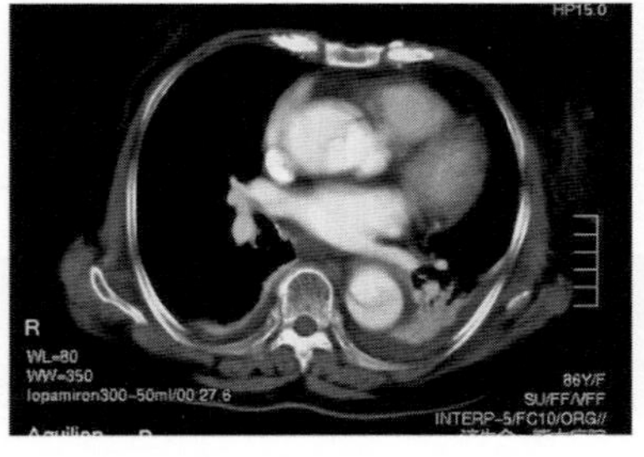

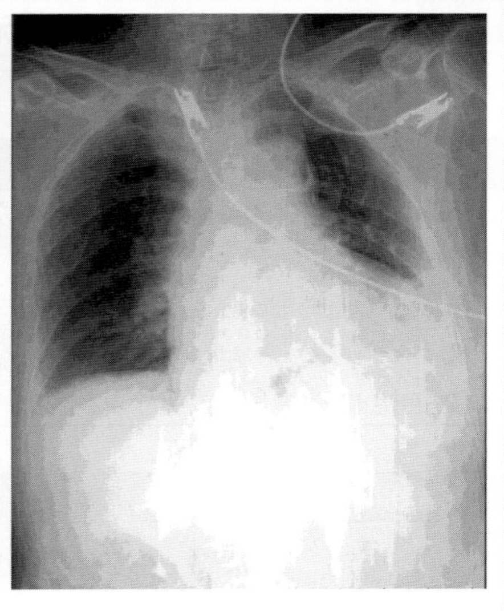

胸部 X 線写真では，縦隔および心陰影の拡大を認め，上行大動脈から弓部，さらに下行大動脈にかけて偽腔開存型の大動脈解離を認める．

Tutorial

指導医 M：つまり，できるだけ早く対処しないといけないけれど，治療方針について本人と家族との意見が異なるというわけですね．

総合診療医 G：はい，緊急で手術するべきかどうか心臓外科の先生も困っているのです．

■ 緊急手術の利点と問題点

M：それでは，緊急手術をする場合としない場合の利点と問題点を挙げてみましょう．

G：はい，緊急手術の方が医学的には死亡リスクを下げられると考えられますし，患者自身の意思にかなうということと，なによりうまくいけば自宅退院できる可能性も出てきます．ただ，問題なく軽快してくれれば良いのですが，そうでない場合，特に重篤な合併症で寝たきりになるなどして，家族に精神的，身体的，経済的に負担がかかる可能性もありますよね．そのような場合に「だから手術しないでくれといったのに・・・.」と，不満がでるのではないでしょうか．あるいは，術後の経過がおもわしくなくて亡くなるような場合でも，経過中患者に苦しい思いをさせることもあると思います．

M：手術をしない場合はどうですか．

G：医学的には手術をする場合の方が，救命の可能性は高くなり，本人の希望もそうして欲しいということです．これを，家族が反対したからといって手術しないというのは死亡リスクが高くなりますから，実際に亡くなってしまうと例えば倫理的にも法的にも問題があるような気がします．ただ，これは家族が希望したことですから，患者が亡くなったとしても不満を言ったり，訴え出たりする人はいないかもしれません．

M：他の先生たちにも，意見をきいてみましたか．

G：はい，でも緊急手術するべきという意見と，するべきでないという意見がほぼ同じくらいでした．手術するべきという意見では，「患者自身の意思決定能力があるのであれば，それを第一に考えるべき．家族といえども生存可能性の低い選択肢を強要することはできないのでは.」という理由が多いです．逆に手術しない方が良いという意見では，「そのようなリスクの高い手術を，平均寿命を超えた高齢者にするべきではない.」とか，「もめるのは患者とではなく，家族とだから」とか，「同意書に家族の署名欄があるのは，家族の同意も必要という意味ではないのか」という意見もありました．

M：法的なことについては，どういう意見でしたか．

G：手術するべきという先生方は，手術しないことが罪に問われる可能性があると考えているようです．逆に，手術しないほうがよいという先生方の中には，罪に問われないと考えている方が2/3くらいで，残り1/3くらいの先生は分からないといっていました．

M：臨床倫理の原則というのを知っていますか．(Short Lecture 参照)

G：いいえ，初めてききました．

Short Lecture

■ 臨床倫理の原則

医療従事者が医療行為を行うには，常に倫理的姿勢がその根底になければならない．数多くある倫理的姿勢は３つから６つ程度のカテゴリにまとめられ，それを臨床倫理の原則と呼ぶ．Tom L. Beachamp と James F. Childres が，1979 年にその著書 “Principles of Biomedical Ethics ”（邦題「生命医学倫理」）[1)]の中で唱えた以下の 4 つが有名である．

■ 1. 自律尊重原則 Respect for autonomy

自律的行為とは，意図的に，理解して，その行為を決定する支配的影響力なしに行為すること．自律尊重とは，最小限その人が自己の価値観や信念に基づいて，見解を抱く権利，選択する権利，行為する権利を認めること．この原則から，プライバシー権の保護や同意取得の義務などが派生してくる．

■ 2. 仁恵（与益）原則 Beneficence

善行と訳することもあるが，「善」の概念は多様で広いことから「与益」とすることもある．「生命医学倫理」の中では，仁恵と訳されている．他者を益するためになされる行為で，利他主義，慈悲，親切などの概念に相当する．医療行為は病気の人を助けようとするという意味で，仁恵（与益）原則に駆動されているといえる．

■ 3. 無危害原則 Non-maleficence

ヒポクラテスの誓いにある “First, do no harm 害をなすなかれ” という言葉は有名．「自身の能力と判断に従って，患者に利すると思う治療法を選択し，害と知る治療法を決して選択しない．依頼されても人を殺す薬を与えない」など．この原則はいわゆる安楽死や，人工妊娠中絶の是非との関係で語られることも多い．

■ 4. 正義・公正原則 Justice

公正，公平，適切な扱い．患者を人種や性別はもちろん，社会的地位や職業等, いかなることでも差別的に扱わない．裁判所などに正義の女神テミス（**Box 2**）の銅像があるが，左手には善悪を測る天秤を持ち，右手には悪徳を裁く剣を持っている．そして，目隠しをしているのは公正な判断をするためとされている．利益や資源を公正に分配するのであるが，例えば集中治療室への入室の優先順位などを考えると，全てを等しく分配するということではなく，必要なところに必要なものをということでもある．

これらの倫理原則間の対立・葛藤が生じることも多いが，どの原則が最も重要といった優劣の順位はない．その時々，case by case で判断されるべきものである．

Box 2　正義の女神テミス

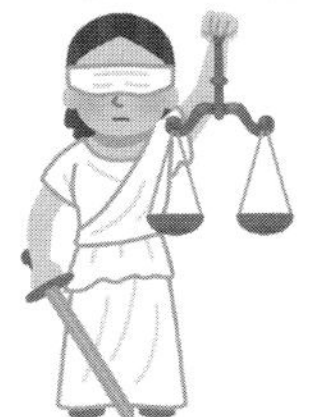

目隠しは「見た目に惑わされない」すなわち，偏見を持たず差別しないことの象徴とされる．

■ 臨床倫理の原則

M：この症例の場合，自律尊重原則と仁恵（与益）原則が同じ方向，つまり緊急手術をするべきという方向を向いていますね．そうすると，家族が反対するからといって，緊急手術をしないという選択をするのは無理があると思います．

G：法的なことはどう考えたらよいですか．

M：「法は倫理の最低限」（Case 30 Short Lecture 参照）という言葉もあるくらいですし，法的にも緊急手術をするべきだと思います．あくまでも理屈の上の話ですが，救命の手段があったのに，家族の反対のためとはいえ「手段を尽くさなかった」として，医師が刑法や医師法違反の疑いで捜査，起訴，刑事裁判になるという論理は成り立つかもしれません．この場合，家族も同罪だと思います．まあ，その場合に，実際に警察が介入してくるかどうか疑問ではありますが，カリフォルニアから娘さんがやってきた場合は，あり得るかも知れません（**Glossary 2**）．

G：合併症で治療が長引いた場合，家族から不満が出たり訴訟になったりということはないでしょうか．

M：訴訟になるとすれば民事訴訟だと思いますが，こちらに過誤がない限りは手術をすることは不法行為にあたらないと思います．

G：それでは，心臓外科の先生に M 先生の意見を伝えます．

M：倫理的にも法的にもそのように考えられるということを，もう一度家族に説明して，できれば本人と家族との間でも合意を得てから手術するのが望ましいと思いますね．それと，これまでの議論の記録をしっかりとカルテに残しておいてください．

High-value Care & Low-value Care

■ 高価値な医療：

- 方針決定に倫理的考察を含めるのが高価値な医療．
- 倫理的観点では臨床倫理の原則を基に，また法的観点からも考察できるのが高価値な医療．

■ 低価値な医療：

- 倫理的・法的・社会的要素を考慮せず，医学的な適応のみ，単なる慣行，印象のみ，あるいは“事なかれ主義”で治療方針を決めるのは低価値な医療．

Glossary

■ 1）インフォームドコンセント Informed Consent

「説明と同意」と訳されることが多いが，正確には「説明を受けた同意」である．医療行為は外科手術に代表されるように，他人の身体に意図的に傷をつける行為であるので，傷害罪を構成する要件を満たすと考えられる．しかし，当然医師の診療が傷害罪になることはないが，その理由を法的に説明する説はいくつかあるとされる．そのひとつに違法性の棄却説がある．診療行為の違法性が棄却されための条件として，①医学的に適切であること，②方法が妥当であること，③患者の同意があることの３つがあるとされる．このうち，③の患者の同意を得るにあたっては，患者に適切な医学的情報を理解できる形で提供し，勧められた診療行為に患者が自律的に同意することが必要である．これは臨床倫理の原則でいえば，自律尊重原則に由来するとみることができる．なお，医療現場でInformed Consentの頭文字をとってI.C.と略されることがあり，「医師がI.C.をした」等ということがあるが，consent「同意」をする主語は，患者や家族らであるので間違った使い方である．

■ 2）カリフォルニアから来た娘症候群 Daughter from California Syndrome

診療方針をめぐって，患者自身や家族らと医療従事者との間で十分に話し合われて合意を得たにも関わらず，後で疎遠だった親類等がやってきて，それまでの経緯を無視した意見を述べ，いわゆる「ちゃぶ台返し」をするような場合をいう．米国で，遠方に住んでいて疎遠な親類をカリフォルニアに住む娘にたとえてこう呼んでいるという．Challenge Case で M 先生が「カリフォルニアから娘さんがやってきた場合は」といったのは，それまで協議に加わっていなかった親類が，後からやってきて「手術をしなかったのは違法ではないか」と言い出すことを想定している．

Recommendations

□ 臨床現場で倫理的問題が起こった場合は，臨床倫理の原則を念頭に問題解決を図る．

□ 最も有名なビーチャムとチルドレスのいう臨床倫理の原則とは，自律尊重，仁恵（与益），無危害，正義の 4 つである．

□ 医療行為ではほとんどの場合，効果のみではなく副作用や合併症の可能性があることから，仁恵（与益）と無危害は同時に考慮されることも多い．

□ これら 4 つの原則には，どの原則が優先されるといった優先順位はないが，医療行為を駆動しているのは，仁恵（与益）原則であると考えられる．

References

1) トム・L・ビーチャム，ジェイムズ・F・チルドレス．生命医学倫理．千葉：麗澤大学出版会；2009.

28

患者－医師関係を熟慮する

― 治療を拒否する急性冠症候群患者 ―

Learning Objectives

□ 患者－医師関係について理解する.

■ Emanuel の患者 - 医師関係の 4 つのモデルを説明できる.

□ Against Medical Advice への対処を理解する.

■ AIMED approach を説明できる.

Challenge Case

患者：80 歳代，男性

現病歴：夕食後の午後 8:30 頃突然胸痛を自覚した．この時多量に冷や汗をかいていた．約 1 時間程度で治まった．翌朝はあまり食欲がなく，朝食を少量食べたときに失神した．おそらく，十秒程度の失神だった．気がついたとき，自分がどこにいるかは分かったようであったが，尿失禁していた．妻がその日のうちに病院受診を勧めたが，拒否した．翌日の朝，全身倦怠感が続くため，近医受診，心電図異常を認めたため紹介受診となった（**Box 1**）.

心電図

既往歴：特記事項なし．検診などは受けたことがない．喫煙歴 20 本 / 日 × 50 年

身体所見：意識清明，重篤感はない．血圧 128/84mmHg，心拍数 64 回 / 分，呼吸数 20/ 分，SpO_2 96%（室内気）.

頸静脈怒張＋胸骨角から 6cm 上

心音；整，雑音なし，III 音なし.

呼吸音；喘鳴なし，ラ音なし

下肢浮腫なし

Tutorial

指導医 M：病歴と心電図から心臓性失神を考えたということですね？

総合診療医 G：はい．急性冠症候群，おそらく下壁心筋梗塞が失神の原因と考えました．全身倦怠感も，これによるものと思います．

M：それで，入院を勧めたのですね．

G：はい，そうなのですが，どうしても入院しないと言うのです．

M：何故入院しないというのでしょうか．

G：それが，何度きいても「私は大丈夫です．」としか言わないのです．

M：どういう説明をしたのですか．

G：心臓発作を起こしており，入院して適切な治療をしなければ突然死する可能性，心不全で苦しい思いをする可能性が高いことを説明したのですが，「そのときはしょうがないですよ．」とおっしゃっていました．なぜ入院したくないのかを繰り返しきいたのですが，「入院はしない，死んでも入院しない．」を繰り返すのみでした．一緒に来た妻の説得にも耳をかそうとしませんでした．

M：それで，どうしたのですか．

G：救急外来で奥さんやほかのご家族と一緒に2時間以上説得にあたったのですが，どうしても入院しないということと，その理由をいくらきいても「自分は大丈夫だ．」を繰り返すばかりでした．

Box1　症例の心電図

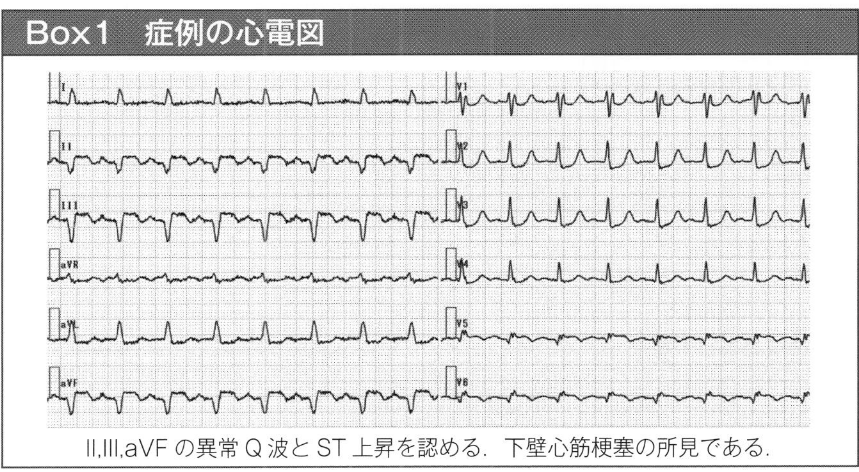

II,III,aVF の異常 Q 波と ST 上昇を認める．下壁心筋梗塞の所見である．

M：病状は理解できていると思いましたか．

G：はい，認知症が進んでいるという方ではなく，ご自分の言葉で自分の病状を説明してもらいましたが，「心臓の発作を起こした．入院しないで帰れば死ぬかも知れない．」と答えました．そういうことからすると，理解していると言って良いと思いました．

M：それで，結局帰宅したのですね．

G：はい，上級医の先生とも相談したのですが，無理に入院させることもできず，できるだけの処方をしてこれを内服してくれることと，近医に通院することを約束して，診療情報提供書を持たせて帰宅しています．胸の痛みが再びでたり，息苦しくなったり，また失神したり，あるいは気が変わって入院しても良いと思ったらいつでも再来してくれるように話しました．「検査・治療を中断する場合の同意書」という病院が用意している書類を記載して，署名してもらいました．

M：そうですか．このような Against Medical Advice（AMA）(**Glossary 1**) について，どう対処するのが良いか勉強しておきましょう．

G：こういう患者は，自分の意思で入院を拒否するのですから，前に教えて頂いた自律尊重原理に従って，患者の言うとおりにするということで良いのでしょうか．その結果病状が悪化し，最悪死亡しても自分自身の責任ということですから．法的に考えても，むりやり治療することはできないでしょうし，入院拒否する人を強制入院させることは精神保健法に定められた場合など，一部の場合を除いてできません．

■ AIMED approach

M：だからといって，自律尊重原理に則って自己決定に従えば良いという単純な話ではないと思います．それを考えるにあたって，AMA の際に行うべきことをまとめた AIMED approach[1] という方法を提唱している人がいます（**Box 2**，**Glossary 2**）．

Glossary

■ 1）Against Medical Advice (AMA)

患者が医療者のすすめに反して，自らの意思で治療を中断すること．多くは入院患者が治療途中で帰宅することや，救急外来で治療を完了せず，あるいは入院のすすめに反して帰宅することをいう．再受診率も高く，重症化してくる場合が多い．

■ 2）AIMED Approach

Clark ら[1]が 2014 に提唱した AMA に対するアプローチ．

・**Assess（評価）**；疾患の重症度，治療の緊急性，患者の意思決定能力（問題があれば，それが治療可能か），患者の健康と福祉へのリスクの評価．

・**Investigate（調査）**；患者が拒否する理由，薬物やアルコール離脱症状などの有無，子供・高齢者・ペットの世話など生活上の必要性を調査する．症状が影響して治療拒否する場合はこれをとるようにする．治療計画についてのコミュニケーションをはかる．かかりつけ医や家族らと協力できないかを調べる．

・**Mitigate（緩和する）**；必要な治療のうち患者が許容できる最大限を勧める．必要な薬を処方する．適切なフォローアップと退院（帰宅）指導をする．

Box 2 AIMED approach（文献 1）より筆者訳）

- Assess
  - 重症度 / 治療の緊急性
  - 意思決定能力（問題があれば治療可能か）
  - 患者の健康と福祉へのリスク度
- Investigate
  - 患者が拒否する理由
  - 快適にする（症状をとる）
  - 治療計画についてのコミュニケーション
  - 離脱症候群
  - 子供や高齢者，ペットの世話などの必要性
  - かかりつけ医や家族らとの連携
- Mitigate
  - 必要な治療のうち患者が許容できる最大限を勧める
  - 必要な薬の処方
  - 適切なフォローアップと退院（帰宅）指導
- Explain
  - 本来の治療計画の利点とリスク
  - 推奨治療をしない場合の危険性
  - 代替案
  - 帰宅指導と再受診の指導
  - いつでも戻ってきて良いことの保証
- Document
  - 救急での医学的評価
  - 意思決定能力の評価
  - 治療した場合としない場合のリスク / 利益
  - 拒否の理由
  - 交渉の努力（家族や友人らの関与も）
  - 代替案とそのリスクと利益
  - 帰宅する際の指導，どのような時に戻ってくるべきかも含めて
  - このようなことがされずに帰宅するような場合は，探す努力をする

Clark らが提唱した Against Medical Advice への対処の方法．

・**Explain（説明）**；本来の治療計画の利点とリスク，推奨する治療を受けない場合の危険性を説明する．代替案を示す．帰宅指導と再受診の指導，いつでも戻ってきて良いことの保証をする．

・**Document（記録）**；救急での医学的スクリーニングの結果，意思決定能力の評価，治療した場合としない場合のリスク / 利益，拒否の理由，家族や友人らも巻き込んだ交渉の努力，説明した代替案とそのリスクと利益，帰宅する際の指導，どのような時にもどってくるべきと説明したかを含めて記録する．

■ 3）Paternalism パターナリズム

患者のためになると医師が信じることを，患者の意向を無視して行うことを父権主義，パターナリズムと呼ぶ．パターの語源は「父親」の意とされるが，最近は「両親」の意味で，親権主義 parentalism ペアレンタリズムと表現されることもある．すなわち，まだ無知な子供のために親が子供のためになると信じることを行うとき，子供の意向は考慮されずに行われることからこう呼ばれる．癌患者に真の病名を告げずに治療を行うことは，悪しきパターナリズムのひとつとして語られる．それはその通りであるが，患者に対して益をなそうとしたり害を与えまいとしたりすること自体は否定されるべきものではないし，医療は病に苦しむ者に対して，益をなそうとするところに行う動機があるので，**擁護的な**パターナリズムは**時と場合によって**正当化されうる[2,3]．

■ 4）Shared Decision Making シェアード・ディシジョン・メイキング

患者の意向を無視するパターナリズムではなく，逆に意思決定を患者に丸投げするのでもない，患者と医療者が協働して意思決定しようとするあり方をいう．

G：なるほど，AIMED approach によると，「自分で決めたのだから，結果についても自己責任で」という態度ではなく，患者が治療を拒否する理由を探ったり，次善の策や妥協点を示したりして，患者のためにできることをしなければいけないのですね．

M：そうです．自律尊重原理や自己決定というのは重要なことなのですが，「自己決定だから死んでもしょうがない」という態度でいると，医療が本来するべきこと，つまり与益・善行，無危害を軽んじてしまうことになります．AMAのように自己決定が与益・善行原理や無危害原理と対立する場合，片方だけを優先すれば良いという訳ではありません．この場合は，自律尊重原理に従うというよりも，「本当は入院してもらって治療したい（するべき）のだけれどもできない」ということだと思います．ですから，「では，次善の策は何か」を探したり妥協策を提示したりして，その時にできる，患者にとっての益となるように努力しているというわけです．

患者にとって益となることをするのに，患者の意思を蹂躙するようなやり方は悪しきパターナリズム（**Glossary 3**）として非難されるべきでしょう．しかし，一方で患者の言うことをそのまま聞いてさえいれば良いというのは，自律尊重の誤った理解だと思います．与益・無危害原理というのはある意味で擁護的な「良きパターナリズム」の現れといえますが，これと自律尊重原理はしばしば対立します．そして，これらのバランスをとることで，患者－医師関係がどうあるべきかを考えることができます（**Short Lecture**, **Glossary 4**）．情報提供・合意モデルによる患者－医師関係は，患者が本当の意味で病状を理解していて，自分の価値観を確固たるものとしていて，それに基づいて意思決定する場合は良い場合もあると思います．しかし，全て「自己決定だから自己責任で」というのは，情報提供・合意モデルの誤ったあり方です．今回のように初めての心臓発作で，果たして本当の意味で病状を理解しているのか，あるいは自分の確固たる価値観に基づいて意思決定しているのかが確定できない場合には，医療者はある程度良い意味でのパターナリスティックな部分を残しておくべきでしょう．

High-value Care & Low-value Care

■ 高価値な医療：

- 患者の意思で受療を中断し，それによって病状が悪化する可能性が高い場合，医療者はその理由を探り，問題があれば解決，説得にあたり，それでも翻意しない場合は次善の策を提案，治療を再開することの保証を与えるなどするのが高価値な医療．
- 医療行為を駆動する力の原点は，患者に益をなし，害を避けようとすることであると理解するのが高価値な医療．

■ 低価値な医療：

- 自らの意思で医療を受けることを拒否する患者に，自己責任として，十分な評価，調査，説明をせず説得を試みないのは低価値な医療．
- 患者に医療情報を提供するのみで，意思決定を患者らに“丸投げ”するのは低価値な医療．

Short Lecture

■ Emanuel の患者－医師関係の４つのモデル（Box 3）

Emanuel ら[4] は 1992 年，患者－医師関係を４つのモデルに分けた．筆者は，患者の価値観による自律の強さと，医師が有する一般的・客観的価値観に基づく擁護的パターナリズムの強さとのバランスが，この４つを形作ると考える．

Box 3 では，左側ほど患者の価値観による自律が，逆に右側ほど一般的・客観的価値観による擁護的パターナリズムが強くなる．いわゆる Shared decision making による意思決定は，このバランスを意識しながら行われると考える．また，同じ患者と医療者の関係でも，時と場合によっていずれのモデルに近いかは変わりうる．

Box 3 患者－医師関係の４つのモデル（文献 4）より筆者訳）

	情報提供・合意モデル	解釈モデル	協議モデル	父権主義モデル
患者の価値観	明確，固定，患者が自身の価値観を知っている	不完全で，矛盾があり，説明を必要とする	倫理的議論により，刷新され発展していく	客観的で医師と患者が共有している
医師の義務	必要な情報を適切に提供して，患者が選んだ治療を実施すること	患者の価値観を解釈して説明し，患者が選択した治療を実施すること	患者に情報提供して選ばせた治療法を実行するだけでなく，最も価値あるものを患者に明瞭に表現して納得させること	患者の現在の選好とは無関係に，患者の幸福を推進する
患者の自律	治療法を選択してさらにコントロールする	適切な医療ケアを自ら理解する	医療に関連した道徳的な自己開発	客観的価値観に同意する
医師の役割	有能な技術専門家	カウンセラーまたはアドバイザー	友人または教師	守護者

Emanuel らが示した患者－医師関係の４つのモデル．患者の自律と医師の擁護的パターナリズムとのバランスで形作られる．この「医師」の部分は「医療者」とする方がよい．

■ 1. 情報提供・合意モデル

4つのモデルの中で患者の自律が最も強く，医療者のパターナリズムは極力小さな影響にとどまる．例えば，慢性閉塞性肺疾患で繰り返し人工呼吸管理を受けてきた患者が，自らの余命が短い事を理解し，人工呼吸器による延命治療を拒否する場合などはこのモデルによって意思決定されうる．自らの病状や治療に対する患者の正しい理解と，患者の価値観が確固たるものであることが重要であると考えられる．

■ 2. 解釈モデル

患者はある程度自らの価値観を持っているが，自分自身も不十分な理解にとどまっている．そこで患者の価値観を，医療者が引き出して言語化することに努める．これにより，患者が自らに適した医療ケアを理解できるようになる．

■ 3. 協議モデル

患者の価値観はまだ形になっておらず，医療者との話合いにより形作られ，発展していく．この場合，医療者がもつ一般的・客観的な価値観は，形成される価値観に影響する．

■ 4. 父権主義モデル

医療者は患者の現在の選好をあえて聞くことなく，患者の益と信ずることを推進する．このとき，患者の価値観は一般的・客観的な価値観に同じであり，医療者のパターナリズムは患者に対して擁護的であるという前提がある．例えば，救急外来に運ばれてくる重症患者の殆どは，治して欲しいと願い，救命を望むはずである．これは，一般的・客観的価値観，すなわち生命の保護や苦痛の除去に一致する．患者がそのような価値観を有していることは，暗黙の了解とされていることが多い．

Recommendations

- □ Against Medical Advice（AMA）は再受診する率が高く，より重症化することが多い．AMA に対しては，自己決定だから結果も自己責任として突き放すのではなく，患者の病状や理解力，判断力を評価し，治療を拒否する理由を探り，治療の必要性を説明，説得にあたったり妥協策を提示したり，次善の策を探ることが大切である．
- □ 患者－医師関係は，患者の価値観に基づく自律と，一般的・客観的価値観に基づく医師の擁護的パターナリズムとのバランスでモデル化することができる．
- □ 患者の病状理解や価値観とその強さに応じて，どのような自律－パターナリズムバランスをとるかを考えるべきである．

References

1) Clark MA, Abbott JT, Adyanthaya T. Ethics seminars: a best-practice approach to navigating the against-medical-advice discharge. Acad Emerg Med. 2014 ; 21 (9) : 1050-7.
2) R.Jonsen A, Siegler M, J.Winslade W. 患者の意向 . 臨床倫理学 . 東京 : 新興医学出版社 , 2006, p56-127.
3) トム・L・ビーチャム , ジェイムズ・F・チルドレス . パターナリズム . 生命医学倫理 . 東京 : 麗澤大学出版会 , 2009. p215-37.
4) Emanuel EJ, Emanuel LL. Four models of the physician-patient relationship. JAMA. 1992 ; 267 (16) : 2221-6.

DNR 指示を CPR 以外の医療行為に影響させない

― 超高齢慢性心不全患者の Do Not Resuscitation (DNR 指示) ―

Learning Objectives

□ DNR の意味を理解している.

- ■ DNR は心停止時の CPR の不開始のみを意味していて，それ以外の医療行為に影響してはならないことを理解している.
- ■ DNR の適応について議論することができる.

Challenge Case

患者：90 歳代，男性

現病歴：過去に複数回の心不全による入院歴がある．認知症の症状はほとんどなく妻と二人暮らしで，休みながらであれば自ら歩ける．定期の外来でも病院玄関前から自ら歩いて待合室に入る．5 日前に自宅でよろけた際にテーブルの角で右脇腹を打撲し，痛みが強かったため救急外来を受診した．胸部 X 線，胸部 CT を撮影され，気胸や肋骨骨折はないと判断されて鎮痛薬を処方されて帰宅した．その後徐々に倦怠感と息切れが出現したため，本日予定外に外来受診．胸部 X 線で右胸水貯留を認めたため，心不全の増悪と診断されて入院した.

既往歴：陳旧性心筋梗塞，慢性心不全，慢性腎臓病

身体所見：身長 158cm，体重 54kg，血圧 96/60mmHg，脈拍 102 回 / 分，呼吸数 20 回 / 分，体温 36.0℃，眼瞼結膜蒼白，頸静脈怒張なし，右下肺領域で呼吸音が減弱．心音 整，III 音聴取せず，全収縮期雑音 III/VI，下腿浮腫なし.

Tutorial

総合診療医 G：M 先生，同僚の F 先生が診ている心不全の方について相談があります．今日入院したのですが，先ほど看護師から「倦怠感が強いそうで，なんとかして欲しいと訴えています.」と呼ばれました.

指導医 M：あの方は確か，心機能がかなり悪い高齢の方ですね．これまでにも何度か心不全の増悪で入院していますね．

G：そうです．先日，自宅で転倒して右脇腹をテーブルの縁にぶつけたようで，救急外来を受診されています．この時は胸部 X 線・胸部 CT まで撮って骨折や気胸を検索しています．骨折などはないということで，帰宅されました．

M：それが，今日になって・・・5 日経って外来を受診したのですね．

G：はい．息切れと倦怠感で F 先生の外来を受診しました．F 先生は，胸部 X 線で右胸水貯留があることから，心不全の増悪ということで入院してもらって利尿剤を増量しました．そして，入院時の指示で「超高齢の方で心不全の末期の方です．DNR(Do Not Resuscitation) とします．」という指示がでているのです．

M：それは本人と話し合ってのことなのですね．

G：はい．ただ，この患者は今回貧血になっています．普段，外来ではヘモグロビンが 11 ～ 12g/dL の間で推移していたのですが，今回入院時は 5.8g/dL と明らかに貧血が進行しています．頸静脈も怒張はしておらず，胸部の聴診でもラ音や喘鳴は聴取しません．四肢の浮腫はなく，体重も普段外来で測定されていますが，調子の良いときよりも 2kg ほど減少しています．

M：それは，F 先生も気づいているのですか．

G：はい，もちろん気づいているのですが，「DNR なので，輸血はしません．」と看護師に説明しているようです．私は，この方は抗凝固薬を内服中ですし，胸部を打撲した際に出血していて，ゆっくりと貧血が進行してきたのではないかと F 先生に話しました．胸水の性状を調べるために試験穿刺すると，出血かどうか分かるのではないかとも話しました．

M：それで，F 先生はなんと言っているのですか．

G：「この方は超高齢で DNR なので，胸腔穿刺のような侵襲的な検査もしません．」というのです．次第に食欲もなくなってきているというのですが，なにもしないというのは，なんだか納得がいかなくて．病棟の看護師も，「もやもやして」私に意見をききたかったという感じでした．

M：なるほど，それで，G 先生はこの方に何が起こっていると考えているのですか．

G：胸部を打撲したときに，実は当初は明らかでなかった胸腔内出血があって，少しずつ持続していたのではないかと思います．元々心機能がかなり悪く，左室駆出率が 20% にも満たない方です．そこへ貧血が高度になったために末梢組織への酸素供給が不十分になり，倦怠感や息苦しさが出現している，つまりこれは末梢循環不全による症状だと思います．輸血をしてヘモグロビン濃度を上げることで症状は軽快するのではないかと思うのです．

M：なるほど，胸部 X 線もうっ血の所見は強くなく，身体所見もうっ血を思わせる所見はないのですね．G 先生のアセスメントは正しいかもしれませんね．心機能が悪くなければ抗凝固薬を中止して，鉄剤などで貧血の改善を待てるかもしれませんが，心不全で末梢の酸素供給が不十分になっているとそういう余裕はないということですね．

G：DNR 指示を出したからと，胸腔穿刺も輸血も施行しないというのはどうなのでしょうか．

M：DNR 指示は，心停止時に心肺蘇生 Cardio-Pulmonary Resuscitation, CPR を行わないということのみを意味するのであって，それ以外の診療行為については別に議論すべきとされています（**Short Lecture** 参照）．

G：慢性心不全もかなり進行していて，90 歳代という年齢を考えても人生の最終段階にあるというのは分かります．患者本人や奥様も，そのことは理解しているようです．F 先生から「急変したときはどうしますか．延命処置を希望しますか.」ときかれて「延命処置は希望しません.」と答えたそうです．

M：「急変」や「延命処置」という曖昧な表現で説明を受けているのであれば，患者本人もご家族もよく理解しているとはいえないかもしれませんね．F 先生は，慢性心不全が進行して，その結果心停止に至るような場合は CPR をしないということを想定したのかもしれませんが，今回のイベントを同じに考えることはできません．F 先生には私からも話してみます．胸水の性状から出血の有無を確認して，必要なら輸血もするべきでしょう．人生の最終段階であるからこそ，生活の質を良いものにするべきですから．

High-value Care & Low-value Care

■ 高価値な医療：

- DNR 指示を CPR 以外の医療行為に影響させないのが高価値な医療．
- 人生の最終段階であるからこそ，生活の質を充実させようとするのが高価値な医療．

■ 低価値な医療：

・ DNR 指示がでているからと，他の医療行為も自動的に差し控えるのは低価値な医療.
・ 人生の最終段階を充実させようとしないのは，低価値な医療.

Glossary

■ 1）Do Not Resuscitation（DNR）と Do Not Attempt Resuscitation（DNAR）

心停止時の蘇生処置を禁止する指示を表す語に DNR と DNAR という語があり，歴史的には前者が先に使用されてきた．どちらも心停止時に蘇生措置を行わないという意味であり，どちらを指示しても通用する場合がほとんどであると思われるが，ここではあえて両者の違いについて考える．通常 Do not open the door（その扉を開けるな），Do not shout（叫ばないで）という場合，それは“その扉を開けることができる，叫ぶことができる”ことを前提として，それを禁じている．したがって，Do Not Resuscitate（蘇生しないで）という場合も（やろうと思えば）“蘇生することができる”というニュアンスが含まれている．しかし，「病院内で行われる蘇生努力はほとんどの場合無益なので，この言葉は誤った希望を持たせてしまう」という理由で Do Not Attempt Resuscitate（蘇生しようとしないで）という言葉が提唱された[1)]．つまり DNAR という語を用いる場合は，「試みても蘇生できないので，蘇生しようとするな」という意味合いになる．これを箕岡は「DNAR という言葉には『その患者は末期であり，蘇生の可能性がほとんどない』といった前提がそこを流れているという違いがある．医療者は DNAR の医学的根拠について十分に検討し，『蘇生可能性の少ない（ない）患者』に対してのみ出すべきだということを意味している」と述べている[2)]．先に，通常は DNR も DNAR も同様に理解されていて，どちらを用いてもほとんどの場合問題はないと述べたが，このような違いを考えると，DNR という語は「蘇生できる可能性が高い（ある）患者であるが，蘇生処置をしない」場合について用いられるのに対し，DNAR という語は「そもそも蘇生可能性が低い（ない）患者なので，蘇生処置をしない」という場合について用いるべきといえる．後者で蘇生処置をしないのは異論がないとして，前者について蘇生処置をしない根拠については熟慮する必要がある．

■ 2）Show code, Slow code

Show code, Slow codeとは「蘇生（自己心拍再開）させるつもりがないのに，見せかけのCPRを行う」ことを意味する．“芝居”という意味でHollywood codeともいう．現在でもそのような場合があるのか考えてみると，「家族が来るまではCPRをする」が該当すると思われる．末期状態にある患者がいつ心停止に陥るか分からない場合で，家族不在の際に心停止に陥ったときに「家族が死に目に会えるように」CPRを行い，家族らが到着後CPR終了の時刻をもって死亡時刻とするような場合である．DNRが後述するように「尊厳を持って死にゆく者への冒涜」を防ぐために出てきた概念であり，なにより心停止に至った患者にみせかけのCPRを行っている間，家族の来訪を認識できているとは思えないので，「家族が来るまでCPR」についても問い直さなければならない．とはいえ，わが国では「死に目に会う」ことが大切にされる傾向があるので，DNRについて患者・家族らと協議する際に予め「死に目には会えないかも知れない，心臓マッサージをして死に目に会おうとしても患者のためにならない」ことを説明して，心停止時にCPRをしないことの理解を得ておくべきであろう．

Short Lecture

「Do Not Resuscitation（DNR）の歴史と意味，落とし穴」

■ 1.CPRの始まりとDNRの概念の登場

閉胸式心臓マッサージClosed-chest Cardiac Massageは，動物実験では有効性が示されていたが，1960年Kouwenhovenらがヒトにも応用して高い蘇生率を報告した[3]．この報告は，手術・麻酔導入の際，または心筋梗塞による心室細動に対して，すなわち予期しない心停止の症例に行われたものであった．

その後，118例（138件）のcase seriesの報告[4]があり，心収縮の再開が78%，生存退院が24%と報告されたが，手術や回復室以外の症例は76件(56.5%)であった．これらをきっかけとして，米国で1960年代に現在の人工換気と胸骨圧迫(閉胸式心臓マッサージ)によるCPRの原型が形作られたと考えられる．しかし，その後CPRは次第に予期しない心停止以外，例えば悪性腫瘍の末期で心停止に至ったような場合にも行われるようになった．さらに蘇生の見込みがないにも関わらず，CPR を形式だけ行う“Show code”，“Slow code”と呼ばれる行為も行われ，あるいはCPR を行わないということについて医療従事者だけの間で決めるといったことが広まったと言われる．そのような状況を受けて 1974 年，アメリカ心臓協会 American Heart Association（AHA）が Journal of American Medical Association（JAMA）に Standards for Cardiopulmonary Resuscitation (CPR) と題した心肺蘇生のガイドライン[5]を掲載し，「CPR の適応にならない患者がいる」ことを明記した．この中では，CPR の目的が突然の予期せぬ死亡を防ぐことであり，適応にならない場合が存在すること，そして，そのような場合に CPR を行うことは「尊厳をもって死を迎える権利に対する強い冒涜である」とされている．また，CPR の適応にならないことは，診療録に記載されるべきともある．Massachusetts General Hospital, MGH は 2 年後の 1976 年に「望みのない重篤な患者へのケア」と題したガイドライン[6]を発表し，その中で治療について選択的制限がかかる患者については「Resuscitation status を記録すること」，つまり心停止時に蘇生措置を行うか否かの診療録への記載を推奨している．

この頃と時を同じくして，1975 年遷延性意識障害に陥った女性カレン・クインランの人工呼吸器を停止することを求めた裁判（**Box 1**）を皮切りに，米

Box 1　カレン・クインラン裁判

米国で治療中止をめぐる最初の裁判．その後の臨床倫理に大きな影響を与えた．

- 1975 年，当時 21 歳のカレン・クインランがパーティで意識を失い呼吸停止となり，治療後も遷延性意識障害に陥った．人工呼吸器につながれた彼女の両親が，人工呼吸器を外して安らかな死を迎えさせるために，治療上の決定を下す代理人になることを求めた訴えを起こした．一審はこの訴えを却下したが，州最高裁は原審を覆し訴えを認めた．この時，以下のことが決定された．
  - **憲法上プライバシー権が保障されており，それには患者の治療拒絶権も含まれる．** この権利を患者自身が行使できない場合は後見人によって代わりに行使することができる．
  - **患者のプライバシー権と生命維持利益は対抗関係にあるが，身体的侵襲が大きく，回復可能性が小さくなるほど前者が優越する．** 本件では，カレン自身の予後の見通しは非常に悪く，身体的侵襲も大きいので，後見人がプライバシー権に基づいて治療の中止を求めることができる．
  - **生命維持装置の撤去がカレンの死を早めるとしても，その死の原因はすでに存在する他の理由（病気）によるので，誰も法的責任は負わない．** 生命維持装置の撤去は，病院の倫理委員会の決定に委ねられるべきである．

国では治療中止をめぐる裁判や立法が相次いだ（**Box 2**）．なお，この時期の米国で 1950 年代半ばから始まった自由公民権運動の流れを受けて，無益な治療を中止することが“権利”と結びついたことは特筆に値する．以後，1988 年には米国の病院認定機構である Joint Commission Accreditation of Healthcare Organization（JCAHO）が全ての医療施設に DNR のガイドラインを作成することを求めた．その後の 1991 年，米国医学会 American Medical Association（AMA）が JAMA に DNR のガイドラインを発表した[7]．この中ですでに，「DNR 指示は，心停止時に蘇生努力をしないことのみを意味するのであって，患者にとって適切な他の治療には影響してはならない」と記されている．

Box 2　治療中止をめぐる米国の裁判・立法

カレン・クインラン裁判以降，米国で治療中止をめぐる裁判や立法が相次いだ．主な論点は自己決定の権利であった．

・1976 年

- **カレン・クィンラン裁判 (Box1 参照)**
- **カリフォルニア州 Natural Death Act**
  カレン・クィンラン裁判を受けて成立．「末期状態になったときに生命維持装置を外す」事前指示の書面を作成する権利を認めた．

1982 年

- **クラレンス・ハーバート裁判**
  手術の合併症で昏睡状態に陥った患者の人工呼吸器と経管栄養を中止した後，患者が死亡した．二人の医師が殺人罪で起訴された．→ 後に無罪．

1986 年

- **ニューヨーク DNR 法**

1990 年

- **ナンシー・クルーザン裁判**
  交通事故で遷延性意識障害に陥った患者の両親が，経管栄養を中止することを求める訴えを起こした．

1991 年

- **自己決定権法，ジョージア州 DNR 法**

1992 年

- **イリノイ州・モンタナ州 DNR 法**

■ 2.DNR のわが国への導入

日本へも CPR が広がり，やがて DNR の概念も入ってきたと思われる．MGH のガイドラインから約 10 年後の 1985 年，森岡は「蘇生を行わないという指示 DNR」と題した論考を発表している[8]．この中で「死の訪れが神の恵みであったような患者が，植物化状態に陥り生命維持装置に頼ったり，意識が回復したときに，ふたたび病苦に苛まれる状態に戻ったりするとなると，蘇生法がかならずしも人道的とはいえなくなる．」「1970 年代，アメリカでは，生命の質と人為的生命維持責任の関係を問う裁判事例が散発し，患者の側からは尊厳死の権利や医療辞退，living will などの考えが出されてきた．アメリカ医師会は・・・(中略) これが do not resuscitate orders, 略して DNR とよばれるものである．」と紹介されていることから，この頃わが国にも DNR の概念が入ってきたと考えられる．この論考の末尾に「ともあれ生命思想の急変に流されすぎて，救かるべき人の救命処置を疎かにする過ちを侵してはならない．人は集団では狂気になりうることを忘れてはならない．」と述べていることにも注目したい．

その後の論文からは，1990 年代のわが国では DNR 自体を知らなかったり正しくは理解されていなかったりして，DNR が指示されても実際には CPR やその一部が施行されていたことがうかがえる[9-11]．筆者が臨床研修を始めたのは 1992 年である．当時 DNR という言葉は知っていたが，現在ほど多くは適応されておらず，診療録に記載するべきかどうかも定められてはいなかった記憶がある．高橋は 1998 年に DNR を「わが国においてはあまり馴染みのない言葉である．」と記している[12]．しかし，その後次第に DNR が CPR を禁止している指示であることが普及していき，現在に至ったと考えられる．

Box 3　文献・法にみる米国のDNRの歴史と日本のDNR

年	米国	日本
1960	W.B.Kouwenhobenら閉胸式心臓マッサージの有効性を報告 JAMA 173, 1064-1067 .	
1961	Jude JRら118例のcase series.を報告 JAMA 178, 1063-1070.	
1974	JAMA；CPRが適応にならない場合がある，DNRは指示として記載されるべき．JAMA 227, Suppl:864-8.	
1976	助かる見込みがない患者，MGHガイドライン（最初の施設ガイドライン）New Engl J Med 295, 362-364.	
1984		
1985		「蘇生を行わないという指示」森岡，医学の歩み ,vol134,(6・7)
1987	Blackhall "Must We Always Use CPR?" New Engl J Med 317, 1281-1285	
1988	JCAHO；すべての病院でDNR指示のガイドライン作成を指示	
1989	"DNAR"という言葉の提唱 New Engl J Med 320, 673.	
1991	AMAのガイドライン .JAMA 265,1868-1871. ジョージア・イリノイ・モンタナ州などがDNAR法を制定．Patient Self Determination Act 患者の自己決定法	
1994		終末期患者に対するDNR指示はどうあるべきか（日本蘇生学会，集中治療医学会，日本麻酔学会アンケート）麻酔 ,vol43.(4)
1995		日本救急医学会がDNRを定義
1996		
1997		「日本でDNRが困難なのは，多くの医師にとって患者の死が敗北であると認識することに起因している.」DNRの考え方は変わったか , 植田，蘇生 16(1)
		「(DNRの)約90%の症例になんらかの処置（気管挿管，人工呼吸器装着，心臓マッサージ，気管切開，用手的人工呼吸，DCショック）が行われていた.」末期患者とDNR, 深浦，蘇生 16(2)
1998		「我が国においてはあまり馴染みのない言葉である.」DNRの適応と基準 , 高橋，呼と循 46(4)
1999		
2000		
2016		What is the true definition of a "Do-Not-Resuscitate" order ? A Japanese perspective, Hiraoka, et.al. Int J General Med ;2016(9)
2017		日本集中治療医学会　蘇生不要指示に関する現状・意識調査 , 日集中医誌 , 24(2)
		日本集中治療医学会　Do Not Attempt Resuscitation (DNAR) 指示のあり方についての勧告 . 日集中医医誌 .24(2)

米国に遅れること10年ほどで，わが国にもDNRの概念が入ってきたと思われる．1995年の日本救急医学会のDNRの定義はその後改定されている（同学会のホームページ参照）.

■ 3.DNR の誤解

わが国でも CPR が広がるにつれて，米国同様に適応にならない患者にも行われるようになり，その後 DNR の概念が広がったと考えられる．しかし，DNR 指示が出されると，今度は CPR 以外の診療行為も差し控えられることが多くなった[13, 14]．日本集中治療医学会の調査では DNR 指示が出されると侵襲の大きい処置ほど差し控えられる傾向があるが，約半数の回答者で ICU への入室，抗不整脈薬，抗菌薬など侵襲が大きいといえない治療も差し控えると答えている（**Box 4**a）．さらに「高齢である」「ADL が低い」ということが DNR の適応とされる可能性があることも示唆された．特に ADL の低さが高齢であることよりも DNR の適応とされることが多く，そのような回答者では，差し控えられる治療が多くなる傾向も示された（**Box 4**b）[14]．蘇生の可能性がある

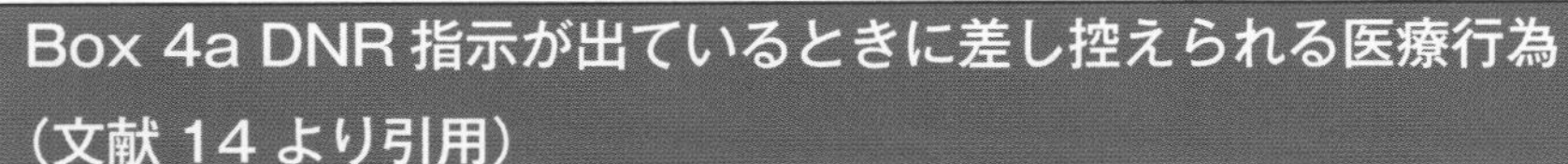

Box 4a DNR 指示が出ているときに差し控えられる医療行為
（文献 14 より引用）

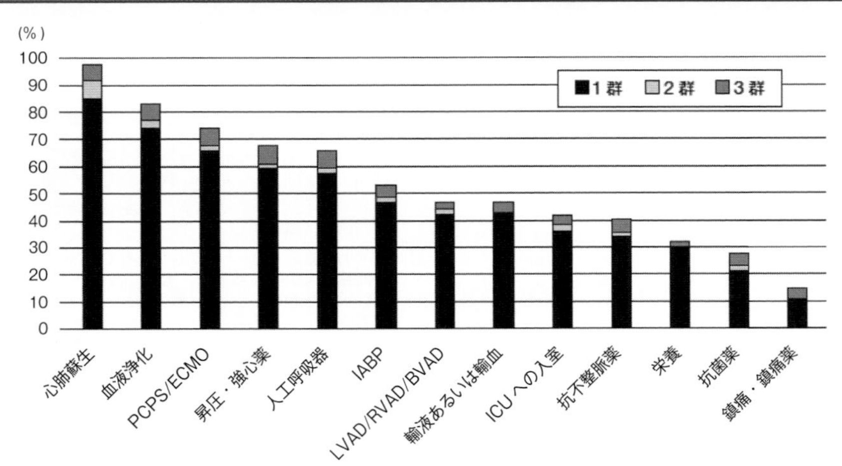

1 群：倫理マニュアルがないかもしくは作成中の施設で，DNR（DNAR）指示を出していると答えた施設のうち，DNR（DNAR）で治療の終了・減量・差し控えがあると答えた 39 施設．
2 群：倫理マニュアルがあって，終末期マニュアルがないと答えた施設のうち，DNR（DNAR）マニュアルがある施設で，DNR（DNAR）マニュアルで治療の終了・減量・差し控えがあると答えた 3 施設．
3 群：倫理マニュアルがあって，終末期マニュアルがあると答えた施設のうち，DNR（DNAR）マニュアルがないと答えた施設で，終末期マニュアルで治療の終了・減量・差し控えがあると答えた 5 施設．

（高い）場合に，高齢であることのみや ADL が低いことのみをもって DNR の適応とするのは疑問であり，ましてや心停止時以外の医療行為について自動的に差し控えられるというのは大きな問題である．Challenge Case のような例は典型的な DNR の誤用であり，終末期医療の方針決定のあり方を考え直さなければならない．

Box 4b ADL が低いだけで DNR を考慮するか否かと差し控えられる医療行為の数（文献 14 より引用）

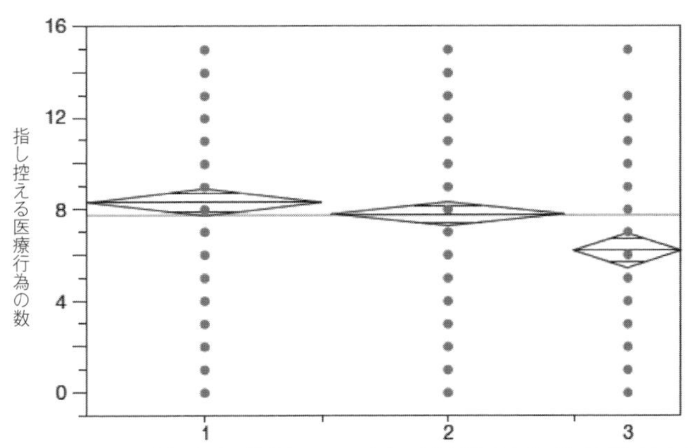

水準	－水準	スコア平均の左	差の標準誤差	Z	P 値
2	1	− 18.2794	12.14628	− 1.50494	0.1323
3	2	− 38.6930	11.37487	− 3.40162	0.0007*
3	1	− 46.8237	10.99528	− 4.25853	< 0.0001*

Wilcoxon 検定の結果：治療可能であれば DNR（DNAR）は考慮しない群では，他の 2 群に比べて差し控える医療行為の数が少ない．

水準 1：ADL が低いだけで DNR（DNAR）を考慮する．
水準 2：ADL が低くかつ重症であれば DNR（DNAR）を考慮する．
水準 3：ADL が低くても治療可能であれば DNR（DNAR）を考慮しない．
＊：水準 3 対 1，水準 3 対 2 で有意に水準 3 が少なかった．

■ 4. 日本集中治療医学会の DNAR 勧告

このような状況を受けて，日本集中治療医学会では 2017 年に「Do Not Attempt Resuscitation (DNAR) 指示のあり方についての勧告」を発表した[15]．DNAR は心停止時の CPR の不開始のみを意味することや，CPR 以外の終末期医療については別に議論されるべきことなどが述べられている（**Box 5**）．

Box 5 Do Not Attempt Resuscitatin 指示のあり方についての勧告（文献 15 より引用）

1. DNAR 指示は心停止時のみに有効である．心肺蘇生不開始以外は ICU 入室を含めて通常の医療・看護については別に議論すべきである（注 1）．
2. DNAR 指示と終末期医療は同義ではない．DNAR 指示にかかわる合意形成と終末期医療実践の合意形成はそれぞれ別個に行うべきである（注 2）．
3. DNAR 指示にかかわる合意形成は終末期医療ガイドラインに準じて行うべきである（注 3）．
4. DNAR 指示の妥当性を患者と医療･ケアチームが繰り返して話し合い評価すべきである（注 4）．
5. Partial DNAR 指示は行うべきではない（注 5）．
6. DNAR 指示は「日本版 POLST—Physician Orders for Life Sustaining Treatment—(DNAR 指示を含む)」の「生命を脅かす疾患に直面している患者の医療処置（蘇生処置を含む）に関する医師による指示書」に準拠して行うべきではない（注 6）．
7. DNAR 指示の実践を行う施設は，臨床倫理を扱う独立した病院倫理委員会を設置するよう推奨する（注 7）．

注 1 心停止を「急変時」のような曖昧な語句にすり替えるべきではない．DNAR 指示のもとに心肺蘇生以外の酸素投与，気管挿管，人工呼吸器，補助循環装置，血液浄化法，昇圧薬，抗不整脈薬，抗菌薬，輸液，栄養，鎮痛・鎮静，ICU 入室など，通常の医療・看護行為の不開始，差し控え，中止を自動的に行ってはいけない．

注 2 終末期医療における治療の不開始，差し控え，中止に，心停止時に心肺蘇生を行わない（DNAR）選択が含まれることもある．しかし，DNAR 指示が出ている患者に心肺蘇生以外の治療の不開始，差し控え，中止を行う場合は，改めて終末期医療実践のための合意形成が必要である．各施設倫理委員会が DNAR 指示と終末期医療に関する指針（マニュアル）を明確に分離して作成することを強く推奨する．

注 3 厚生労働省「人生の最終段階における医療の決定プロセスに関するガイドライン」，あるいは日本集中治療医学会・日本救急医学会・日本循環器学会「救急・集中治療における終末期医療に関するガイドライン～ 3 学会からの提言～」の内容を忠実に踏襲すべきである．

注 4 DNAR 指示は，患者が終末期に至る前の早い段階に出される可能性がある．このため，その妥当性を繰り返して評価し，その指示に関与する全ての者の合意形成をその都度行うべきである．

注 5 Partial DNAR 指示は心肺蘇生内容をリストとして提示し，胸骨圧迫は行うが気管挿管は施行しない，のように，心肺蘇生の一部のみを実施する指示である．心肺蘇生の目的は救命であり，不完全な心肺蘇生で救命は望むべくもなく，一部のみ実施する心肺蘇生は DNAR 指示の考え方とは乖離している．

注 6 日本版 POLST（DNAR 指示を含む）は，日本臨床倫理学会が作成し公表している．POLST は，米国で使用されている生命維持治療に関する医師による携帯用医療指示書である．急性期医療領域で合意形成がなく，十分な検証を行わずに導入することに危惧があり，DNAR 指示を日本版 POLST に準じて行うことを推奨しない．

注 7 日本集中治療医学会倫理委員会が評議員および医師会員を対象に施行した「臨床倫理に関する現状・意識調査」では，臨床倫理を扱う独立した倫理委員会が設置されている施設は 67.1％である．DNAR 指示は臨床倫理の重要課題であり，終末期医療の実践とともに DNAR 指示を日常臨床で行う施設は，独立した臨床倫理委員会を設置するよう推奨する．

Recommendations

□ いわゆる DNR,DNAR 指示は心停止時に CPR を開始しないことを指示するのであり，CPR 以外の医療行為について影響してはならない．

□ DNR，DNAR 指示が出ていても，CPR 以外の医療行為については適応をあらためて考えるべきであり，自動的に差し控えてはならない．

□ DNR，DNAR についてはガイドラインなどをもとに，各施設で実践のあり方を決めるべきである．

References

1) Hadorn DG. DNAR: do not attempt resuscitation. The New England Journal of Medicine. 1989 ; 320 (10) : 673.
2) 箕岡真子 . 蘇生不要指示のゆくえ . 蘇生 . 2015; 34(2): 82 - 6.
3) Kouwenhoven WB, Jude JR, Knickerbocker GG. Closed-chest cardiac massage. JAMA. 1960 ; 173 : 1064-7.
4) Jude JR, Kouwenhoven WB, Knickerbocker GG. Cardiac arrest. Report of application of external cardiac massage on 118 patients. JAMA. 1961 ; 178 : 1063 - 70.
5) American Heart Association. Standards for cardiopulmonary resuscitation (CPR) and emergency cardiac care (ECC). JAMA. 1974 ; 227 (7) : Suppl : 864-8.
6) The Clinical Care Committee of the Mssachusetts Geral Hospital. Optimum Care for Hopelessly Ill Patients — A Report of the Clinical Care Committee of the Massachusetts General Hospital. The New England Journal of Medicine. 1976 ; 295 (7) : 362-4.
7) American Medical Association. Guidelines for the appropriate use of do-not-resuscitate orders. Council on Ethical and Judicial Affairs, American Medical Association. JAMA. 1991 ; 265 (14) : 1868-71.
8) 森岡亨 . 蘇生を行わないという指示 . 医学のあゆみ . 1985 ; 134 (6,7) : 431.
9) 新井達潤 , 並木昭義 , 天羽敬祐 , ほか . 終末期患者に対する do-not-resuscitate order (DNR 指示）はどうあるべきか . 麻酔 . 1994 ; 43 : 600-11.
10) 植田味佐 . DNR の考え方は変わったか - 患者の立場から . 蘇生 . 1997;16(1):46 - 8.
11) 深浦麻人 . 末期癌患者と DNR. 蘇生 . 1997 ; 16 (2) : 105 - 9.

12) 高橋愛樹 . DNR の適応と手順 . 呼と循 . 1998 ; 46 (4) : 341 - 6.

13) Hiraoka E, Homma Y, Norisue Y, et al. What is the true definition of a "Do-Not-Resuscitate" order? A Japanese perspective. International Journal of General medicine. 2016 ; 9 : 213-20.

14) 日本集中治療医学会倫理委員会 . 日本集中治療医学会評議員の所属施設における臨床倫理に関する現状調査 . 日集中医誌 . 2013 ; 20 : 307-19.

15) 西村匡司 , 丸藤哲 . Do Not Attempt Resuscitation（DNAR）指示にあり方についての勧告 . 日本集中医療医学会雑誌 . 2017 ; 24 : 208 - 9.

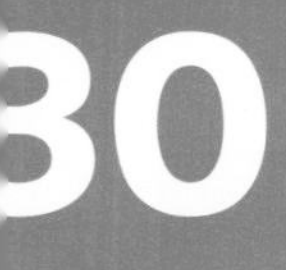

人生の最終段階における医療・ケアの決定プロセスを学ぶ

— 急性疾患の終末期医療，治療の中止・差し控え —

Learning Objectives

□ 厚生労働省「人生の最終段階における医療・ケアの決定プロセスガイドライン」を説明できる．

■ 終末期や医療行為の是非についての具体的なことを予め定めたのではなく，どのように決めるかを示した“手続き”ガイドラインである．

■「患者本人による意思決定が基本」であるが，「ひとりできめない，一度にきめない」，「人生の最終段階にあるかどうかについては医学的妥当性と適切性を基に慎重にチームで判断する」も重要である．

■ 患者が意思表示できる場合，意思表示できないが推定できる場合，いずれもできない場合に分けて対応することが示されている．

□ 臨床倫理の問題点を整理するジョンセンの４分割法を説明できる．

■ 医学的適応，患者の意向，QOL，周囲の状況の４つのカテゴリに分けられている．

■ 症例報告における，主訴，既往歴，現病歴，身体所見・・・のような情報整理のツールである．答えが自動的に導き出されるものではない．

□ わが国で治療の中止・差し控えが患者の死につながる場合に許容される判例上の要件が説明できる．

■ 患者が治癒不可能な病気に冒され，回復の見込みがなく死が避けられない末期状態にあること．

■ 治療行為の中止を求める患者の意思表示が存在し，それは治療行為の中止を行う時点で存在することが必要．中止を検討する段階で患者の明確な意思表示が存在しないときには，患者の推定的意思によることを是認してよい．

Challenge Case

患者：84 歳　男性

現病歴：高齢で徐々に ADL の低下があるものの，妻と自宅で生活していた方．当院には，数年前に心不全の増悪で入院（初回）．その後 A 病院へリハビリ目的に転院していた．以後慢性心不全（拡張型心筋症）にて数回の入院歴があり，A 病院にも，糖尿病の血糖コントロールのために入院を繰り返していた．外来にも通院中であった．

今回は，朝から起床してこないことに家族が気づき救急要請．始めに A 病院へ搬送されたところ，意識障害と舌根沈下を認め緊急に気管挿管された．ただ本人，ご家族は“延命治療”を望んでいなかったという．胸部 X 線でうっ血性心不全の急性増悪を認めたため当院へ転院．来院時頭部 CT に異常なく，呼吸状態不良のため ICU 入院．以降，心不全の経過は良好で，現在呼吸器離脱を考慮する状態にまで改善している．しかし入院後意識状態の改善なく，再度の CT で急性期多発脳梗塞が判明した．脳神経内科にコンサルトし，意識障害の原因として矛盾せず，今後の神経学的予後は不良，可能な治療はないと判断された．意識が戻らない可能性が高いこと，予後も悪いと考えられることについてご家族も理解された上で，もともと本人が，“延命治療”を希望していなかったことから，呼吸器離脱・抜管を希望されている．

既往歴：2 型糖尿病，慢性心不全，慢性心房細動，高血圧，肺気腫

身体所見：身長 155cm，体重 49kg，血圧 120/60 mmHg，脈拍回 85/ 分，呼吸数 12 回 / 分（人工呼吸管理，自発モード，FiO_2 0.21，PEEP 5cmH_2O，圧補助 8cmH_2O），SpO_2 96 ～ 98%，体温 37.8℃

GCS:E1,V1,M1，瞳孔径両側 3mm，対光反射あり．

Tutorial

総合診療医 G：先生，心原性多発脳梗塞の方ですが，治療方針を巡って医療チームの中でいろんな意見が出ています．

指導医 M：あの永続的植物状態に陥った方ですね．どういう意見が出ているのでしょうか．

G：ご家族が「本人は延命治療を望んでいなかった．」とおっしゃるのです．スタッフの中でも，この状態で治療を続けることは患者の意思に反しているの

で治療を中止してはどうだろうかという意見と，植物状態は脳死ではないので治療を続けるべきだという意見です．治療を中止して患者が亡くなった場合に法的に問題にならないかというのも論点になっています．

M：ご本人が「人工呼吸器は望まない」と言ったのですか．

G：患者自身は以前「延命治療を望まない」と言っていたようですし，ご家族は「これ以上の治療は望まないので,呼吸器を外してほしい」といっています．呼吸状態は，呼吸器からの離脱は可能なまでに回復していると思います．しかし意識状態が悪いので，今呼吸器から離脱して抜管しても再挿管が必要になる可能性があると思います．その時に，再挿管しないで看取るというのが良いのかどうか・・・．

M：なるほど，再挿管される可能性があることが分かっていて抜管することと，実際そうなったときに気管挿管を差し控えることが，倫理的，法的にどう評価されるかという問題ですね．

G：法律で“こうしなさい”と決まっていると良いのですが．

■「人生の最終段階における医療・ケアの決定プロセスに関するガイドライン」を読む

M：わが国には法律はありませんが，厚生労働省が「人生の最終段階における医療・ケアの決定プロセスに関するガイドライン」[1, 2]を出しているのを知っていますか．

G：きいたことはありますが,「あまり役に立たない」といっている先生がいました．

M：まあ，まず一度「解説編」も含めてしっかりと読んでみてください．

G：M 先生，ガイドラインを読んでみたのですが，結局どうするべきなのかはよく分かりませんでした．

M：それはこのガイドラインがこれまで使ってきたガイドラインと違うから，そう感じるのかも知れませんね.「厚労省の人生の最終段階における医療・ケアの決定プロセスガイドライン」は，略称で“プロセスガイドライン”ともいわれますが，実はそこにこのガイドラインの特徴があります．このガイドラインの初版は「終末期医療の決定プロセス・・・」という名前だったのですが，例えばこの「終末期」という言葉ひとつとっても，定義はなにかとか，治療の差し控え・中止にしても，なにを差し控えたり中止したりしてよくて，なにがダメなのかという具体的なことを予め決めることは難しいということがいわれました[3]．それは，人は様々な病態，経緯をたどって死に向かっていくので，そのような千差万別なことを予め網羅することは難しいということなのです．これに対してほかのガイドライン，疾患を扱うガイドラインは，いろいろなことが具体的に書かれていますね．

G：他のガイドラインは疾患や症候群の定義とか，どういう疾患にはどの検査，治療が推奨されるとかが書いてあります．プロセスガイドラインは終末期の定義も明確には書いていません．

M：そのように予め具体的なことは決められないのですが，治療方針を「どのように決めるべきか」を示したのが，このガイドラインなのです．ところで，法律には実体法と手続法というのがあるのを知っていますか．

G：いえ，初めてききます．

M：実体法というのは，民法や刑法などがそれにあたるといいます．これに対して実体法の運用の手続きを定めた法律を手続法といい，民事訴訟法や刑事訴訟法などがこれにあたるそうです．つまり，例えは良くないかも知れませんが，刑法には「人を殺した者は○○に処する」と定めていますが，刑事訴訟法には殺人も含めて刑法犯とされる者が，どのような手続きを経て裁かれるかが規定されています．

G：あ，私達が普段使っている疾患ガイドラインは実体法のような実体ガイドラインで，この人生の最終段階における医療・ケアの決定プロセスガイドラインは，文字通りのプロセス，手続きのガイドラインというわけですね．

M：そうです．そしてプロセスガイドラインで大切にされていることは，「ひとりで決めない，一度に決めない」ということです[3]．

G：確かに医療・ケア“チーム”という言葉が頻繁に出てきます．繰り返し話し合うということも書いています．

M：それから，このガイドラインをみると患者の意思が分かる場合，推定できる場合，いずれもできない場合に分かれていますね．これを見て思い出すことはありませんか．

G：あ，前に超高齢者の大動脈解離の治療方針について相談したときに習いました．「自律尊重原則」ではないでしょうか．

M：よく憶えていましたね．では，ほかの原則については，プロセスガイドラインでは書かれていないでしょうか．

G：ほかの原則というと，たしか仁恵（与益），無危害，公正・正義ですね．気づきませんでした．

M：先ほど「終末期」の定義は困難であるという話しをしました．ガイドラインの解説編にそのあたりのことが書いていると思うのですが．

G：ええっと，これでしょうか．「人生の最終段階における医療・ケアについて，医療・ケア行為の開始・不開始，医療・ケア内容の変更，医療・ケア行為の中止等は，医療・ケアチームによって，医学的妥当性と適切性を基に慎重に判断すべきである．」，「人生の最終段階には，がんの末期のように，予後が数日から長くとも２～３ヶ月と予測ができる場合，慢性疾患の急性増悪を繰り返し予後不良に陥る場合，脳血管疾患の後遺症や老衰など数ヶ月から数年にかけ死を迎える場合があります．どのような状態が人生の最終段階かは，本人の状態を踏まえて，医療・ケアチームの適切かつ妥当な判断によるべき事柄です．また，チームを形成する時間のない緊急時には，生命の尊重を基本として，医師が医学的妥当性と適切性を基に判断するほかありませんが，その後，医療・ケアチームによって改めてそれ以後の適切な医療・ケアの検討がなされることになります．」[2)]

M：そうです．ここには，人生の最終段階と判断できるかどうか，あるいは，どのような医療・ケアについて開始・不開始，中止等がなされるかとかいうことは，医学的に適切か，妥当かという議論をして判断するべきということが書かれています．つまり，時期尚早に人生の最終段階と判断してなされるべき治療をしないことで仁恵（与益）原則に反しないよう，あるいは治療しないことによる害，逆にもはや不必要になった治療による害を加えることがないように，慎重に議論するということだと思います．この「慎重に判断する」の主語になっているのは，医療・ケアチームです．そのことから分かるように，この部分は自律尊重原則とは別に，医学的な観点から仁恵（与益），無危害について考えましょう，といっているのだと思います．プロセスガイドラインは「本人による意思決定を基本」としていますし，患者の意思の有無や推定できるかどうかというところが注目されるのですが，そればかりではなく，この仁恵（与益）・無危害という，もうひとつの重要な柱を見落とさないようにしなければいけません．

G：なるほど，プロセスガイドラインには臨床倫理の原則，具体的には自律尊重原則と医学的判断に基づいた仁恵（与益），無危害原則が盛り込まれているというわけですね．公正・正義原則についてはどうでしょうか．

M：プロセスガイドラインに書かれてはいませんが，場合によっては医療資源の配分が問題になることもあるかもしれませんし，同じような症例で理由もなく著しく異なる対応がなされるというのは問題になるかもしれません．実際の事例で検討する際には，後ほど紹介するジョンセンの四分割法で公正・正義原則についても情報を整理する項目があります．

G：プロセスガイドラインが手続法に相当するなら，それに対応する実体法に相当するガイドラインもあるのでしょうか．

M：プロセスガイドラインを手続き法とした場合に，これに対する実体法に似た関係にあるガイドラインには，日本救急医学会，日本集中治療医学会，日本循環器学会が合同で出した「救急・集中治療における終末期医療に関するガイドライン～3学会からの提言～」[4]や日本透析医学会の「透析の開始と継続に関する意思決定プロセスについての提言」[5]などが挙げられます．これらを読むと厚労省のプロセスガイドラインと同様の理念に基づいていることが分かります．そして，それぞれの診療場面に応じて，より具体的なことが記載されています．しかし，いずれのガイドラインも杓子定規に「この場合はこうで，こういう場合はこうしなさい」と型にはめれば良いという作りにはなっていません．それに，ガイドラインのブラッシュアップも必要だと思いますし，なにより使う私達にも臨床倫理の考え方が備わっていないといけないと思います．

■ 臨床倫理的な問題を整理するためのジョンセンの四分割法を活用する．

G：では，プロセスガイドラインに従って考えてみます．先ほどの話を踏まえると，人生の最終段階にあるといえるかどうか，どのような治療について中止や差し控えを考慮するかということについて，まず医学的な観点から検討すべきということですね．それから，この方の場合は本人の意思確認はできませんが，以前言っていた「延命治療は望まない」というのが意思を推定することになるのでしょうか．

M：このような臨床倫理の問題を整理するのに，アルバート・ジョンセンが提唱した四分割法というのがあります．表に従って情報を入れていくのですが，それで結論が導き出されるというものではありません．ジョンセンはこれを「症例報告における，主訴，既往歴，現病歴，身体所見・・といった情報のカテゴリ分けに相当する」ということをいっています[6]．つまり，臨床倫理の問題を議論するときに，このカテゴリに分けて情報を整理すると分かりやすくなるということです．あるいは臨床倫理の問題には，このようなカテゴリに分けられることが多いともいえます．話し合う人たちでこれを使って情報を共有することが最初のステップです．最近は，この四分割法を簡略化したり修飾したりした表をみることもありますが，私はまずオリジナルの表（Box 1）を知るべきだと思います．症例報告も，学生や研修医の時にどのようなことを整理して報告するか勉強しましたよね．特に慣れていないうちは，少なくともこの表に網羅された内容について吟味すると良いと思いますし，もちろん，これら以外の情報がある場合には，それも盛り込むと良いでしょう．

Box 1 ジョンセンの四分割法 文献 6) からの引用

医学的適応 (Medical Indication) 善行と無危害の原則	患者の意向 (Patient Preferences) 自律尊重の原則
1. 医学的問題は何か？ 2. 急性か，慢性か，重体か，救急か，可逆的か？ 3. 治療の目標は何か？ 4. 治療が成功する確率は？ 5. 治療が奏効しない場合の計画は何か？ 6. 要約すると，この患者が医学的および看護的ケアからどのくらい利益を得られるか？また，どのように害を避けられるか？	1. 患者には精神的判断能力と法的対応能力があるか？能力がないという証拠はあるか？ 2. 対応能力がある場合，患者は治療への意向についてどう言っているか？ 3. 患者は利益とリスクについて知らされ，それを理解し，同意しているか？ 4. 対応能力がない場合，適切な代理人は誰か？その代理人は意思決定に関して適切な基準を用いているか？ 5. 患者は以前に意向を示したことがあるか？事前指示はあるか？ 6. 患者は治療に非協力的か，または協力できない状態か？その場合なぜか？ 7. 要約すると，患者の選択権は倫理・法律上，最大限に尊重されているか？
QOL(Quality of Life) 善行と無危害と自律尊重の原則	**周囲の状況 (Contextual Features)** 忠実義務と公正の原則
1. 治療した場合，あるいはしなかったばあいに，通常の生活に復帰できる見込みはどの程度か？ 2. 治療が成功した場合，患者にとって身体的，精神的，社会的に失うものは何か？ 3. 医療者による患者の QOL 評価に偏見を抱かせる要因はあるか？ 4. 患者の現在の状態と予測される将来像は延命が望ましくないと判断されるかもしれない状態か？ 5. 治療をやめる計画やその理論的根拠はあるか？ 6. 緩和ケアの計画はあるか？	1. 治療に関する決定に影響する家族の要因はあるか？ 2. 治療に関する決定に影響する医療者側（医誌・看護師）の要因はあるか？ 3. 財政的・経済的要因はあるか？ 4. 宗教的・文化的要因はあるか？ 5. 守秘義務を制限する要因はあるか？ 6. 資源配分の問題はあるか？ 7. 治療に関する決定に法律はどのように影響するか？ 8. 臨床研究や教育は関係しているか？ 9. 医療者や施設側で利害対立はあるか？

■ 臨床倫理上の問題を，医療・ケアチームで共有して話し合える

G：では，この四分割法で整理した情報をもとに，多職種のチームで話し合ってみます．

M：ちょっと待ってください．この方のように，本人が「延命治療は望まない」といっても，今の状態を想定しての発言かどうかは分かりません．何を「延命治療」と考えていたのかも分かりません．いわゆる永続的植物状態，遷延性意識障害に陥ってしまい，治療が状態の改善に結びつかない場合でも，死が差し迫っているとはいえないので生命は尊重されるべきであり，患者の真意が分からないのに，医療従事者が死に結びつく選択をしてはいけないのではないかという意見もあるでしょう．そのような場合に，治療の中止や差し控えによる消極的安楽死が許容されるかというのが今回の問題です．まずは，ご家族とあって，どういう状況で「延命治療は望まない」といっていたのかを詳しく聞きましょう．現在の状態が，患者が以前「望まない」と言っていた状態と言えるかどうかをご家族達と考えてみましょう．(**Box 2**)

Box 2 家族らの話

妻，長男，長女，と面談

長女：延命治療をしないという話は，以前 A 病院に入院したとき，希望を記入するような紙を渡されて記入していた覚えがある．具体的な病状を想像はしていなかった．心不全で良くなったり悪くなったりを繰り返しながら，次第に衰えていくのを想像していた．まさか，こんなに早く脳梗塞で倒れるとは思っていなかったと思う．

長男：延命治療が嫌といったのは，家族に世話になることが嫌だったのかもしれない．しかし，母が手術をして，身体に色々な管がついているのをみて，自分はこういう状態は嫌だとも言っていた．

妻：前に A 病院へ入院するとき，「この病院は最期まで看てくれる病院らしい」と話していた．だから，ここ（のような急性期病院）に連れてこられるとは思っていなかった．倒れる２週間くらい前に，「自分は 84 歳まで生きてきた．(妻と)二人で楽しくやってきたから，これ以上は無理しないでも良い．同級生がみんな亡くなっていくのに，自分は今まで元気でやってきた．おまえ（妻）も無理しないで２，３年経ったら，後からおいで．」と話していた．小学生の時に父親を亡くして，苦労して，家族を助けながら頑張ってきた人．今の状態はかわいそうに思うし，この人は望んでいないと思う．
上記の様なことを話された．

どのような結論に至ったとしても，１人の人間の生命の重さや人生の意義を考えることは，医療を行う上で非常に重要なことと思います．臨床倫理の議論には私達が医療行為を行うのは何故か，という根源的な問いも含まれていると，私は思います．

Box 3 Challenge Case のジョンセンの四分割法

医学的適応 (Medical Indication)
善行と無危害の原則

1. **患者の医学的問題は何か？**
急性期脳梗塞（心原性脳塞栓症）による意識障害の遷延（遷延性植物状態）．
挿管下人工呼吸管理中；CPAP，FiO_2 0.21，PS 7，SBT はクリアできそう．無呼吸あるが，back up なしでも CO_2 貯留はない．
慢性心不全末期，コントロール不良の DM あり．
2. **急性か，慢性か，重体か，救急か？**
急性発症，意識レベル改善の可能性は限りなく低いとの判断（神経内科より）
3. **治療の目標は何か？**
換気の補助，気道の確保・保護
抜管すると舌根沈下のリスク（エアウェイが必要となる可能性），挿管期間が 2 週間を超えており喉頭浮腫のリスクがある．
4. **治療が成功する確率は？**
人工呼吸器を離脱しても換気を維持する事ができる可能性は高い．合併症がなければ，長期間可能．
5. **治療が奏効しない場合の計画は何か？**
再挿管，気管切開後，長期療養先への転院を調整
6. **要約すると患者が医学的及び看護的ケアからどれくらい利益を得られるか？また，どのように害を避けることができるか？**
利益：人工換気により，呼吸停止に至っても生命の維持は可能．気管挿管は気道確保と保護になる．

患者の意向 (Patient Preferences)
自律尊重の原則

1. **患者には精神的判断能力と法的対応能力があるか？**なし
2. **対応能力がある場合，患者は治療への意向についてどう言っているか？**対応能力なし
3. **患者は利益とリスクについて知らされ，それを理解し，同意しているか？**
慢性心不全が徐々に悪化することは想像していたが，現状のような脳梗塞を想定した話合いはなされていない．
4. **対応能力がない場合，適切な代理人はだれか？**
長女がキーパーソン．妻は自分で判断するということはなく，長女任せなところがある．
5. **患者は以前に意向を示したことがあるか？事前指示はあるか？（妻，長男，長女らとの面談より）**
人工呼吸器をつけないという話は，前病院に入院時，希望を記入するような紙を渡されて記入した覚えがある．具体的な病状を想定はしていなかった．患者はプライドが高く，人工呼吸器をつけるのが嫌というのは，本心では家族に世話になることが嫌だったのかもしれないが，妻が手術をして，身体に色々な管がついているのをみて，自分はこういう状態は嫌だとも言っていた．妻とは，これまでの人生を振り返り「84 歳まで二人で楽しく生きてきたから，無理しなくても良い」といっている．
6. **患者は治療に非協力的かまたは協力できない状態か？その場合なぜか？**意識障害
7. **要約すると患者の選択権は倫理・法律上，最大限に尊重されているか？**
現状では，事前に想定した病態とは異なり，事前の意思表示があるとも意思の推定が容易ともいえない状況である．患者自身の選択権を行使することはできないまま，意思表示不可能になった．

QOL(Quality of Life)
善行と無危害と自律尊重の原則

1. **治療した場合，あるいはしなかった場合に，通常の生活に復帰できる見込みはどの程度か？**
人工呼吸管理を継続しても，通常の生活に復帰できる見込みはない．
2. **治療が成功した場合，患者にとって身体的，精神的，社会的に失うものは何か？**
人工呼吸管理の有無にかかわらず，身体的自由はなく，事前の発言を踏まえると精神的にも許容できる状態ではないと思われる．
3. **医療者による患者の QOL 評価に偏見を抱かせる要因はあるか？**特にない
4. **患者の現在の状態と予測される将来像は延命が望ましくないと判断されるかもしれない状態か？**
神経学的予後は著しく不良，今後廃用が進み，褥瘡が発生したり，誤嚥性肺炎等を合併したりして徐々に看取りとなる可能性が高い．
現状で延命治療を積極的に行うことが望ましいとは言えない．
5. **治療をやめる計画やその理論的根拠はあるか？**
人工呼吸管理を中止し，抜管することは臨床的に可能と思える．再度呼吸不全に陥った場合の人工呼吸の差し控えが許容されるかどうかが論点．
6. **緩和ケアの計画はあるか？**
患者と家族の希望は「苦しくないようにする」ことなので，必要な緩和ケアを行う．呼吸不全に陥ったときに，呼吸困難感をとるための治療も行う．

周囲の状況 (Contextual Features)
忠実義務と公正の原則

1. **治療に関する決定に影響する家族の要因はあるか？**
元々（患者・家族共に）延命治療を希望しておらず，今回急な挿管となったことを現時点でもつらく感じている．可能であれば抜管を希望されている．
2. **治療に関する決定に影響する医療者側の要因はあるか？**なし
3. **財政的・経済的要因はあるか？**なし
4. **宗教的・文化的要因はあるか？**なし
5. **守秘義務を制限する要因はるか？**なし
6. **資源配分の問題はあるか？**なし
7. **治療に関する決定に法律はどのように影響するか？**
治療の中止・差し控えを許容する要件のひとつである治療義務の限界については，死が差し迫っているとはいえないまでも，意識障害から回復する可能性はなく，このまま衰えていくのみであることを考えると人生の最終段階と呼べる状態である．本人意思の確認や推定は容易ではないが，（厚労省ガイドライン等に準じて）妻らに話していたことを踏まえて本人にとっての最善を模索すると，人工呼吸器管理を中止・差し控えることは許容できる．
8. **臨床研究や教育に関係しているか？**関連なし
9. **医療者や病院側で利害対立はあるか？**特にない

ジョンセンのオリジナル表に従って Challenge Case をまとめた例である．
特に注意すべきは例えば，医学的適応の「3．治療の目標はなにか」を「患者の希望をかなえること」としてしまうと，隣にある「患者の意向」が包含されることになってしまう．
上記の倫理原則の意義に従うと，ここでは純粋に医学的な観点からの目標を記入すべきである．そうでなければ，臨床倫理の原則間の葛藤が見いだせなくなる．
Challenge Case の場合の治療の目標は，人工呼吸することの目標を意味している．換気の補助と気道の確保，それによる生命の維持であり，Challenge Case は，救命という与益・無危害原則と自律尊重原理との葛藤であることが分かる．

High-value Care & Low-value Care

■ 高価値な医療：

- 人生の最終段階における医療・ケアの決定プロセスガイドラインの意義を理解して，治療方針決定のプロセスを考えるのが高価値な医療.
- 医療行為を行う理由を，臨床倫理と結びつけて考えるのが高価値な医療.
- 臨床倫理上の問題を，医療・ケアチームで共有して話し合えるのが高価値な医療.

■ 低価値な医療：

- 患者の意思・意向や何が患者の最善かを考えることなく，あるいは生命の尊厳も考慮せずに淡々と治療するのは低価値な医療.

Glossary

■ 1）ジョンセンの四分割法（Box 1a，b）. Four topics for organizing ethical reasoning.

米国の倫理学者アルバート・ジョンセンが著書「臨床倫理学 Clinical Ethics」[6]の中で提唱した，臨床倫理的問題を整理するためのツール．情報を医学的適応，患者の意向，QOL，周囲の状況の四つのカテゴリに分けるが，各々臨床倫理の善行（与益・恵仁）の原則，自律尊重の原則，善行と無危害と自律尊重の原則，忠実義務と公正の原則に対応するとされる．最近，簡略化したり修飾したりした表もみられるが，少なくともジョンセンが挙げた項目について吟味することが重要である．これら以外の情報がある場合は，もちろんそれも記入する．どのカテゴリに入れて良いか分からない場合も，とりあえずどこかに入れるとよい．また，情報を整理する場合どのカテゴリから記入してもよく，分かりやすい項目から記入するとよい．但し，検討するときは医学的適応→患者の意向→QOL→周囲の状況[6]，または後二者を逆にして周囲の状況→QOLの順に検討する.

■ 2）積極的安楽死，消極的安楽死，間接的安楽死

積極的安楽死：致死的な薬剤などにより死期を早めること．わが国では認められていないと考えた方が良い.

消極的安楽死：すでに開始した延命治療（中止するか開始しないことで死亡することが予想される治療）を中止したり，開始せずに差し控えたりすることによって死期が早まること．

間接的安楽死：症状緩和の目的のために使用する薬剤（鎮静剤や麻薬性鎮痛薬）等の副次的効果によって，結果的に死期が早まる場合．

■ 3）東海大学病院事件と川崎協同病院事件

東海大学病院事件：多発性骨髄腫の患者が，全身状態が悪化し昏睡状態となった．主治医が家族に懇願され気道確保に用いられたエアウェイを外したところ，いびき様呼吸をきいているのが辛いといわれ，ジアゼパム，ハロペリドール，ベラパミル，更に塩化カリウムの原液を静注して患者を死亡させた事件．殺人罪にとわれ，積極的安楽死が許容される要件を満たしていないとして有罪が確定した（懲役２年，執行猶予２年）[7]．

川崎協同病院事件：気管支喘息の重積発作で心停止となり，蘇生に成功して入院した患者が，意識は戻らず人工呼吸器を装着されたまま治療を受けていた．担当医師が患者家族の同意を得て，気管内チューブを抜管したが，苦悶様呼吸を呈したため，ジアゼパムやミダゾラムを静注した．それでも鎮めることができなかったため筋弛緩剤を静注し，患者の呼吸，心拍が停止し死亡した．東海大学病院事件と似ているが，気管チューブの抜管から薬剤の注射までの一連の行為を公訴事実として起訴したため，治療中止による死亡として扱う[8]．一審，二審とも有罪となり，最高裁も上告を棄却，殺人罪で有罪が確定した[9]．量刑は殺人罪としては非常に軽い懲役１年６ヶ月，執行猶予３年であった．

■ 4）治療中止・差し控え（消極的安楽死）の判例上の許容要件．

わが国で，医師が安楽死に関わった事件として初めて裁判になったのが先述の東海大学病院事件である．これは積極的安楽死の事件として裁かれたが，その判決文の中で傍論として述べられた消極的安楽死が許容される要件がある．それは

１．「患者が治癒不可能な病気に冒され，回復の見込みがなく死が避けられない末期状態にあることが，まず必要である．」

２．「治療行為の中止を求める患者の意思表示が存在し，それは治療行為の中止を行う時点で存在することが必要である．」とされている[7]．

このうち2．については，「中止を検討する段階で患者の明確な意思表示が存在しないときには，患者の推定的意思によることを是認してよいと考えるのである.」とされている[7]．推定的意思とは，家族ら患者に近い者から情報を得て，「患者ならこう考えるであろう」ことを推定することである．事前指示書などは，この意思を推定するための情報のひとつと見なせる．川崎協同病院事件の高裁判決では両要件に問題点があることを指摘しつつも，「いずれのアプローチからしても，本件医療中止行為は法的には許容されないものであって，殺人罪の成立が認められるといわざるを得ない.」[8]とされ，最高裁の決定でも「（前略）予後推定のための検査等が不十分であり，余命についての的確な判断を下せる状況にはなかったものと認められる．（中略）本件気管チューブの抜管は，（中略）被害者の推定的意思に基づくということもできない．以上によれば，上記抜管行為は法律上許される治療中止にはあたらないというべきである」（下線筆者）とされた[9]．現在，わが国では安楽死について定めた法律はないが，東海大学病院事件の判決文で述べられた要件は消極的安楽死が許容される要件であるとされるのが通説である．

Short Lecture

「治療の中止・差し控えの臨床倫理」

■ 1. 治療の中止と差し控えは同じである.

東海大学病院事件と川崎協同病院事件の判決は，医療界で「人工呼吸の中止は即殺人罪」と誤解されると同時に，なぜか「人工呼吸を中止するのは殺人罪であるが，人工呼吸を差し控えて患者が死亡するのは殺人罪にならない.」という言説も広めることになった．しかし，治療の中止と差し控えは，それによって患者が死亡する場合は倫理的にも法的にも同じと考えられている[10, 11]．つまり，中止が許容されない場合には差し控えも許容されないし，治療の差し控えによって患者が死亡することが予想される場合は，消極的安楽死の許容要件を満たしている必要があるともいえる．そして，最も危惧されるのは「一度人工呼吸を始めると中止できないので，最初から始めない.」とした場合に，救命できる可能性のある（場合によっては，呼吸器離脱できるかもしれない）患者が，必要な治療を受けられないことである．

■ 2. 消極的安楽死が許容される2要件の関係.

消極的安楽死が許容される２つの要件,「本人の意思またはその推定」と「死が避けられない末期状態」の関係について，両者が揃っていなければならないのか片方だけでよいのかは両論あるとされている．本人が治療を拒否した場合に，それを無理に強いることはできないのであるから，本人の意思のみで消極的安楽死が許容されるという意見があるが，筆者は，どのような場合でも本人の意思のみで消極的安楽死が許容されるとは考えない．東海大学病院事件の判決では「患者が治癒不可能な病気に冒され，・・末期状態にあることがまず必要である.」と述べており，末期状態にあることが必要条件と考えられる．さらに,「治療の中止が自己決定権に由来するとはいえ，その権利は，死そのものを選ぶ権利，死ぬ権利を認めたものではなく，死の迎え方ないし死に至る過程についての選択権を認めたにすぎない」,「早すぎる治療の中止を認めることは，生命軽視の一般的風潮をもたらす危険があるので，生命を救助することが不可能で死が避けられず，単に延命を図るだけの措置しかできない状態になったときはじめて，そうした延命のための措置が，中止することが許されるか否かの検討の対象となると考えるべき」と述べている．これは，後述するように生命の保護という，社会が守る価値観の反映と考えられる．一方で，本人の意思については，死の切迫性と関連してその必要度が変わってくるという考えがある（**Box 4**)．例えば，Case 28 で議論した Against Medical Advice（AMA）の場合は治療を無理強いすることはできないといっても自律尊重による消極的安楽死の許容ではなく，医療・ケアチームは AIMED アプローチによる説得や次善の策を探る義務があると考えられる．しかし，悪性腫瘍の終末期であることが告知されていたり，心不全，COPD など慢性疾患である程度病状が進行したりして余命が限られている場合，仮に治療の余地があったとしても患者自身が状態を理解してその治療を拒否する場合には，自律尊重による消極的安楽死を許容できると考える．この場合，プロセスガイドラインにあるように，医療・ケアチームによって医学的妥当性と適切性を基に人生の最終段階にあると，評価できることが，AMA とは異なる．但し，治療の余地がある場合でも，その治療の侵襲・合併症や副作用の深刻度と可能性が大きいほど，また治療が奏効する可能性が小さいほど，差し控えの本人意思が優先され AMA とはいえなくなる（Case29 Box 1 参照)．そして，医学的にどのような治療を行っても救命できないような場合は，本人の意思に関わらず治療の限界に達していると考えられる．また，紙面の制約上詳細は述べないが，これまで述べてきた原則論とは別に，侵襲・負担の大きさに比して回復可能性が小さい，あるいは得られる効果が小さい，さらに人格の尊厳を損なうと考えられる場合に「進んだ医療技術の不適切な利用」,「不釣り合いな治療」,「執拗な治療」[12, 13]として，差し控えるべきであるとする考えもある．

Box 4　回復の見込み，治療の限界と本人意思の関係

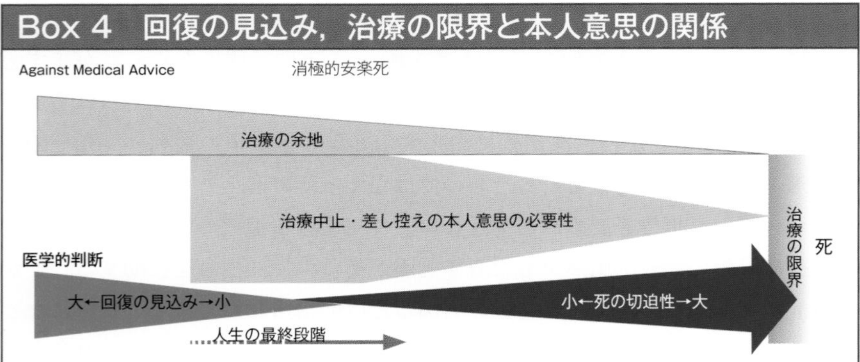

一般に回復の見込みが大きい場合は治療の余地も大きく，見込みが小さくなるにつれて治療の余地も小さくなる．
回復の見込みと治療の余地が小さく，医療・ケアチームが人生の最終段階にあると判断される場合，死の切迫性の大きさによって，本人意思の必要性が変わる．
すなわち，死の切迫性が小さいほど本人意思の必要性が大きくなり，より厳格な意思表示が必要と考えられる．
しかし，死の切迫性が大きくなるにつれて益々治療の余地が小さくなり，やがて治療の余地がなくなると，本人意思に関わらず治療はできなくなり，治療義務は消滅すると考えられる．
一般に人生の最終段階にあるとはされないほどに回復可能性があり，治療の余地があるにも関わらず治療を拒否する場合は，AMA と見なされることが多い．
但し，治療の余地があっても治療の侵襲，合併症や副作用の深刻さ，可能性が大きいほど，また治療の奏効可能性が小さいほど，本人意思が優先されると考えられる．
その場合は，患者が治療を拒否しても AMA とは見なさない．

■ 3. 法は倫理の最低限

判例に示された治療の中止・差し控えが許容される要件は上記の通りであるが，これは倫理的であるともいえる．以下にその理由を述べる．

人間は社会を作って生活している．その社会の中では守られるべき共通の価値観がある．生命を保護することや他人に害をなさないことなどがそれに該当する．一方で，社会は個人の集合で構成されている．そこには様々な価値観があり，常に同じとは限らず，それも尊重されなければならない．多くの場合は個人の価値観は社会の価値観と同じ方向を向いていて問題は生じない．例えば，病気の人は苦痛から逃れ自分の生命を守ろうとして医療機関を訪れ，診断・治療に協力する．医療機関には社会から健康と生命の保護という目的を持って医療行為が託されており，患者に診療が行われる．しかし，時として個人の価値観と社会の価値観とが葛藤することがある．消極的安楽死の許容は，その一例といえると筆者は考える．個人が治療を拒否するのは，個人の価値観によるかもしれないが，これを“常に”優先させていては社会が守るべき価値観が毀損されるおそれがある．逆に，個人の価値観を無視して“常に”生命保護を優先させては，その人らしさを損なうことがある．このように，社会が守るべき価値観と個人の価値観とは，時に葛藤する．そして，倫理的であるためには両者のバランスをとることが求められる．消極的安楽死の許容とは，個の価値観と社会の価値観のバランスをはかることと言い換えることができる．「早すぎる治療の中止を認めることは，生命軽視の一般的風潮をもたらす危険があるので，・・・，中止することが許されるか否かの検討の対象となると考えるべき」とは，生命の保護という社会の価値観を守る立場をいい，「治療行為の中止を求める患者の意思表示が存在し，それは治療行為の中止を行う時点で存在することが必要である．」とは，個人の価値観を尊重することをいっている．両方のバランスをとろうとしているという意味で，東海大学病院事件の判決で示された要件は，倫理的であるといえる．稲葉[14]は「『法は倫理の最低限』であることが多いので，法は，倫理より通常は低い基準を示している．従って倫理的になるためには，法的な合法性を充足することが前提となる（その意味で，法を守ることは必要である）．」と述べている．

■ 4. この症例の議論の一例

Box 2 に示した通り，患者の家族らとの面談で，患者が「延命治療は望まない」と話していたことの真意を推し量った．多職種によるカンファレンスで，現状を想定して人工呼吸器を拒否していた訳ではないが，発言内容や家族の話からは，このまま人工呼吸管理を続けることは，患者が「これ以上無理しなくてもよい」と語っていたところの「無理」な状況であり，患者の意向に沿った最善の方針とはいえないと判断された．人工呼吸管理が脳の傷害を治癒させるものではなく，年齢と予想される ADL を考慮すると，このまま衰弱していくという点でも回復不能な病態であるとも判断された．治療の中止時点での本人の明示の意思表示がなくても，上記のように患者の意向を推定することはでき，臨床的には呼吸器離脱が可能な状態であり，抜管後に再度呼吸不全に陥った時に気管挿管・人工呼吸管理を差し控えることは，上記のことから法的・倫理的にも問題はないと考えられた．呼吸器離脱・抜管して，呼吸不全に陥る場合には十分な緩和ケアを行うこと，あるいは植物状態のままで長期生存する可能性もあり，そのときにはあらためて治療方針を話し合うことも決められた．これらの議論の内容は診療録に記載された．

Recommendations

- □ 臨床倫理的な問題を整理するためのジョンセンの四分割法を活用する．
- □ 臨床倫理的な問題に対する感受性を鋭くすることも重要である．
- □ 臨床倫理の原則は，容易に原則間の葛藤を生じることを知っておく．
- □ 治療の中止・差し控えについては，臨床倫理的，法的な許容要件を知り，医療・ケアチームで患者や家族らと共に方針を決定する．

References

1) 厚生労働省 . 人生の最終段階における医療・ケアの 決定プロセスに関するガイドライン平成 30 年 . 厚生労働省 ; 2018. p. 1 - 3.
2) 厚生労働省終末期医療の決定プロセスのあり方に関する検討会 . 人生の最終段階における医療の 決定プロセスに関するガイドライン 解説編 . 2015.
3) 厚生労働省 . 第 1 回終末期医療の決定プロセスのあり方に関する検討会議事録 .
4) 日本集中治療医学会 , 日本救急医学会 , 日本循環器学会 . 救急・集中治療における終末期医療に関するガイドライン ～3 学会からの提言～ . 2014:1 - 4.
5) 日本透析医学会 . 透析の開始と継続に関する意思決定プロセスについての提言 . 透析会誌 . 2020;53(4):173--217.
6) Jonsen AR, Siegler M, Winslade WJ. 症例検討シート . 臨床倫理学 第 5 版 臨床医学における倫理的決定のための実践的なアプローチ . 東京 : 新興医学出版社 ; 2006. p. 13.
7) 東海大学病院事件，横浜地裁平 4（わ）一一七二号，.
8) 川崎協同病院事件，東京高裁平 17（う）一四一九号 .
9) 川崎協同病院事件，最高裁決定 平 19（あ）五八五号 . 2009.
10) 甲斐克則 . 第 7 章　日本における人工延命措置の差控え・中止（尊厳死）. In: 甲斐克則 , editor. 安楽死・尊厳死　シリーズ生命倫理学 . 東京 : 丸善出版 ; 2012. p. 127.
11) 谷田憲俊 . 第 1 章　安楽死・尊厳死をめぐる生命倫理の問題状況 . In: 甲斐克則 , editor. 安楽死・尊厳死　シリーズ生命倫理学 . 東京 : 丸善出版 ; 2012. p. 1.
12) 秋葉悦子 , ホセ・ヨンパルト . 執拗な治療（尊厳死）. 人間の尊厳と生命倫理・生命法 . 東京 : 成文堂 ; 2006. p. 81-96.
13) 秋葉悦子 . 自己決定論を超えて - 人格主義倫理学の立場から . 老年精神医学雑誌 . 2017;28(3):270--9.
14) 稲葉一人 . 法と倫理 . 臨床倫理アドバイザー基礎編テキスト . 日本臨床倫理学会 2021. p. 156-69.

INDEX

記号

数

A

C

D

E

F

G

H

I

INDEX

INDEX

INDEX

す

せ

そ

た

ち

て

に

INDEX

の

は

ひ

ふ

へ

ほ

ま

み

む

や

よ

り

「日本の高価値医療」シリーズ ⑧
循環器救急・集中治療の高価値医療

2023 年 10 月 20 日 第 1 版第 1 刷 ©

著　　者 澤村 匡史
発 行 人 尾島 茂
発 行 所 株式会社 カイ書林
〒 337-0033 埼玉県さいたま市見沼区御蔵 1444-1
電話 048-797-8782 FAX 048-797-8942
E メール generalist@kai-shorin.co.jp
HP アドレス http://kai-shorin.co.jp
ISBN 978-4-904865-69-9 C3047
定価は裏表紙に表示

印刷製本 小宮山印刷工業株式会社